JN295406

多関節運動連鎖からみた変形性関節症の保存療法
刷新的理学療法

編集
井原秀俊 九州労災病院勤労者骨関節疾患治療研究センターセンター長
加藤　浩 九州看護福祉大学看護福祉学部リハビリテーション学科教授
木藤伸宏 広島国際大学保健医療学部理学療法学科講師

全日本病院出版会

執筆者一覧

編　集(五十音順)

井原　秀俊　　九州労災病院勤労者骨関節疾患治療研究センター，センター長
加藤　　浩　　吉備国際大学保健科学部理学療法学科，准教授
　　　　　　　　(現：九州看護福祉大学看護福祉学部リハビリテーション学科，教授)
木藤　伸宏　　広島国際大学保健医療学部理学療法学科，講師

執筆者(執筆順)

井原　秀俊　　九州労災病院勤労者骨関節疾患治療研究センター，センター長
木藤　伸宏　　広島国際大学保健医療学部理学療法学科，講師
加藤　　浩　　吉備国際大学保健科学部理学療法学科，准教授
　　　　　　　　(現：九州看護福祉大学看護福祉学部リハビリテーション学科，教授)
対馬　栄輝　　弘前大学大学院保健学研究科，准教授
石井美和子　　フィジオセンター
今村　安秀　　永生病院整形外科，リハビリテーション科，部長
奥村　晃司　　医療法人玄真堂川嶌整形外科病院リハビリテーション科
白仁田　厚　　九州労災病院整形外科，第二整形外科部長
神宮司誠也　　九州大学医学部整形外科学，准教授
石井慎一郎　　神奈川県立保健福祉大学理学療法学専攻，准教授
柿崎　藤泰　　文京学院大学保健医療技術学部，准教授

緒 言

身体ネットワークから保存療法を考える

　私達は，余りにも個々に分断された社会に生きているのであろうか．科ごとに区切られた診療科，生老病死の環から外れた医療施策，環境問題から切り離された食卓の食べ物．目の前の事象と想像もできない程に連結する目に見えない事象．しかし，目を少し遠くに向け想像力を働かせれば，指摘されなくても，互いに影響を及ぼし合う複雑な系の中で生きていることに気付かされる．

　関節も然りである．関節を個別に見ることを当然とすることにいかに慣れてしまっていることであろうか．膝に視点を置いた場合，膝伸筋力・屈筋力，膝位置覚，膝関節可動域などで表された機能が，単独で日常動作の中に組み込まれることは少ない．切り取った間接的な値は，配線という根っ子をもぎ取っての評価である．この観察値をさかのぼれば，多関節運動連鎖の中で相互に連結された機能があり，神経，脈管，液状因子に介された多臓器間のネットワークが巧妙に絡み合うシステムに行き着く．

　身体の信号網を力学的情報のネットワークとすれば，関節は多数の力学的情報を収集，統合，発信するハブの役割をしている．ハブの大きさは関節によって異なっていよう．これが非平衡開放系に属する多関節運動連鎖である．運動連鎖のおかげで，円滑な運動性，動作の補完性，支障時の代償性が保障されている．

　名優である高峰秀子がその随筆の一節に，ともすれば忘れがちな多関節運動連鎖を言い当てている．『若い俳優さんたちは，老け役というとすぐに腰を曲げるか，ガニマタになるか，歩幅を盗むか，などと安直に片づける．しかし私は，なぜ，どうして，そういう状態になるのか？が納得できなければ「イヤなんだ」という執念深い性質である．はじめての老け役のときも，整形外科医の診察室へ駆けこんだ．人間の老いの兆候は，背骨を支える背筋の衰えからはじまる．背骨が弱ると背骨が前に曲がるから，姿勢が崩れて真っすぐに立っているのが苦痛になってくる．自然に胸が引っこみ，同時に顎が前に出る．顎を引けばバランスを失って，そのままツンのめって転んでしまうからである．若いときにはつま先で歩いていたのが，重心がうしろに移動するにしたがって踵で歩くようになる．徐々に足と足の間が広がり，今度はおなかが出てくる…』．

　多関節運動連鎖に加齢的影響が加われば，ネットワークの様々な部位が影響を受ける．変形性関節症に対する保存療法においては，個々の関節を治療しつつ，身体のネットワークの代償や綻びにも目を向ける必要があろう．保存療法は，学会発表や論文で繰り返し述べられる常套句，手術療法を述べる前の枕言葉でもある「保存療法に効果なく」という，十把一絡げで処するようなものでは決してない．保存療法は深い森を配する山に例えることができよう．その山頂に立てば，いくら嗅いでも無臭の空気に浸され，その中を，天をさまよい，地を眺めた風が，肌をかすめて渡って来る．微香な木の精，花の香，苔の湿りが，手に取るように展開する．多彩な治療手段を宝蔵として含んでい

るのが保存療法である．古来の英知である手術をしないで治す療法を，身体のネットワークという新たな視点から掘り起こすことで，保存療法に含まれる宝蔵を本書と読者との場の力で引き出せたらと願っている．

井原秀俊

運動器疾患理学療法のパラダムシフトを目指して
―新たな"思考"は新たなる理学療法につながる―

　関節軟骨や関節構成体の退行変性によって起こる変形性関節症は，国内では関節リウマチの約10倍の700万人から1,000万人の患者がいると推定されている．1,000万人といってもピンとこないかもしれないが，例えば，現在の国家資格を有する理学療法士が約5万人とすれば，単純計算すると「実に理学療法士1人当たり200人の患者を診ることになる」といえば変形性関節症で苦しんでいる患者の数が如何に多いかがお分かり頂けるだろう．近年，理学療法関連の学術大会をみていると，変形性関節症に対する理学療法の考え方も大きく変化してきた．本書のテーマでもある「多関節運動連鎖」の視点からみた理学療法の様々な取り組みである．具体的には，従来の罹患関節のみにウエイトを置いた視点から，姿勢や動作といった全身的視点も加味した隣接関節重視の理学療法の実践的研究である．しかし，現時点においてインターネットで「多関節運動連鎖」というキーワードで検索しても該当する書籍は見あたらない．さらに，本書のサブタイトルでもある「刷新的理学療法」の「刷新」とは，今までの事態を改め新しくするという意味である．つまり，従来の変形性関節症に対する古典的な理学療法の考え方を「多関節運動連鎖」という新しい視点で障害像をとらえ直し，理学療法のパラダイムシフトを目指すべくまとめ上げられたのが本書である．また，本書の特徴として，臨床の最前線で活躍している医師と理学療法士がパートナーとなり，それぞれの専門的立場から，変形性関節症に対する保存療法戦略について解説している．日々の臨床において，変形性関節症に対する理学療法（保存療法）で行き詰まっている現職の医師，理学療法士の方を始め，これから骨関節疾患について勉強しようとしている医学生，理学療法学生にも，是非，読んで頂きたい一冊である．

加藤　浩，木藤伸宏

2008年4月

多関節運動連鎖からみた変形性関節症の保存療法
―刷新的理学療法―

目 次

第1章
多関節運動連鎖からみた保存療法の展望と課題 ……………… 井原　秀俊　*1*

第2章
多関節運動連鎖からみた骨関節障害の理学療法 ……………… 木藤　伸宏　*8*

第3章
多関節運動連鎖からみた骨関節疾患の筋機能 ………………… 加藤　浩　*26*

第4章
多関節運動連鎖からみた骨関節疾患における日常動作の障害
　……………………………………………………………………… 対馬　栄輝　*48*

第5章
多関節運動連鎖からみた腰部の保存的治療戦略
　理学療法士の立場から ………………………………………… 石井美和子　*65*
　医師の立場から ………………………………………………… 今村　安秀　*78*

第6章
多関節運動連鎖からみた肩甲帯の保存的治療戦略
　理学療法士の立場から ………………………………………… 奥村　晃司　*91*
　医師の立場から ………………………………………………… 白仁田　厚　*102*

第 7 章

多関節運動連鎖からみた変形性股関節症の保存的治療戦略

　理学療法士の立場から ………………………………………………… 加藤　　浩 *116*

　医師の立場から ………………………………………………………… 神宮司誠也 *139*

第 8 章

多関節運動連鎖からみた変形性膝関節症の保存的治療戦略

　理学療法士の立場から ………………………………………………… 石井慎一郎 *149*

　医師の立場から ………………………………………………………… 井原　秀俊 *160*

第 9 章

多関節運動連鎖からみた高齢者の胸椎・胸郭の保存的治療戦略

　………………………………………………………………………………… 柿崎　藤泰 *168*

第 10 章

多関節運動連鎖からみた高齢者の転倒と予防のための保存的治療戦略

　………………………………………………………………………………… 木藤　伸宏 *180*

INDEX ……………………………………………………………………………… *208*

第1章　多関節運動連鎖からみた保存療法の展望と課題

井原　秀俊

Key words

保存療法(conservative treatment)，変形性関節症(osteoarthritis)，多関節運動連鎖(multi-linkage system)，姿勢制御(posture control)，力学的情報(mechanical information)，関節の遊び(joint play)

I　多関節運動連鎖からみた変形性関節症

単関節の機能低下が起こると，多関節運動連鎖のため他関節への負荷が増加する．罹患関節に直接かかわる二関節筋の機能低下が，それに連なる別な二関節筋に影響を与える．これらの影響はドミノ倒しのごとく多関節に波及する．罹患関節の側から考えれば，こうして負担を複数関節に受け持ってもらっているわけであり，これがロボットではできぬ身体の遊び(余裕)ともいえるであろう．しかし，関節包をはじめとする軟部組織の加齢に伴う粘弾性の低下により，個々の関節の遊びは低下する．このことが近隣関節への負荷を増大させる．前庭迷路，視覚，運動器の加齢的機能低下により，今まで絶妙であった中枢神経系を頂点とする姿勢制御能にかげりが生じ，運命共同体としての身体各部位の負荷が増大する．下肢の支持機能を前提として解放されていた上肢は，支持下肢機能の低下により負担が増加する．また，固有関節覚[1)2)]やバランス能[3)]も低下する．この繰り返しが悪循環をなして，変形性関節症の発症・進展に関与していく．

しかしこうした変化は高齢者になってから起こるとは限らない．ここでRadinら[4)]の興味深い研究を紹介しよう．膝痛の既往があり，X線上は異常がない18名(平均年齢27歳)と，膝痛の既往が

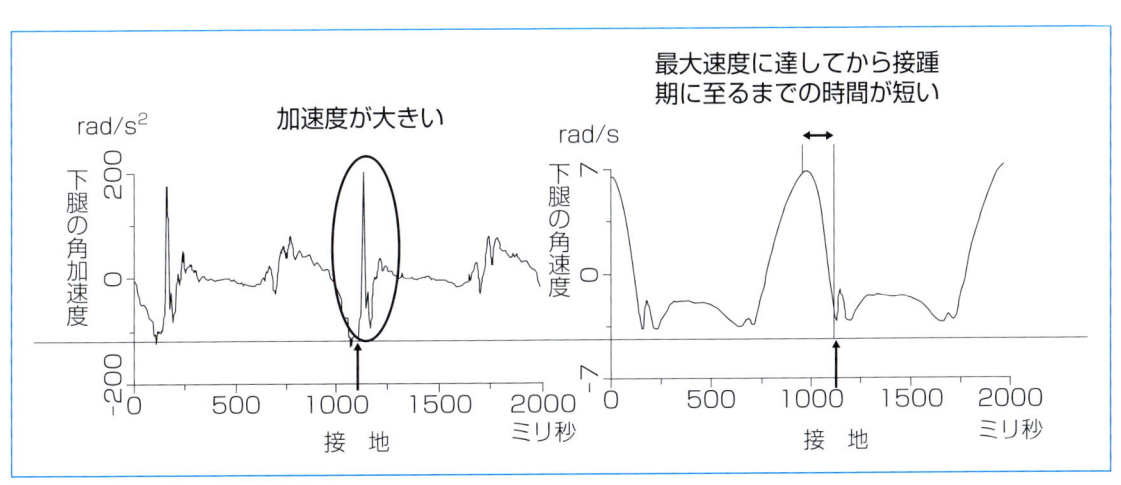

図1　膝痛既往者は無痛者に比較して，接地時の下腿の加速度が大きく，最大速度に達してから接地に至るまでの時間が短かった．

(文献4より引用)

ない14名(平均年齢28歳)の接地時の衝撃力を分析した．膝無痛群に比較して膝痛既往群は，接地時の下腿の加速度が大きく，最大速度に達してから接地に至るまでの時間が短かった(図1)．このことは，膝痛既往者では，イニシャルコンタクトの際により大きな衝撃力で着地し，この衝撃力を膝が繰り返し受けることを示し，これが変形性膝関節症への引き金になるリスクを含んでいると推論している．このように多関節にまたがる衝撃緩衝機構のわずかのほころびさえも，経時的に積算されると変形性関節症への惹起要因となり得るという面白い説を提示している．

II 従来の保存療法の問題点

1. 保存療法への概念上の誤解

名著神中整形外科書を著した神中正一は，整形外科医たる者は保存療法を十分に習得した上で手術療法を駆使しなければならない旨の言を残している．しかし，実際はそうであろうか．学会発表や論文記載を見ると，「保存療法が効を奏せず手術に踏み切った」という類いの表現が相変わらず多い．この場合，手術療法には手術内容が詳述してあるが，保存療法にはその方法についてほとんど記してない．ここでは保存療法は十把一絡げという扱いを受けているのである．保存療法とはそういう位置づけに甘んじるしかない，消極的で手術よりも低次元の治療法なのであろうか．

さらに，同一疾患の治療における保険診療上での，手術療法の保険点数の優遇を挙げなければならない．例えば，アキレス腱損傷の場合，手術には6,700点という保存療法にはない保険点数がつけられている．これでは，保存療法と手術療法ともに同程度の成績であっても，手術を選んだほうが経営面では有利であることは明白である．医学的成績だけではない思惑も加わって治療法を提示されるとしたら患者は不幸であろう．保存療法にもある程度の保険点数をつけるべきと考える．

手術数にて評価される米国整形外科医への手法を，保存療法が大部分の我が国の整形外科治療へ導入した厚労省の功罪は小さくはない．現に，手術件数とアウトカムとの相関について「股関節における人工関節置換術を除いて相関はない」ことが判明したことより，一定数の手術に達しない医療施設への減額制は2005年に廃止されたのである．

マスメディアによる，手術数が多い病院ほど良い病院という作為の勘違いによる商業性追求の姿もここ数年目立ってきている．病院の実力としてマスメディアで取り上げている手術数というデータは，決して良い病院を表しているわけではない．外科的侵襲を加えずに治療することこそ，本来は良い医療機関であるべきと考える．

保存療法の主導権を握っているのは，医院の医師である．一方，手術の主導権を握っているのは，病院勤務医師である．保存療法と手術療法の治療比率は明らかに保存療法が大である．しかるに，学会活動は圧倒的に病院医師のほうに比率が移動する．そのため，手術療法の声がどうしても高く響く結果となる．医院の医師が抱える保存療法のデータは膨大なものと思われる．そこに思いを馳せることが必要な時機にきている．

2. 保存療法への理論上の誤解

従来の保存療法の中の筋機能向上の訓練は，単一筋の筋力増強訓練がほとんどであった．整形外科の外来診察室で膝疾患の患者に渡す訓練指導書の記載を見ると，大腿四頭筋のみの訓練，しかも膝伸展位下肢挙上訓練が大部分である．起立・起座，歩行，階段昇降などの生活動作のほとんどは，荷重下での動作，閉鎖運動連鎖の中の一連の連続する動作である．閉鎖運動連鎖の中で，荷重感覚が維持され，地面と唯一接する足底を介して力学的情報が授受されている．走行時や，相撲で相手を押しているような場合，下肢と体幹の軸は，互いに平行状態となる．股・膝・足関節では，同時屈曲あるいは同時伸展という多関節運動連鎖が生じている．この股・膝・足関節の同時屈曲(股屈曲-

膝屈曲-足関節背屈），同時伸展（股伸展-膝伸展-足関節底屈）という動作が，荷重下での常用動作である（図2）．この観点からすると，股屈曲-膝伸展動作である膝伸展位下肢挙上訓練は常用パターンとはいえない．このような動作パターンが運動ストラテジーとして認識されると考えると，急性期または手術直後の極短期間を除いて，膝伸展位下肢挙上は勧められる動作ではない．

　日常動作の中で身体を制御する筋機能の指標は，測定した最大筋力という数値ではなく，中枢神経系において制御された神経運動器協調能の中に求めるべきである．そう考えると従来の理学療法においては，筋力，関節可動域などの個別的な訓練に時間を割きすぎていたようである．罹患構成体に関与する特定の筋力を増強しても，その筋が適切に身体全体を制御しなければ，関節構成体に作用する動的な最大瞬間負荷を瞬時に吸収することはできない．

　サッカーにてボールを蹴る場合，ハムストリングは膝過伸展を防御する速度制御筋として活動し，膝にかかる異常負荷を効率よく吸収する．短距離を全力で走る場合，ゴール近くでの減速時にはハムストリングの遠心性収縮相にて膝へのエネルギーを緩衝する．車の制御系にたとえると，大腿四頭筋というアクセルが優れていても，ハムストリングというブレーキの性能が低下した車には乗りたくないであろう．ブレーキの役を担ったハムストリングは，関節の過度負担を防止し，運動を安全に遂行させているのである．このようにみると，膝疾患の場合，果たして大腿四頭筋のみの訓練でよいのであろうか．

III 新たな視点からの保存療法の重要性

1. 多関節閉鎖運動連鎖としての姿勢制御訓練

　臨床的に取り扱うことが多い身体各部位は，巨視的にみて機能的に分担しながら活動する．関節

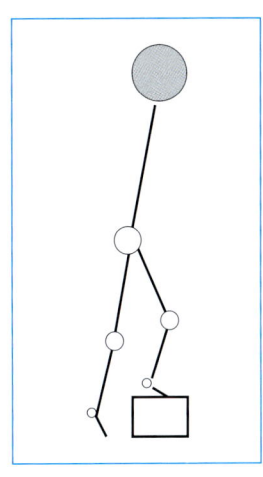

図2　階段を昇る場合，股・膝・足関節は，同時屈曲または同時伸展する．

間・臓器間での協調，脈管系・ホルモン系・神経系などのより広域・異システム間での協調がなされている．その中で，頭・体幹・四肢といった運動器に属する部分に限って考えてみよう．

　姿勢を制御しながら目的動作を行う身体運動を理解するには，身体各部位を運動連鎖としてとらえなければならない．1つの関節機能が低下すると，その影響が近隣の関節へ影響が波及する．前述したように，このことは身体の利点でもある．近隣関節，遠位関節，対側関節にて，罹患関節が破綻しないようにバックアップしているからである．多関節運動連鎖の一員としての関節に加わる衝撃力を適切に制御する能力を回復させるためには，神経運動器が互いに協調する必要がある．

　立っている広い床面が後方へ移動する場合，前方へ倒れないように，まず腓腹筋の活動にて足関節を底屈し，続いてハムストリングと傍脊柱筋が活動し，膝と股を伸展位に保持する（図3）[5]．ここで重要なことは，大腿四頭筋は膝伸筋，ハムストリングは膝屈筋という動作遂行のための主動筋であるというステレオタイプ的発想を大幅に変えて，むしろ姿勢制御筋として活躍しているという認識を持つことである．

　8日間のスペースシャトル飛行後には，筋容量

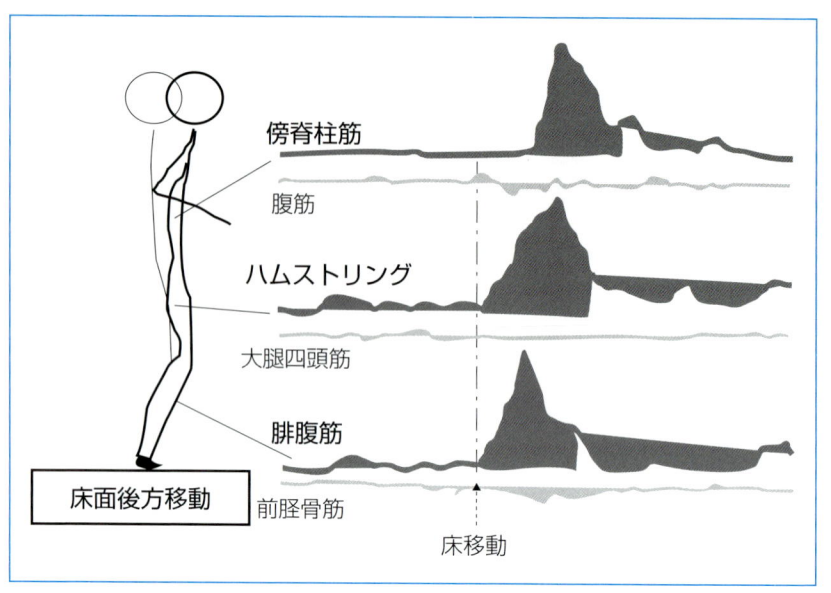

図3 床面が後方へ移動すると，腓腹筋，ハムストリング，傍脊柱筋の順で筋が活動して，身体が前へ倒れないような戦略をとる．

（文献5より引用）

の有意な減少が，下部脊柱内在筋で10.3％，ハムストリングで8.1％，下腿三頭筋で6.3％，大腿四頭筋で6.0％，下腿前方筋群で3.9％と報告[6]されている．このことはこれらの筋が重力下で姿勢制御筋として活動していることを物語っている．

ADL活動は言い換えれば姿勢制御の積み重ねである．歩行の第一歩は，立位のバランスを乱すことから開始される．その際に，活動時の重心と床反力作用点の関係が変化する．立位にて動作を遂行する際，目的とする動作に直接にかかわる主動筋の活動前に，重心の移動を予測して，四肢・体幹の筋が身体の平衡を維持するために活動し，それが床反力作用点として表現される．ここでは姿勢制御に関与する筋が動員されている．脳においては，予測どおりであれば意識に上らず，予測が外れると，実際との誤差により注意が喚起されている[7]．その際，中枢神経系の統御のみならず，足底メカノレセプターからの情報が，姿勢制御の調整に大きな役を果たす．しかし変形性関節症を罹患する年齢層においては，加齢に伴う予測的姿勢調整能が低下しだし，姿勢制御に影響を及ぼし始める．これからの保存療法は，罹患関節を視野に入れつつ，その罹患関節が属する上部ストラテジーである身体の姿勢制御に思いを馳せなければならない．

2．力学的情報の活用

木造や石造の建築物と異なり，生体の組織は自己修復能を内在した優れた組織である．手術を介さないで組織の持つ潜在能力を十分に引き出すのが，保存療法の最大の目的でもある．身体の自然治癒力を積極的に引き出し活用することで，病的組織の修復・治癒，症状の改善を図り，経時的変化による進行・悪化を緩和することを目指している．

足関節外側側副靱帯損傷，膝内側側副靱帯損傷，アキレス腱損傷においては，保存療法による良好な成績が報告されている．その中でも，膝内側側副靱帯[8)9)]においては手術療法より優れた成績が示されている．これは，ばらばらに千切れたコラーゲン線維に対して，力学的ストレスを適切に作動させることで，ストレス抗配列にすることによる．この場合の観血的縫合は，損傷線維をもつ

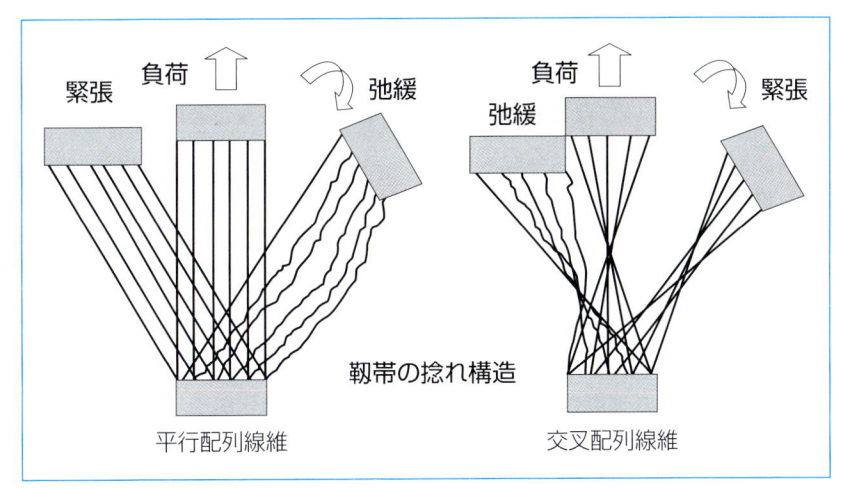

第1章　多関節運動連鎖からみた保存療法の展望と課題

図4　力学的ストレスに抗することで，靱帯の平行配列線維と交叉配列線維が獲得される．
（図は文献11より引用）

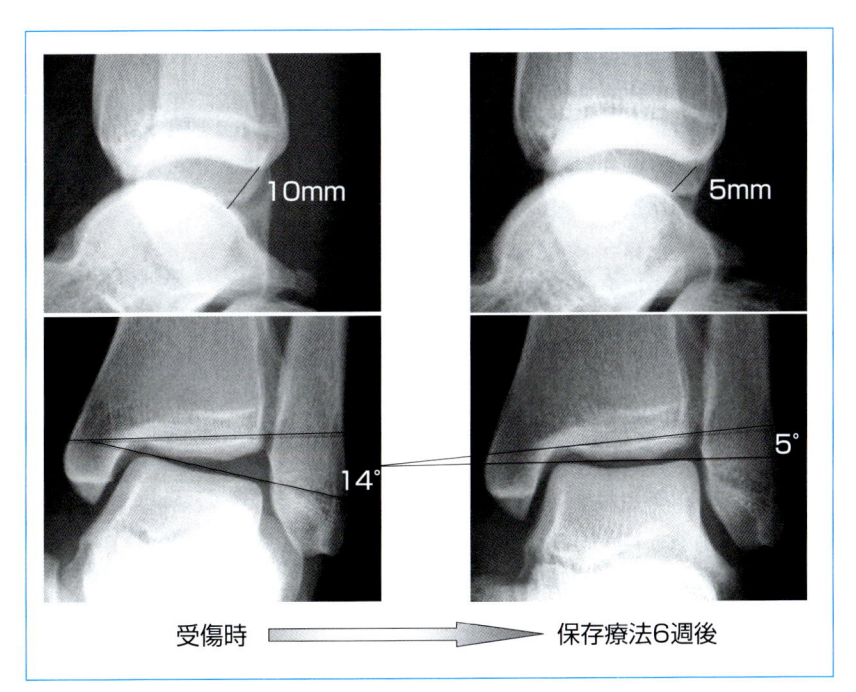

図5　21歳女性．陸上競技の投擲にて足関節外側側副靱帯を損傷した．靱帯の形態獲得に必要な力学的情報を早期に与えることで，受傷6週後には距骨傾斜，距骨前方引き出しが改善した．これは靱帯の力学的特性が保存療法により回復したことを示している．

れさせ，三次元構造の組織を異方向に誤って結合させることで，むしろ生体にとって悪影響を与えるリスクを生じさせている．ここでは「医は仁ならざるの術，務めて仁をなさんと欲す」(大江雲沢)という医訓[10]を肝に銘じておかねばならない．保存療法を介して力学的ストレスが導く生体自身の"縫合"にて靱帯線維は正常に近い配列を三次元的に獲得していく(図4)[11]．このことは手術療法

第2章 多関節運動連鎖からみた骨関節障害の理学療法

木藤 伸宏

Key words

骨・関節障害 (bone and joint disorders), 理学療法 (physical therapy), 運動連鎖 (kinetic and kinematic chain)

I はじめに

近年わが国における平均寿命の延長は，運動器を構成する上で欠くことができない骨・関節の問題を急増させている．骨関節疾患は，高齢者が介護を必要な状態になる三大疾患の1つとなっている[1]．また，高齢化の進んだ現在の日本社会において骨関節疾患対策は，高齢期におけるQOLの面のみならず，財政的にも社会保障の大きな課題となっている[2] (図1)．

加齢に伴う骨・関節疾患の代表的なものとして変形性関節症が挙げられる．変形性関節症に対する治療として観血的治療と保存的治療があり，多くの罹患患者は保存的治療を地域の医院や病院で受けているにもかかわらず，保存的治療については関心が薄いのが実情である．さらに保存的治療の中心をなす理学療法治療技術の進歩は十分ではなく，中には物理療法による対症治療を延々と続けていることも少なくない．

骨関節疾患の理学療法を行う上で，力学的ストレスは発症進行に関与する要因であり，よって多関節運動連鎖を考慮した力学的視点の重要性はいうまでもない．しかしながら臨床応用を行うとなるとどのようにその知識を応用し臨床に取り入れていくか非常に厚い壁となり我々の前に立ちふさがる (図2)．そこで本稿では，理学療法を行う上で多関節運動連鎖と力学の基礎について述べる．具体的評価・治療の実際については各論を参照していただきたい．

II 従来の骨関節疾患に対する理学療法の問題点

骨関節疾患は骨，関節，靱帯，筋の疾病または損傷を原因として，疼痛，関節可動障害，筋機能障害，感覚機能障害が出現する．骨関節疾患領域の理学療法の必要性は以前より主張され，上記の症状を改善するための理学療法は積極的に行われてきた (図3)．従来の理学療法は筋に対する特異的介入を主としており，特に下肢疾患に対する大腿四頭筋の筋力強化は妄信的に行われていた．そこで，そのような理学療法の実情に対し異を唱え，新たな理論構築を行い骨関節疾患の理学療法にパラダイムシフトを起こした本として「関節トレーニング」[3]「整形外科理学療法の理論と技術」[4]が挙げられる．この2つの本は局所的な視点から多関節運動連鎖として全体をみる視点を与えた．また，福井[5]や石井[6]は骨関節疾患に対する理学療法の基盤として姿勢や動作の問題を力学的視点から理論構築することの重要性を述べ，それは多くの理学療法士に影響を与えている．しかしながら筆者は臨床における骨関節疾患の理学療法がいまだ十分に行われているとは思えないのである．従来の理学療法の問題点は中山[7]や山嵜[4]が教科書の中で詳しく述べているので参考にしていただきたい．それに追加させることで筆者が感じている問題点を記す．

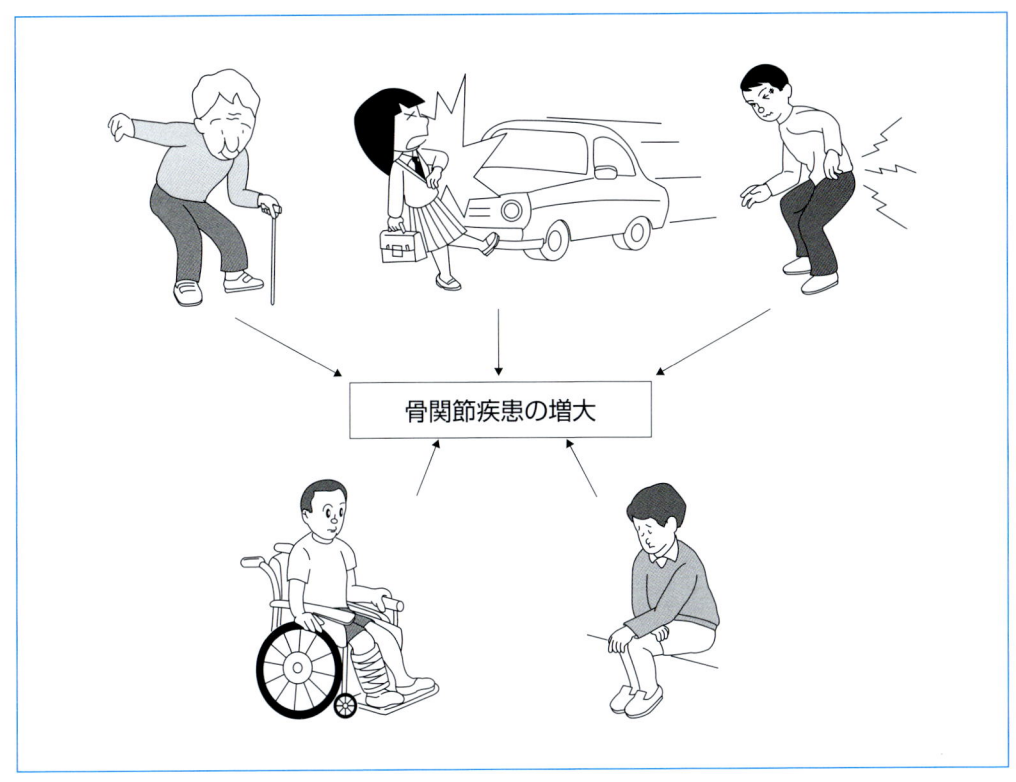

第2章　多関節運動連鎖からみた骨関節障害の理学療法

図1　日本を取り巻く現状

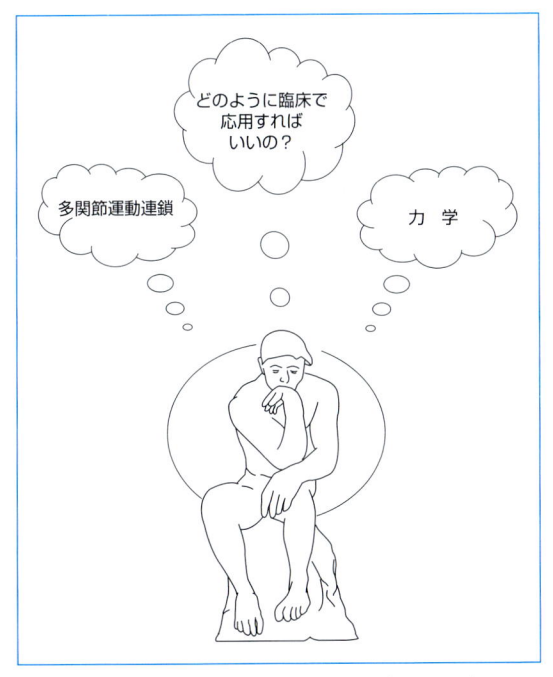

図2　力学をどのように臨床に応用するか

1. アライメント改善に対する取り組みに関する問題

　全身をみる視点からアライメントの重要性は疑う余地はなく，多かれ少なかれ骨関節疾患の発症・進行に関与している場合が多い．正常なアライメントを有することは理想であるが，そもそも個人差の多いアライメントの中で，どれを正常とし，どれを異常とするか，極端にいえば，どこを修正すればよいか臨床をやればやるほど疑問が生じる．しばしば臨床の中で患者に「顎を引きなさい」，「背スジを伸ばしなさい」，「ここに力を入れなさい」と口頭指示する．しかしこのような身体の各部分をよりよい構造配列に組み合わせる，または位置づける努力を強要させ改善したとしてもそれは持続しない．その部位のアライメントは改善したとしても他の部位での代償や補償が生じ，結果として理想的な全身アライメントは得られない

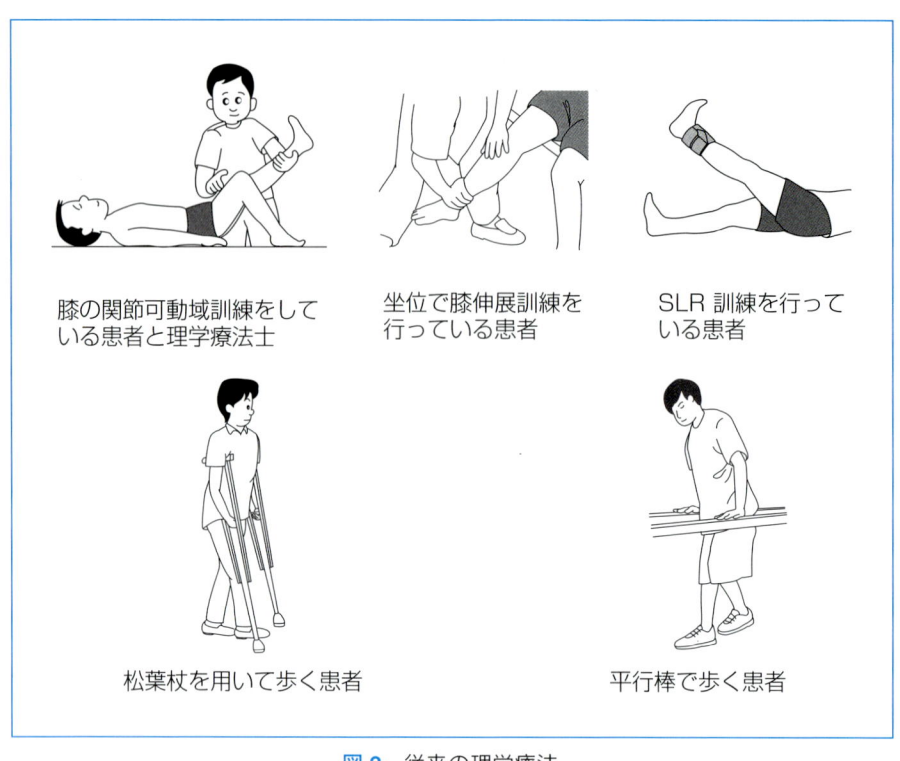

図中の図:
- 膝の関節可動域訓練をしている患者と理学療法士
- 坐位で膝伸展訓練を行っている患者
- SLR訓練を行っている患者
- 松葉杖を用いて歩く患者
- 平行棒で歩く患者

図3 従来の理学療法

ことが多い．つまりアライメントそのものを改善する努力よりも，アライメントとその個人が持つ個体的要因（例えば体重，身長，肥満度），運動機能（関節可動域，筋機能）から個々の患者の重力対応を考察し，障害に関与する力学的ストレスを減少させる理学療法評価と技術が必要である（図4）．

2. 方程式発想での筋機能強化に関する問題点（表1）

姿勢の保持や動作遂行のためには筋の機能が必要なことはいうまでもない．腰椎前弯の増加に対しては腹筋の強化，猫背に対しては背筋群の強化，立位での膝屈曲角度の増加や歩行時の膝折れに対しては大腿四頭筋の強化，前額面での骨盤の傾きに対しては中殿筋や大殿筋の強化などが代表的である．ここで考えないといけないのは，立位や歩行に必要な筋力は大きく見積もっても最大筋力の20％程度であるということである[8]．臨床の中では，弱化している筋そのものの出力を高めても姿勢動作の改善になかなか結びつかないことや持続的効果が得られないことを経験する．その場合，筋そのものの機能が低下していると考えるよりも，多関節運動連鎖の視点より筋機能が適切に発揮できない状態に置かれていると推測し筋機能に悪影響を与えている要因を除去するよう理学療法を進めると驚くほど姿勢や動作の改善が得られることがある．この場合，適切な筋機能が発揮できない要因を評価・治療する視点が最も重要となる（図5）．

3. 単関節筋と多関節筋の問題

多くの体節と肢節には単関節筋と多関節筋が存在する．単関節筋と多関節筋の機能的特性については依然として不明な点も多くあるが，共通した見解として骨関節疾患を有する多くの症例は単関節筋が機能不全を起こし，多関節筋が過剰に機能している[9]．ある肢節や体節を強化しようとする

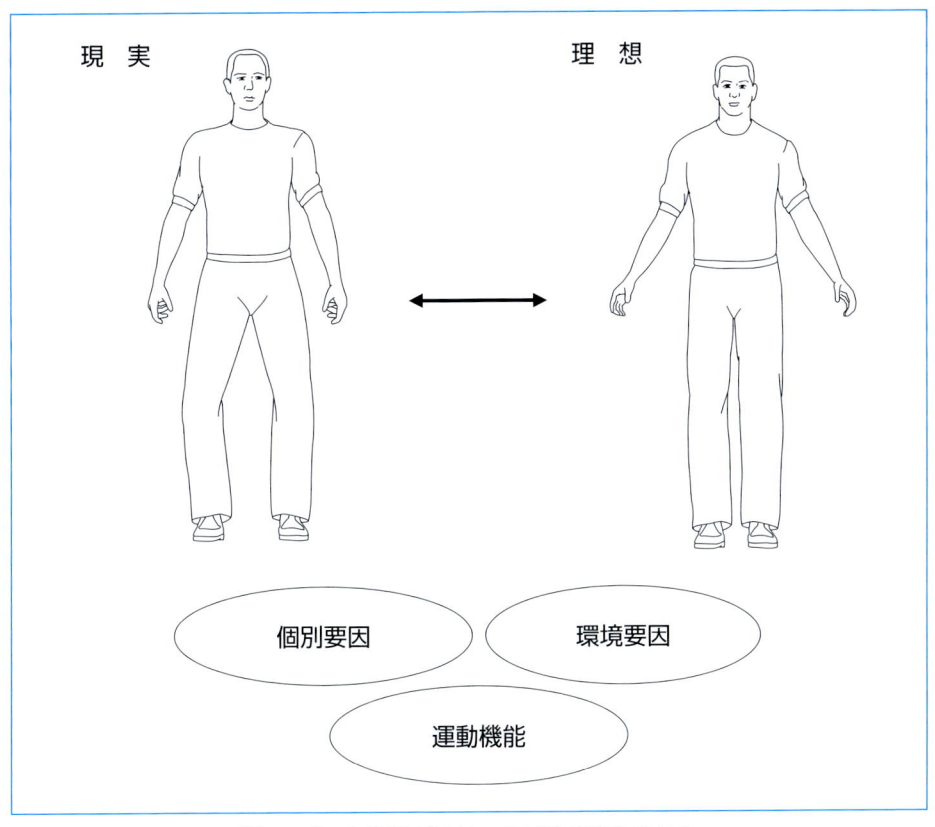

図4 どこに問題があり，なぜその形なのか？

表1 疾患からの筋特異的アプローチの例

```
変形性膝関節症    →  大腿四頭筋訓練
                    (straight leg rising ex, leg extension ex, et al.)
腰痛症・腰椎椎間板ヘルニア → 腹筋強化訓練
                    (sit up ex, trunk curl ex, et al.)
変形性股関節症    →  中殿筋訓練，大殿筋訓練
肩腱板損傷・肩関節周囲炎 → 腱板訓練
足関節捻挫      →  腓骨筋訓練
```

場合，本来鍛えるべき単関節筋がおろそかになり多関節筋をもっと強める結果に陥りやすい．これは意識的な決まった方向の運動を繰り返すことは従来の習性(既成の神経-運動調節)によって行われるために，結果としてさらに強固な神経-運動調節を形成する．よって多関節筋優位の運動から脱却できず，単関節筋の筋機能不全はより強まるのである．現在の理学療法の中で単関節筋を選択的に強化する方法論は確立できていないが，安易な方法で運動療法を行うと多関節筋を強化してしまうということを肝に銘じる必要がある．

4. 体幹機能の軽視

四肢関節疾患においては体幹に生じる機能障害との関連を常に考慮する必要がある．体幹は四肢の基盤であり運動の主体でもある[10]．体幹の動きや位置の制御が四肢の制御の前提となり，望ましい姿勢や動作戦略を行うには不可欠である[11]．体

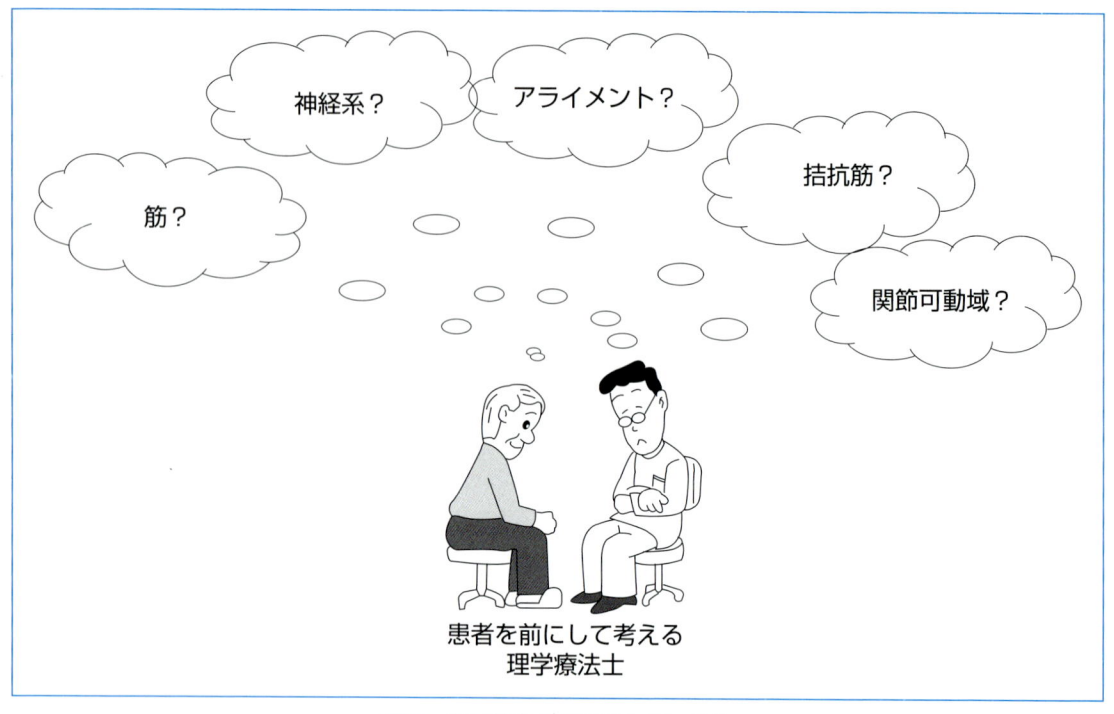

図5 なぜ筋力が発揮できないの？

幹の位置や運動の制御に問題が生じると，四肢が運動性よりも安定性を優先した姿勢や動作を行うようになる．例えば筆者は臨床の中で人工膝関節置換術を施行した内側型変形性膝関節症を有する患者は1～2年後に腰痛や脊柱管狭窄由来と考えられる間欠的跛行に悩まされる場面に多く遭遇した．このことより変形性膝関節症の患者に認められる股関節外転外旋，下肢内反は体幹機能障害を補償するために発生している可能性もあると考えるようになった．

また，体幹は脊柱によって支持されている．脊椎の運動は頚椎・胸椎・腰椎で異なる運動方向と可動性を有しているが，脊椎自体の冗長性によってある部位の可動障害を他の部位が補償することができ機能障害が見逃されやすい．例えば，胸椎領域の可動性障害は頚椎や腰椎での粗大運動につながり，頚椎・腰椎疾患の発症に関与する[12]．この場合，粗大運動を起こす領域の安定性を図るよりも，胸椎領域の可動性を改善することが症状の改善につながりやすい．

しかしながら体幹の評価と治療は，個々の理学療法士の器量に依存しているのが現状であり，その機能障害に対する認識もさまざまである．骨関節疾患に対する理学療法を構築する上で，体幹機能の評価と機能障害に対する理学療法評価・治療技術の確立は欠くことができない．

5. 運動制御・学習理論の応用に関する問題

ある一連の動作を行う場合，その動作は何相かに分けることができる．さらに動作を細かく分解すると，1コマを姿勢の連続体としてとらえることができる．分解した1コマをもう一度つなげて再生すると動作が完成する．この考え方を利用して骨関節疾患に対する理学療法に運動制御・運動学習理論を応用する場合，我々は空間における静止した体幹と四肢の配置を望ましくすることに努力を注ぐことが多い．例えば理学療法の特性として表出された動作戦略・運動パターンへ直接アプローチを行うが，目につきやすい運動，振幅の

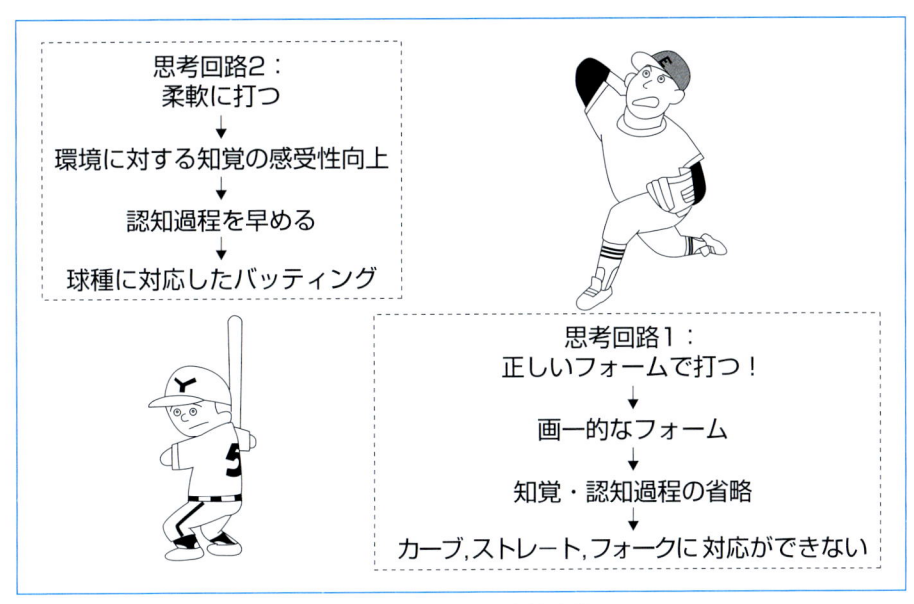

図6 形の追求は非効率的
さあ！打つぞ！　あなたならどちらの思考回路を使うか？

大きな運動を是正するほうへ治療重点が置かれがちになる．さらに先に述べた方程式発想での筋機能強化により筋に対する特異的アプローチに陥りやすい．このような治療アプローチでは効果が出にくい，または効果が持続しないということを経験する．これはある一場面の姿勢（形）を作っても一連の動作の中ではまったく無意味であり，環境が変化するとさらに無意味になることを示している（図6）．

運動や動作戦略は個体要因，課題，課題が遂行される環境の相互作用によって生じるという考え方[13]を基盤に置き，臨床実践する姿勢が最も重要である．運動や動作戦略は知覚，認知，活動の動的な相互作用の結果として生じるものであるととらえる[14]．理学療法士は患者の個体要因を改善し，新たな秩序を作り出すとともに，それを異なる環境下でも利用でき，意識下に長期的にプログラムされるよう運動学習理論を応用実践する必要がある．中枢神経疾患に対する理学療法や体育領域では運動学習理論の応用が試みられているが，骨関節疾患領域の取り組みに関する報告は非常に少ない[15]．

6. 理学療法介入を行う上での評価体系の問題

理学療法を行う上で評価は欠くことのできない技術である．多くの教科書にて姿勢と動作分析について紹介されている[16)〜18)]．しかし臨床で患者の持つ症状や障害構造を理解するために臨床で使用できる評価法ではなく，また現時点ではその多くは治療展開まで一気に進める評価方法でないことは多くの理学療法士が感じていることであろう．姿勢・動作を評価する場合，重力や支持面との関係をとらえることが必要であり，そのためには力学的要素の理解が必要になる．力学的知識は姿勢・動作を評価するときの海図のようなもので，それによって姿勢・動作の解釈が容易となる．

関節可動域テスト，筋力テスト，整形外科で用いられるテスト，関節弛緩性のテストは局所を評価する優れた技術であり，多くの理学療法士は学校教育の中で習得している技術でもある．これらの評価のみより理学療法を実施しようとする場合，不足しているところを是正する治療プログラムに収束しかねない．骨関節障害は多くの場合，抗重力姿勢・動作にて症状が出現する．このこと

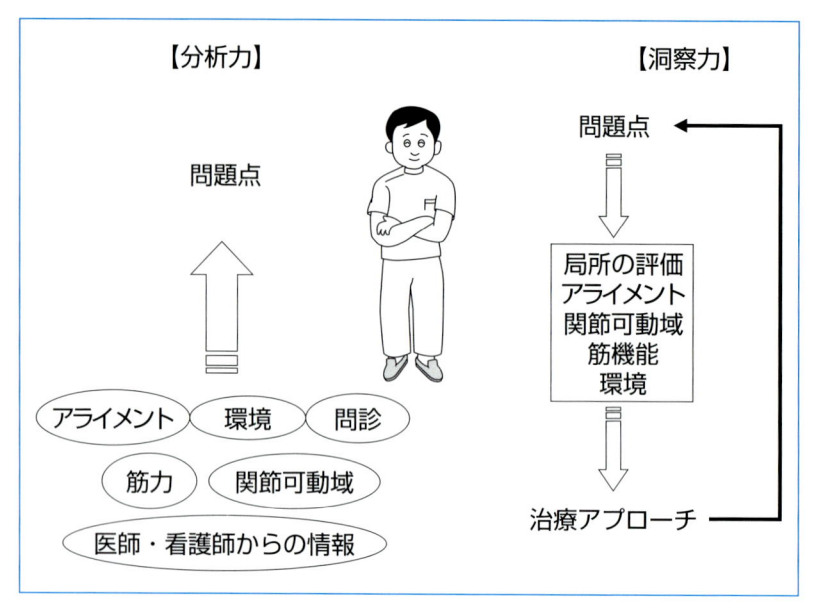

図7 理学療法評価における分析力と洞察力

は主に重力の影響を考慮していない上記の評価だけでは患者の持つ複雑な障害構造を理解することができないのは明白である．我々理学療法士に必要なことは，関節可動域テスト，筋力テスト，整形外科で用いられるテスト，関節弛緩性のテストと姿勢・動作の中から得られる情報を統合することである．この情報を統合する思考回路の形成に関しては個々の理学療法士によって大きく差があり，それを系統的に教育する体制も不十分である．

臨床においては，問診や各種評価から集めた情報を分類整理する分析力と，どこに問題があるのかを瞬時に判断してわかる洞察力が必要とされる（図7）．優れた臨床家は，分析力が勝っているのではなく，洞察力が優れている．姿勢・動作の観察から直感的に問題の所在を発見でき，次にその問題を構造化，つまり理論的に構築できれば，どのように改善すればよいか創造的な理学療法技術の展開を見いだせる．

III 理学療法に必要な骨関節障害モデル

骨関節疾患では，疾患そのものから理学療法の対象を決めてきたためにその有効性はあいまいにされてきている．骨関節疾患は疾患によって機能障害が引き起こされている場合や身体機能障害による疾患発症の関与が推測される場合がある．理学療法士が臨床でアプローチするのは主に疾患そのものに対するよりも，むしろ機能障害である[4]．機能障害が改善することで炎症が沈静化する場合や疼痛が軽減する場面に遭遇する．これは機能障害が疾患を引き起こす要因となっていたと解釈することができる．理学療法士は疾患モデルより脱却し，理学療法を行う上で必要な障害モデルを再構築する必要がある．ここでいうモデルとは，「問題となる事象（対象や諸関係）を模倣し，類比・単純化したもの．また，事象の構造を抽象して論理的に形式化したもの」である[19]．これは作業仮説の創出を促すための科学的方法論として有用である．

ここで1例として骨関節変性障害モデルを提示する．地球上で生活する限り1G（$9.8\,m/s^2$）の重力に常に打ち勝たなければならない．座位や立位での運動や動作は1Gに打ち勝って初めて可能になる．1Gに打ち勝つために我々は筋による能動的姿勢調節と骨・靱帯・筋膜による受動的支持機構を用いた姿勢調節を組み合わせている．前者

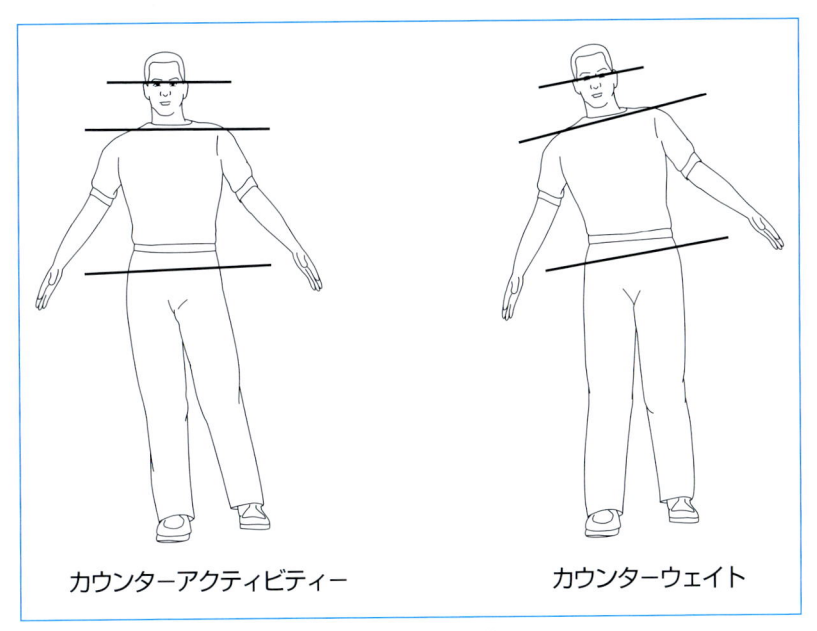

図8　重力対応の違い

は，カウンターアクティビティー，後者はカウンターウェイトとも呼ばれている[20]．

　加齢に代表される何らかの要因により運動器・感覚器に退行変性が生じると，それに応じた力学的対応を行うようになる．これはダイナミカル・システム理論では，行為者が現実的な運動遂行場面に立てば，さまざまなシステムが相互作用的に機能して，その結果として合理的な運動が生み出されると考えられている[15]．臨床的にはカウンターアクティビティーからカウンターウェイトへの重力対応の変化が多く観察され，疾患による障害や加齢に伴う姿勢の変化や動作戦略の変化はまさしく力学的対応の変化としてとらえられる．このような変化は課題を達成する上でその時点では合理的な対応かもしれない．しかしその結果，関節や筋・筋膜などに異常な力学的ストレスが集中することで機能的制限を起こすとともに，生体組織の持つ恒常性が乱れ退行変性が生じる過程につながる危険性もある．さらに補償や代償を繰り返すことで組織の退行変性が加速的に進行するとともに，異常な姿勢や動作方略の強固なシナジーが形成され，それから脱却することが困難となり悪循環を形成する（図9）．

　このモデルから導き出される理学療法戦略として以下のものが考えられる．

　(1) 骨関節変性疾患は日常生活での姿勢や動作方略の中に症状を生じさせる多くの原因が隠されている．理学療法は姿勢や動作方略を変化させることが可能であり，骨関節変性疾患により生じる障害や症状を軽減することが可能である．

　(2) 姿勢の変化・動作戦略の変化によって身体内部に生じる負荷を減弱させることが骨関節変性疾患の理学療法には必要である．理学療法士は姿勢や動作戦略より身体内部に生じる力学的ストレスを推察し，それを変化させることが可能である．

　(3) 身体運動に潜在する機能障害があっても，結果としては，ある意味合理的な姿勢や動作戦略を行っている．そこで理学療法では身体運動に潜在する機能障害を評価・探索し，それを改善することで新たな重力環境対応を作り出し学習させることが可能である．

　(4) 身体運動機能と重力によって姿勢や動作時の筋緊張が作られてくる．よって筋の緊張を緩めることや筋の緊張を高めることに主眼を置くより

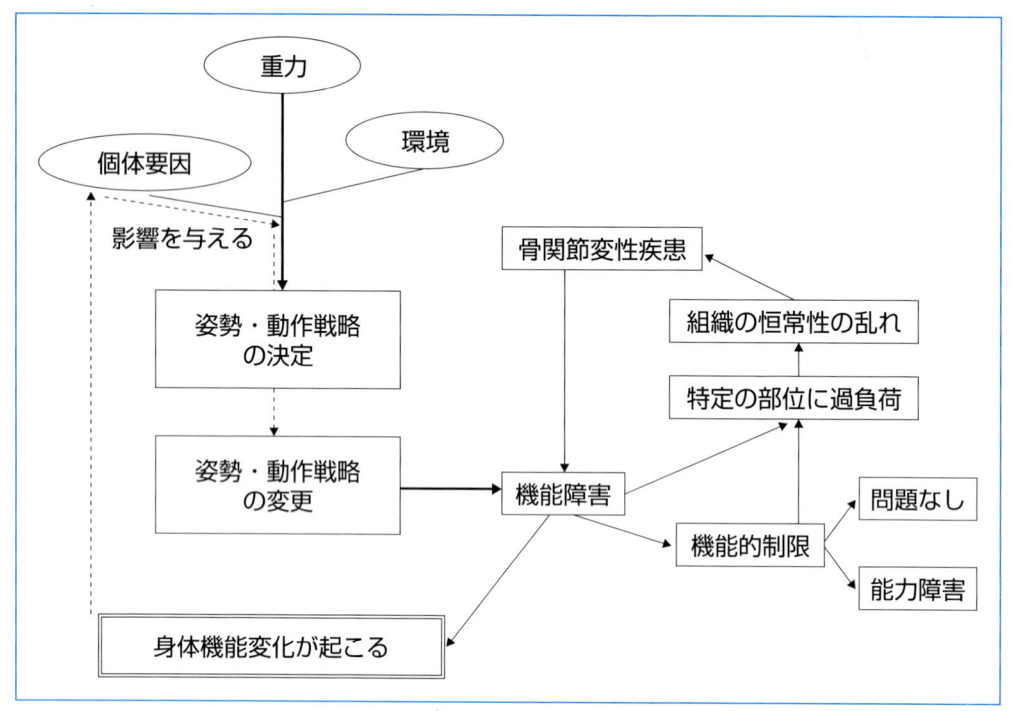

図9　骨関節変性疾患発症・障害モデル

も，潜在する機能障害を改善し重力環境下での筋活動の再調整を行うことに主眼を置く．

いずれにしても骨関節変性疾患に対する理学療法は，関節可動域や筋力の改善を主目的にするのではなく，姿勢や動作戦略から身体内部に発生する異常な力学的ストレスを推察し，それを是正する理学療法治療体系を構築する必要がある．

IV　力学評価に必要な基礎知識

本稿の中で使用する運動学・運動力学用語について解説する．重力，質量中心，足圧中心，関節モーメント，静安定と動安定は姿勢や動作を理解する上で重要な用語である．

1．重　力

地球上で生活する以上すべての感覚入力と運動出力の制御は重力環境下で行っている．重力が生体の運動や認識に与える影響は非常に大きいにもかかわらず，重力環境が変化しない限り重力そのものについて考慮し認識することは少ない．重力環境下での特徴は，自分の身体の上下軸（頭が上で足が下の関係：自己中心垂直軸）と，外界の上下軸（重力によって規定された基準：鉛直軸）とが特殊な状況でない限り一致しているということである．これは宇宙空間などでは自分との関係で方向を知覚し，上下に関する知覚は随時変化するのとは大きく異なる（図10）．

人間は直接的に重力を知覚する感覚器として前庭感覚器官があるが，間接的に重力を知覚する感覚器も多く持っている．間接的に重力を知覚する代表的なものとして視覚が挙げられる．重力環境で身体を制御し認識を行う過程で圧倒的な感覚情報処理は視覚に依存している．しかし，視覚のみでは自己中心垂直軸と鉛直軸の一致は必ずしもうまく行われない．自己中心垂直軸と鉛直軸の一致に必要なものとして体性感覚が重要となる．地上ではどのような姿勢をとっても，必ず身体のどこかに体性感覚によって支持面からの反力という圧情報を得ることができる．仰臥位では下側の体表

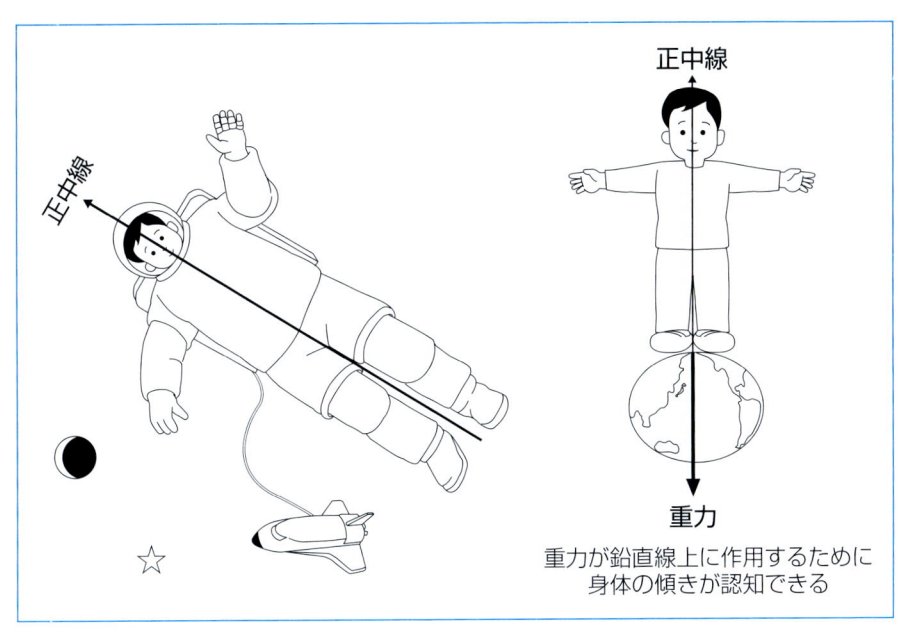

第2章 多関節運動連鎖からみた骨関節障害の理学療法

図10 重力環境と無重力環境での正中線

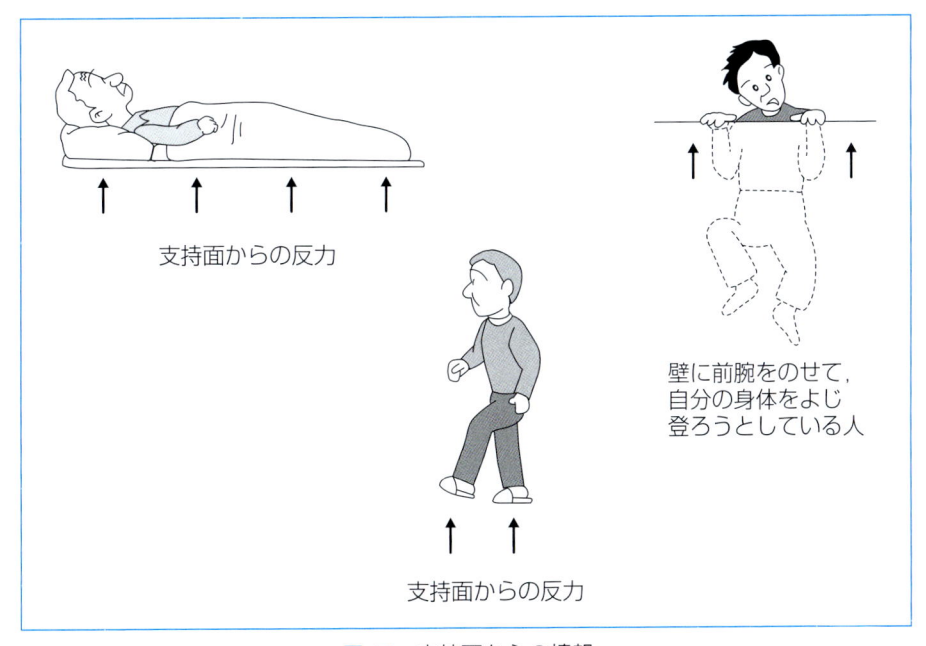

図11 支持面からの情報

面にかかる支持面からの反力を体性感覚によって重力の存在を知覚する．何かによじ登ろうとするときは前腕の筋の緊張や上肢の支持面からの体性感覚の変化によって重力の存在を知覚する．立位や歩行では左右の足底から交互に圧入力が入力さ

れると同時に，抗重力筋に存在する筋紡錘や関節包や靱帯に存在するメカノレセプターからの情報が随時入力され重力を知覚している．地上1G環境においては完全に学習された感覚-運動系の協応で重力を利用しながら身体機能を制御してい

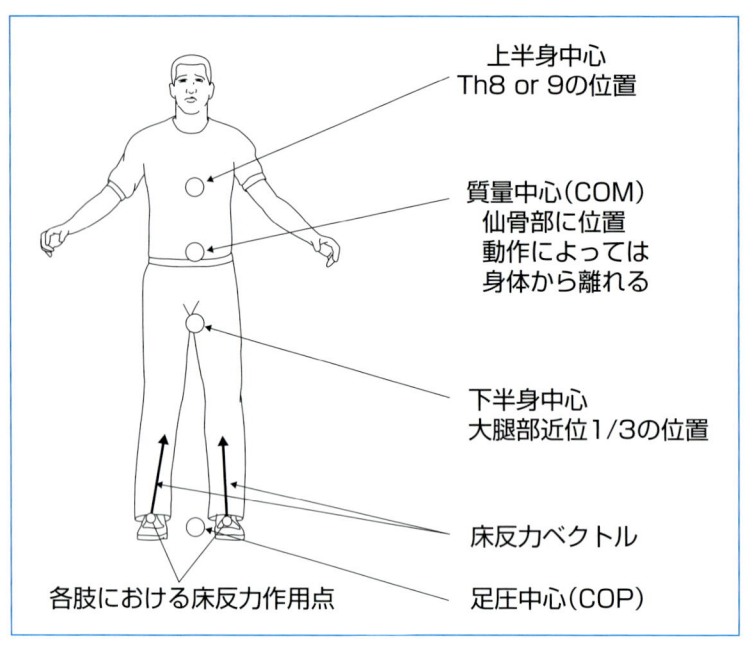

図12 身体重心(質量中心)と床反力作用点とベクトル

る．いったん出来上がった1G環境下での感覚-運動系の協応関係は，常に重力の作用を調整しながら機能する．また，運動器は1G環境に適応し調節されており，すべての固体の円滑な運動は1Gを上限として可能なように調整調節されている．これは，仮に1Gではない環境下に置かれた場合，目的が同じであっても異なる動作戦略で対応すること，また動作は似ているようであるが異なるシナジーで対応することを意味する．

このような重力との密接な関係によって姿勢調節が行われ，何らかの運動機能障害が身体のある部位に起きると，それまでの感覚-運動系の混乱が起き，1G環境下に適応するための新たな感覚-運動系の再構築が行われる．

2. 質量中心(COM)，身体重心(COG)
（図12）

身体重心と質量中心は同義語であり，身体重心は身体の各体節の質量中心を合成した合成中心である．安静立位における身体重心は身長の約56％の高さに位置する．臨床場面で身体重心を推測する方法として福井ら[4)5)]の方法が有用である．上半身中心は第7～9胸椎，下半身重心は大腿の近位1/3にあり，それらを結んだ線分の中点を身体重心位置に近似している．椅子からの立ち上がり動作では，身体重心が一端身体外に位置する現象が観察される．

3. 足圧中心(COP)（図12）

足圧中心は両足を支持基底面と仮定した場合，左右床反力ベクトルの鉛直成分から求めることができる．静止立位では身体重心と足圧中心は水平面で一致し，身体重心を推定することで足圧中心を推定することが可能である．しかしながら，動的場面では身体重心と足圧中心は必ずしも一致しない．

4. 床反力[21)]（図12）

床反力は身体重心の加速度を反映している．床反力は重力以外に身体に加わる力のすべてであり，重力環境では重心に働きかける唯一の外力である．床反力を発生させるのは姿勢の崩しと筋収

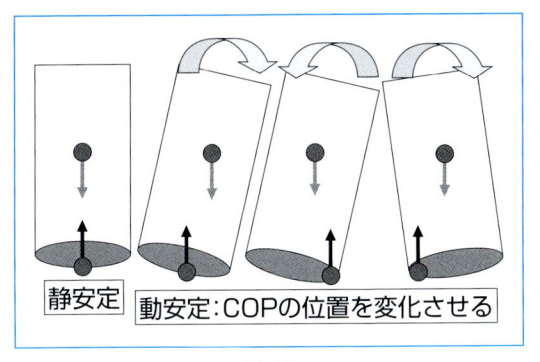

第2章　多関節運動連鎖からみた骨関節障害の理学療法

図 13
静安定：水平面に投影した場合，COM と COP の位置が同じ状態
動安定：COP を変化させることで COM に生じるモーメントが変化しそれによって平衡状態を維持する．

縮であり，両者を巧みにコントロールして動きが生じる．筋力増加しても，動きの改善にすぐに結びつかないのは，臨床でよく経験する．我々理学療法士は，患者が改善した可動性や筋機能によって床反力をコントロールできるように治療展開しなければならない．

5．関節モーメント

関節モーメントは関節軸まわりの筋張力のモーメントの総和である．関節モーメントには筋活動がかなりの程度直接的に反映されている．しかしながら，2つ以上の主導筋が活動している場合には関節モーメントはそれらの筋のモーメントの和であり，拮抗筋が活動している場合には関節モーメントはそれらの筋のモーメントの差である[22]．つまり伸展モーメントが生じている場合，伸展筋群のみが活動しているのではなく，屈曲筋群も活動している．また，関節モーメントには筋張力以外にも靱帯などの受動要素の影響や関節拘縮の影響も含まれる．

6．静安定と動安定（図 13）

静安定とは身体重心と足圧中心を水平面に投影した場合，両者が常に同じ位置にある状態をいう．一方，動安定とは身体重心と足圧中心の位置関係によって，身体重心に生じるモーメントを0にするようにお互いの位置を調整することで安定状態を維持している状態である（図 13）．高齢者や関節疾患を有する場合，従来中枢疾患に用いられてきた不安定というイメージとは異なる．つまり，高齢者や関節疾患を有する場合は，動安定から静安定に移行し，安定性を重視する姿勢や動作戦略の変化を引き起こし地面に足が根付く状態ではないかと推測している．

V　多関節運動連鎖を考慮した力学的評価の実際

臨床にて多関節運動連鎖を考慮した力学的評価を用いる場合，姿勢・動作から問題点を推測しそれを確認するため局所の評価を行うトップダウン型の評価が必要とされる[23]．また，評価と治療は同時進行でありターゲットとした問題に対し，それを是正するための理学療法を実施し，その問題が解決もしくはその傾向が認められたら仮説が正しいと判断する．評価と治療の同時進行が必要である．ここで，多関節運動連鎖を考慮した力学的評価を行う場合の理学療法士に求められる能力を記す．

（1）理学療法士は解剖学・運動学・運動力学の知識に基づき，個体要因（身長，体重，肥満度，アライメントなど）の相違を認識し，身体アライメントとそれによって生じる力学的ストレスを推測する能力が必要である．

（2）臨床で観察できる不良姿勢の知識，および骨格配列の異常がどの領域にあるかを認識できることが必要である．

（3）不良姿勢および骨格配列の異常から症状を有する部位にどのような力学的ストレスが作用しているか推測できる能力が必要である．

（4）問診，触診，画像より症状を有する局所の病態の把握，および X 線，MRI から力学的ストレスを推測する能力が必要である．

（5）局所と全身の力学的バランスから，潜在する機能障害を推測する能力が必要である．

表2 正中化が基盤となっている機能[24]

1. 身体知覚
2. 空間知覚
3. 対称性
4. 運動の開始
5. バランス，両側の協調性
6. 呼吸，発語，摂食
7. 手と目の協調性

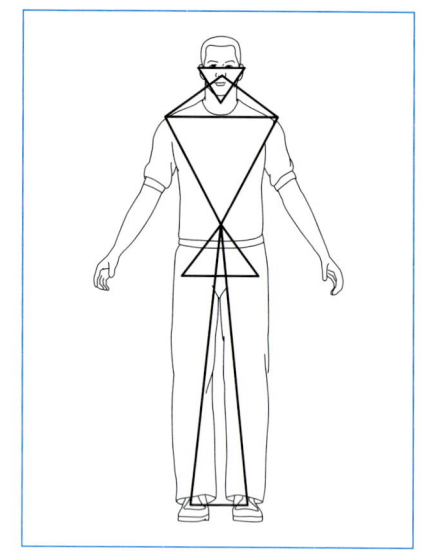

図14 二等辺三角形を用いた静止立位の評価

1. 静止立位姿勢の評価

二足歩行を有する人間は，左右対称性を基盤とし，機能的な動作を行う．左右対称性を有することは正中位を持っていることである．正中位は表2に示す身体機能の基盤となっている[24]．

静止姿勢の評価には三角形を基本として，それがどのように崩れているかを評価することが簡便な方法である（図14）．両耳孔と顎先端を結ぶ三角は，顎の変位を推測できる．両肩峰と鼻を結ぶ三角で頚部の変位を推測できる．両肩峰と臍部を結ぶ三角で上部体幹の変位を推測できる．両足底と臍部を結ぶ三角で下肢長の違いや骨盤の変位を推測できる．両大転子と臍部を結ぶ三角で腰椎の変位を推測できる．

また，体幹部と各関節との位置関係は理学療法を行う上での重要な情報を与えてくれる．例えば，体幹が左下肢の方向へ変位している場合，左足を荷重下肢とし右下肢を運動に用いる習慣があることが推測できる．骨盤と足部との関係は下肢関節における非常に小さな変化が示すよりもはるかに大きな位置関係の変位が認められることが多い．

2. アライメントと力学的ストレスの関係

アライメントを評価することは重要であるが，その偏りを評価するのみでは臨床では役立たない．

まず膝を例にとりアライメントの評価から膝に生じる力を推測し，病態・症状にどのように影響を与えているかを推測する．矢状面では骨盤と足部第1列の評価がポイントとなる．骨盤前傾と後方回旋は大腿骨に前方 force，骨盤後傾と前方回旋は大腿骨に後方 force を生じさせる．足部第1列の底屈・回内は下腿の前方引き出し力，足部第1列の背屈・回外は下腿の後方押し込み力を生じさせる．骨盤と足関節軸の位置関係の評価も重要である．骨盤が足関節軸よりも後方に位置する場合，大腿四頭筋の筋活動が高まり，脛骨の前方引き出し力が生じる．骨盤が足関節軸よりも前方に位置する場合，ハムストリングの活動が高まり，脛骨の後方引き出し力が生じる（図16）．前額面では骨盤の評価がポイントとなる．評価側下肢への骨盤側方変位と上方回旋は，外反方向への力を膝に生じさせる．非評価側下肢への骨盤変位と下方回旋は内反方向への力を膝に生じさせる（図17）．

次に上部体幹と骨盤との位置関係から脊椎に生じるストレスを例にとる．直立坐位で体幹の重心は第9胸椎のおよそ0.75インチ前方を通る．このため胸壁，腹部内臓，上肢，肩甲帯，頭部の重量は胸椎部で脊椎を屈曲させる力として働いている[25]（図18）．この屈曲させる力は胸椎領域での蝶番様運動を生じさせる．円背などが生じるとさ

第2章　多関節運動連鎖からみた骨関節障害の理学療法

```
骨盤前傾・後方回旋          骨盤後傾・前方回旋
      ↓                        ↓
大腿骨前方 force           大腿骨後方 force


下腿前方 force             下腿後方 force
      ↑                        ↑
足部(第1列)底屈・回内      足部(第1列)背屈・回外
```

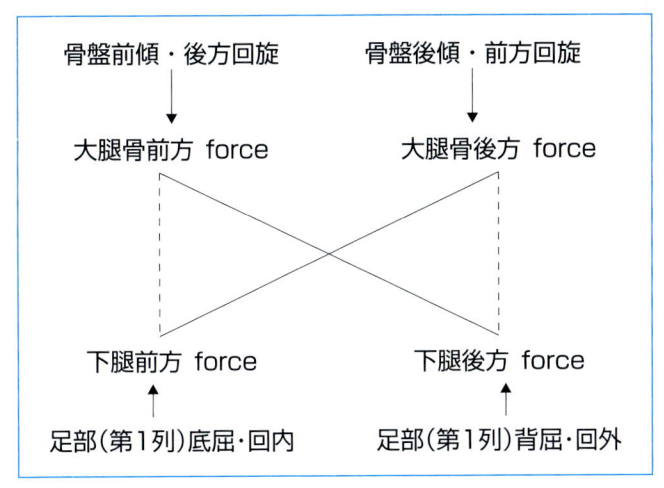

図15　骨盤と足部第1列の関係から膝関節に生じるforceを推測する．

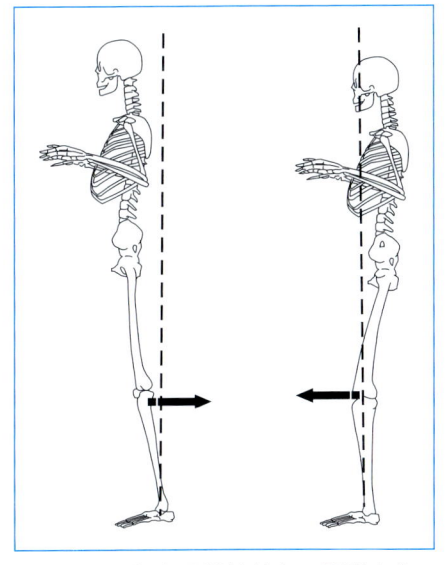

図16　骨盤と足関節軸との関係から膝関節に生じるforceを推測する．

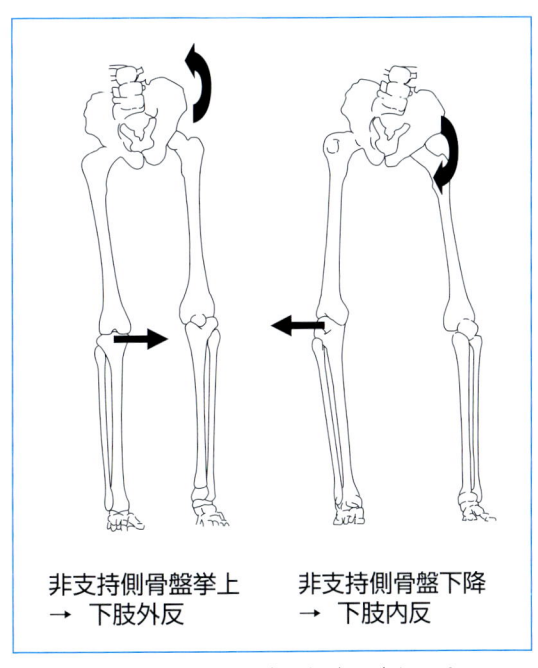

非支持側骨盤挙上　　非支持側骨盤下降
→ 下肢外反　　　　→ 下肢内反

図17　前額面骨盤運動から膝に生じるforceを推測する．

らに胸椎領域の蝶番様運動が起こり，椎体前方に圧縮ストレスが生じると推測される．次に上部体幹が骨盤の後方に位置した場合を想定する．骨盤後傾位と前方位で椎体に生じるストレスは異なる．骨盤後傾位であれば，上部体幹が後方にすべるストレスが発生する．骨盤の後傾を伴わない場合は，下部腰椎に伸展が強制され下部腰椎の前方へすべるストレスが生じる[12]（図19）．

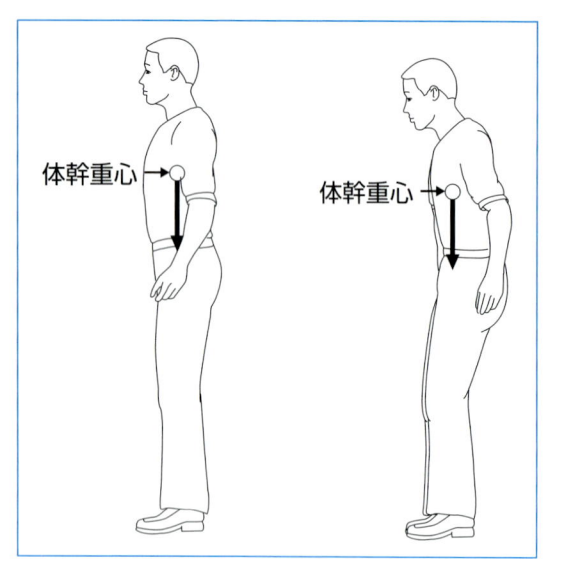

図18 体幹重心は脊椎を屈曲させる力として作用する．円背姿勢ではその力はさらに大きくなる．

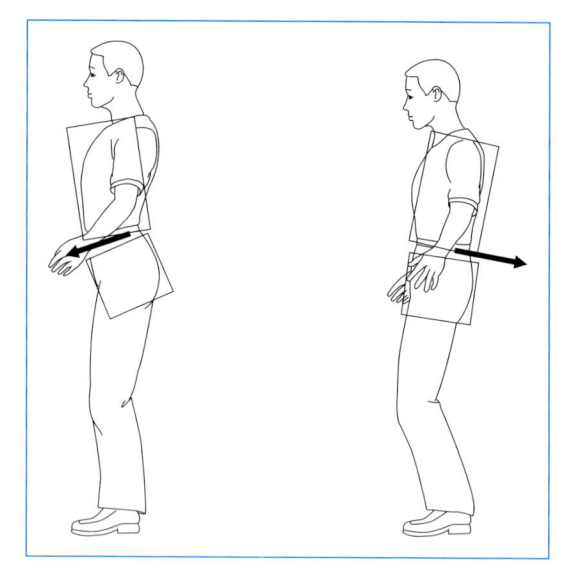

図19 骨盤前傾・後傾と腰部に生じる剪断応力

3. 動作戦略の評価

原因が何であれ肢節・体節の配列の問題や身体運動機能に問題がある場合，力学的に不均衡な状態を処理するべく，カウンターウェイトでの動作戦略を多く使うようになる．このときに本来，肢節や体節の機能的連結に用いられる単関節筋群の活動は低下し，多関節筋の活動が増加する．

日常生活動作にみられるよく観察される動作戦略上の問題は以下にまとめることができる．①体幹や骨盤の安定を得るために下肢の肢節の構造配列を変化させると同時に自由度を減少させる．② 下肢肢節の構造配列の問題により，体幹を安定させるための基盤を形成できない．③ 本来下肢関節で行う運動を脊椎の可動性を増すことで代償する．特に股関節の可動域が制限されることで腰椎の可動性が高まっていることが多い．④ 下肢関節の一部をてこの支点とし，それを中心に質量分布を平等に配置する．

以上の点を踏まえ，動作戦略を観察すると理学療法を行う上で有用な情報を得られることが多い．動作戦略についての研究結果と観察される現象について具体的に記す．

椅子からの立ち上がり動作(STS動作)時の矢状面での下肢関節モーメントを計測した研究をみてみる[26]．図20はSTS動作可能群と動作困難群の下肢関節モーメントを比較したものである．STS動作可能群は股関節モーメント優位でSTS動作を行っている．つまり骨盤運動によってSTS動作に必要な運動エネルギーを効果的に発揮している．一方，動作困難群では骨盤運動による運動エネルギー産出が不十分であり，膝関節に依存したSTS動作を行っている．つまり，膝関節周囲筋の筋力を強化することよりも，股関節のモーメントを発揮できるよう，姿勢・動作戦略の変更が重要となる．

坐位での坐圧中心を移動する動作戦略をみてみると，頭部・体幹・上肢(HAT)を安定させ，骨盤を動かす動作戦略は困難となる．腹部から崩しHATを大きく揺さぶることでCOPとCOGの位置の調節を行おうとする．この動作戦略を坐位HAT動作戦略と呼んでおり，この動作戦略の特徴として，① 骨盤運動は少ない，② COPの移動が少ない，③ HATの動きでCOPとCOGの位置関係の調節を行う，④ 腰椎部での立ち直りが少な

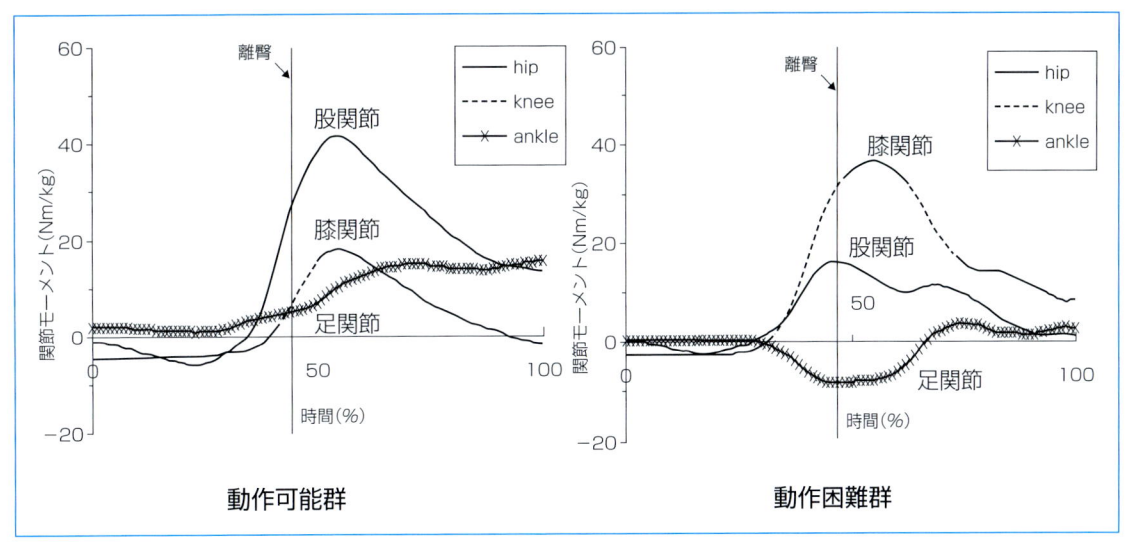

図 20 椅子からの立ち上がり動作(STS)
STS 動作可能群と STS 動作困難群の比較[26]

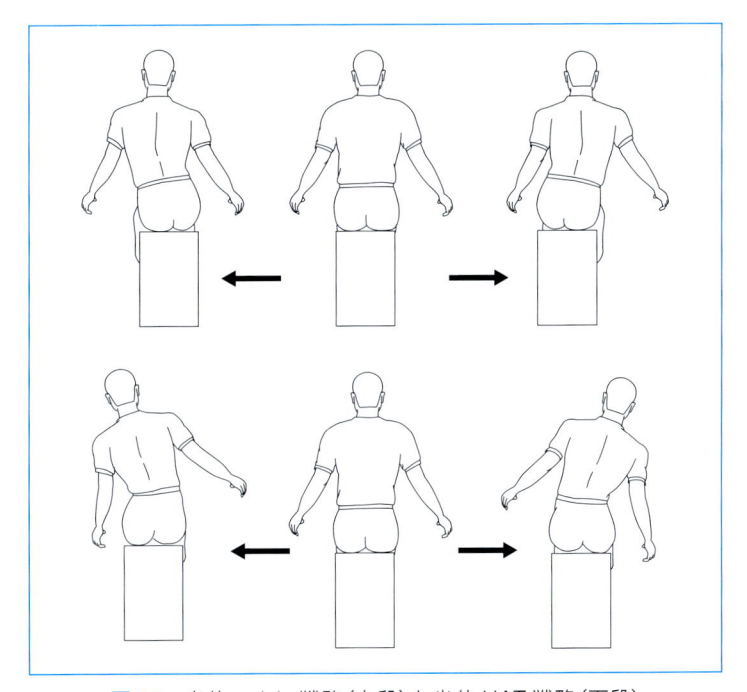

図 21 坐位 pelvic 戦略(上段)と坐位 HAT 戦略(下段)

く，体幹を一塊として動かす，⑤体幹回旋が少ない，⑥頭部・肩甲帯が傾く，などの現象が観察できる(図 21)．

立位前額面での身体重心を側方に動かす動作戦略をみてみると，坐位と同様に腹部から崩し HAT を大きく揺さぶると同時に，股関節外転位で，膝の内反を生じさせ，COG を支持基底面内に収める動作戦略を用いる．この動作戦略を立位 HAT 動作戦略と呼んでいる．この動作戦略の特徴として，①股関節は常に外転位になり，内転位にすることで立位を保持することが困難となる，② HAT の動きと下腿の動きで COG と COP の位

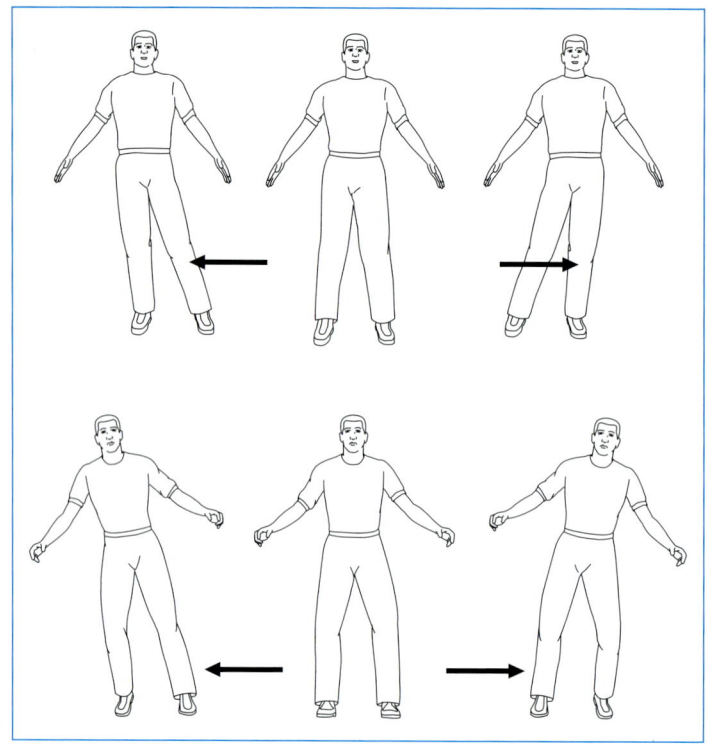

図22 立位 pelvic 戦略（上段）と立位 HAT 戦略（下段）

置を調整する，③股関節の内外転はあまり起きない，④頭部・体幹が傾く，などの現象が観察できる(図22)．

以上，力学的評価について述べたが，必ず局所の評価を行いリスク管理をきちんとやることが重要である．局所に炎症が生じているときに，全体の改善に注目するあまり炎症を悪化させることはあってはならない．

VI 多関節運動連鎖を考慮した力学的評価から治療への応用

生体力学的評価から問題点を抽出し治療までのプロセスを臨床で行うにはかなりの習熟を有する．福井[23]はこの理学療法実践モデルをトップダウン方式と述べている．生体力学的評価を行う上で重要なことは立位，坐位などの観察を行うことはもっともだが，障害や症状に関係する姿勢や動作を抽出し，それを臨床指標として症状・姿勢・動作がどのように観察するかを時系列でとらえる

ことである．また，評価と治療は一体とし，評価によって推察した機能障害を改善することで治療効果の判定，治療技術選択の妥当性を検証しながら進めていく．福井は運動器疾患トップダウン評価での問題点抽出ポイントとして以下に挙げている[23]．①力学的負担の高い部位は疼痛，炎症などと関連性がある．②筋・腱などの疼痛部位は関節モーメントと関連する．③筋膜，その他伸張される組織も関節モーメントと関連することが多い．④運動の起こりにくい部位(hypomobility)の近隣に動きすぎる部位(hypermobility)が認められることが多い．⑤外傷，手術後の動作は疼痛回避の可能性が高い．すなわち，動きは結果であることが多い．⑥変性疾患，スポーツ外傷では動作自体が疾患の原因であることが多い．⑦疼痛部位が，矢状面にあるときは矢状面，前額面にあるときは前額面の動作分析が重要になる．

⑦については筆者自身の水平面にこだわりすぎた経験から述べる．矢状面や前額面の変化が認

められる場合，それを是正するための水平面の変化が認められることが多い．これが結果なのか原因なのか判断するのは非常に難しいし，水平面の変化に対しアプローチすることはかなり難しくなる．そこで矢状面・前額面の変化を是正するようにアプローチを行うと水平面の変化も是正されることを多く経験した．よって臨床においては，はじめに矢状面と前額面に注目し，その変位を是正することを重視している．

VII まとめ

本稿では現状の骨関節疾患の理学療法の問題点およびそのあり方について私見を述べた．さらに多関節運動連鎖を考慮した力学的視点を用いた考え方および評価について具体的に述べた．この稿では症状・障害に応じた具体的なクリニカルリーズニングの方法，理学療法治療技術については省略したが各論を参考にしていただきたい．

文 献

1) 杉岡洋一：「運動器の10年」世界運動の意義．理学療法，**21**(9)：1119，2004.
2) 松田晋哉：「運動器の10年」世界運動—高齢者介護問題と運動器疾患．理学療法，**21**(9)：1135-1139，2004.
3) 井原秀俊：関節トレーニング 神経運動器協調訓練，改訂第2版，協同医書出版社，1996.
4) 山嵜 勉編集：整形外科理学療法の理論と技術．メジカルビュー社，1997.
5) 福井 勉：力学的平衡理論，力学的平衡訓練．整形外科理学療法の理論と技術，山嵜 勉編，172-201，メジカルビュー社，1997.
6) 石井慎一郎：下肢の変形性関節症の変形・拘縮とADL．PTジャーナル，**39**(5)：447-457，2005.
7) 中山彰一：従来の下肢リハビリテーションの反省．関節トレーニング 関節は高感度センサーである，井原秀俊，中山彰一，5-20，協同医書出版社，1990.
8) 山本澄子：歩行時の関節モーメントと筋活動．関節モーメントによる歩行分析，臨床歩行分析研究会編，19-24，医歯薬出版，1997.
9) 福井 勉：動作分析と運動連鎖—整形外科疾患をみるための方法について—．PTジャーナル，**32**(4)：237-243，1998.
10) P. M. デービス：Right in the Middle 成人片麻痺の選択的な体幹活動，冨田昌夫監訳，シュプリンガー・フェアラーク東京，1991.
11) Bernstein NA：デクステリティー—巧みさとその発達—，工藤和俊訳，佐々木正人監訳，3-244，金子書房，1996.
12) 石井美和子：腰部疾患に対する姿勢・動作の臨床的視点と理学療法腰部脊柱管狭窄症に対する理学療法アプローチ．PTジャーナル，**40**(3)：171-177，2006.
13) 山本裕二：複雑系としての身体運動・巧みな動きを生み出す環境のデザイン，151-158，東京大学出版会，2005.
14) Shumway-cook A, Woollacott MH：Motor control theory and practical applications second edition, 50-90, Williams & Wilkins, 2000.
15) 大橋ゆかり：運動学習理論と理学療法の接点．理学療法科学，**21**(1)：93-97，2006.
16) 中村隆一ほか：基礎運動学，第6版．医歯薬出版，2003.
17) 中島雅美ほか：PT・OT基礎から学ぶ運動学ノート，医歯薬出版，2003.
18) 黒川幸雄編集：理学療法士のための6ステップ式臨床動作分析マニュアル．文光堂，2005.
19) 内山 靖：「理学療法モデル」の意味．PTジャーナル，**38**(5)：347-349，2004.
20) 冨田昌夫：障害者の運動学習と環境適応．理学療法学，**30**(3)：140-144，2003.
21) 江原義弘ほか：力学的因子の分析．臨床歩行分析入門，土屋和夫監修，61-94，医歯薬出版，1989.
22) 江原義弘：関節モーメントとはなにか．関節モーメントによる歩行分析，臨床歩行分析研究会編，3-12，医歯薬出版，1997.
23) 福井 勉：運動器疾患領域における理学療法実践モデル．PTジャーナル，**38**(5)：377-383，2004.
24) 大槻利夫：中枢神経障害における姿勢・運動の評価と治療—体幹と骨盤を中心として—．ポスチャー研究会講演資料．
25) Simkin PA：Biology of joint. Mechanics of human joints physiology, pathophysiology, and treatment, Wright V, et al eds, 3-23, 1993.
26) 阿南雅也：座面環境の変化が高齢者の椅子からの立ち上がり動作に及ぼす影響．広島大学大学院保健学研究科修士論文要旨：1-3，2004.

第3章 多関節運動連鎖からみた骨関節疾患の筋機能

加藤　浩

Key words
開放運動連鎖(OKC)，閉鎖運動連鎖(CKC)，筋機能の3要素(3-factor of muscular system)，表面筋電図(EMG)

　変形性関節症に対する理学療法として筋力増強は重要な治療戦略の1つである．そして，臨床現場に目を向けたときその具体的戦略法として，主に重錘負荷やエラステックチューブ等による単関節運動を重視したトレーニングを実施している施設は少なくない．しかし，これらのトレーニングではある程度筋力の回復が得られても，実際の動作，例えば，下肢関節疾患であれば，歩行動作の異常の1つとして跛行や荷重時の関節・体幹の不安定性が残存し，動作障害が十分改善されていない症例をしばしば経験する．このことは単純に「筋力の回復」＝「有効に活用しうる筋力の向上(筋の質的機能の向上)」にはならないことを意味している．そこで今，理学療法に必要なものは従来の量的な筋力増強に加え，別の筋の質的筋機能向上を図るプログラムを作成することであり，その筋の質的機能評価法の確立である．しかし，現状ではADL(activity of daily living)の視点からとらえた筋機能評価に関する科学的評価法は，ほとんど確立されていないため，筋の質的機能向上を評価する手段が極めて少ない．そこで本稿では筋の質的機能評価について焦点を当て，多関節運動連鎖の視点からみた筋機能の特徴，具体的評価方法，そして，筋の質的機能を向上させるためのプログラムのポイントについて解説する．

I　多関節運動連鎖と筋機能の特徴

1. 運動連鎖(kinetic chain)とは

　運動連鎖という用語は，もともと機械工学系の連結理論(リンク理論)の中で使用されていた言葉である．この概念をSteindler[1]は，初めて医学分野の生体力学解析に応用した．すなわち，身体の四肢(体節)は剛体からなり，各体節(セグメント)をピンジョイント(平面内で回転する関節)で連結された骨格系リンクモデルとしてとらえた．そして，ある関節で運動が起きると，その運動の影響が連鎖して隣接関節にまで波及するとした(図1)．

2. 開放運動連鎖(open kinetic chain：以下OKC)と閉鎖運動連鎖(closed kinetic chain：以下CKC)

　Steindler[1]は，四肢の最遠位端の関節の動きが固定(制限)されないで，自由に動かせるような場合をOKC，逆に最遠位端の関節の動きが固定(制限)されるような外力負荷が加えられ，自由に動かせないような場合をCKCと定義した．例えば，下肢でいえば，OKCはSLR(straight leg raising)や坐位での膝伸展運動が相当し，CKCは荷重位でのスクワットなどである(図2)．しかし，この定義の解釈(OKCとCKCの分類の解釈)については，さまざまな論争を引き起こしている．例え

第3章　多関節運動連鎖からみた骨関節疾患の筋機能

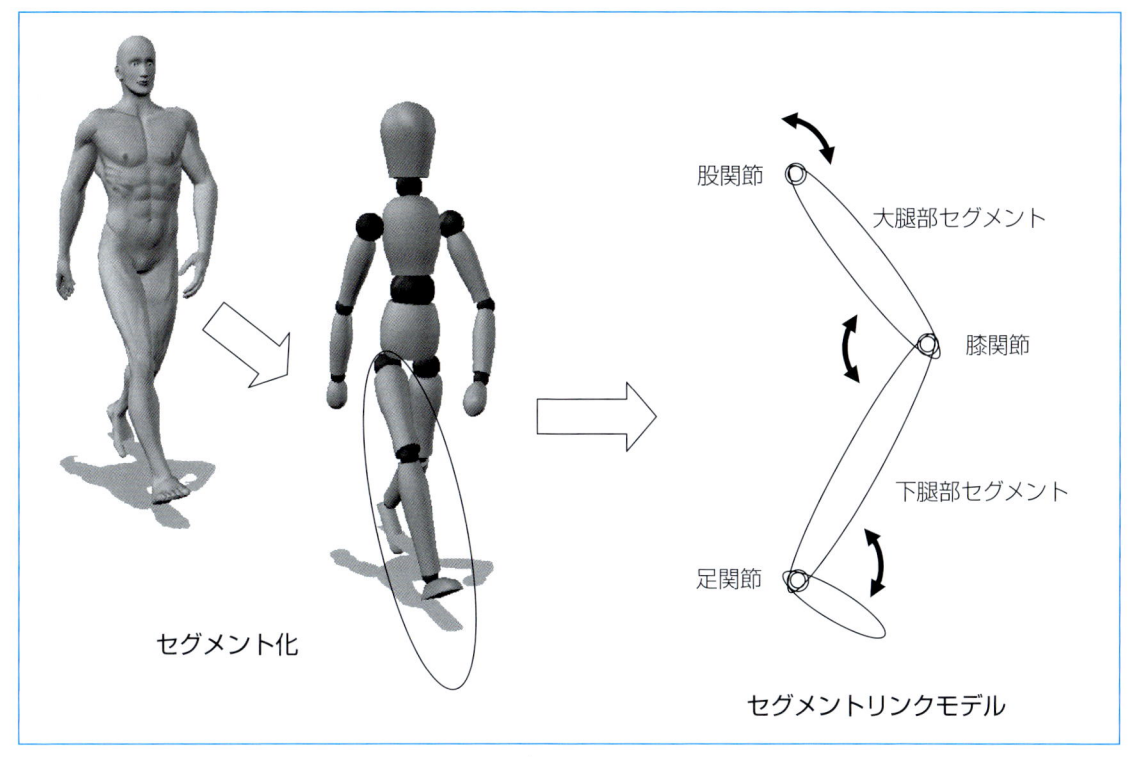

図1 骨格系リンクモデル
例えば，身体の右下肢をセグメントリンクモデルとしてとらえた場合，足関節で運動が起きると，その運動の影響が膝・股関節へと連鎖する様子を示す．

ば，レッグプレスやPNF (proprioceptive neuromuscular facilitation) 等による徒手抵抗運動のように荷重位以外の非荷重位で四肢の最遠位端に外力負荷を加えたときは，CKCといえるのか？また，自転車エルゴメーターや階段昇降型トレーニング機器のようにペダルと下肢遠位端は固定されていても，そのペダル自体が自由に動くような運動はどうなのかというものである．そこで，本稿では理学療法を幅広い視点で実践するという立場からCKCについては，荷重位以外の非荷重位での外力負荷も広義の運動制限としてとらえ，CKCに分類する立場で話を進める．それではこれからOKCとCKCの特徴をいくつか供覧し(**表1**)，主に筋機能の視点から，両者の特徴について説明していこう．

3. 運動に参加する関節の数

　一般的にOKCでは運動に参加する関節の数は1つであり，単関節運動 (mono-articular movement) の場合が多い．一方，CKCでは運動に参加する関節の数は複数であり，多関節運動 (multi-articular movement) の場合が多い．しかし，ここで重要なことは，必ずしもOKC＝単関節運動，CKC＝多関節運動ではないということである．例えば，歩行時遊脚相における下肢の動きはOKCであるが単関節運動でない．また，長坐位で壁に足底を押しつけた状態でのマッスルセッティング(等尺性収縮)は，CKCであるが多関節運動でない．これは運動を分類する時の尺度(基準)が異なるからである．すなわち，OKC・CKCでは，四肢遠位端の固定の有無が基準であり，単・多関節運動では，運動に参加する関節の数が基準

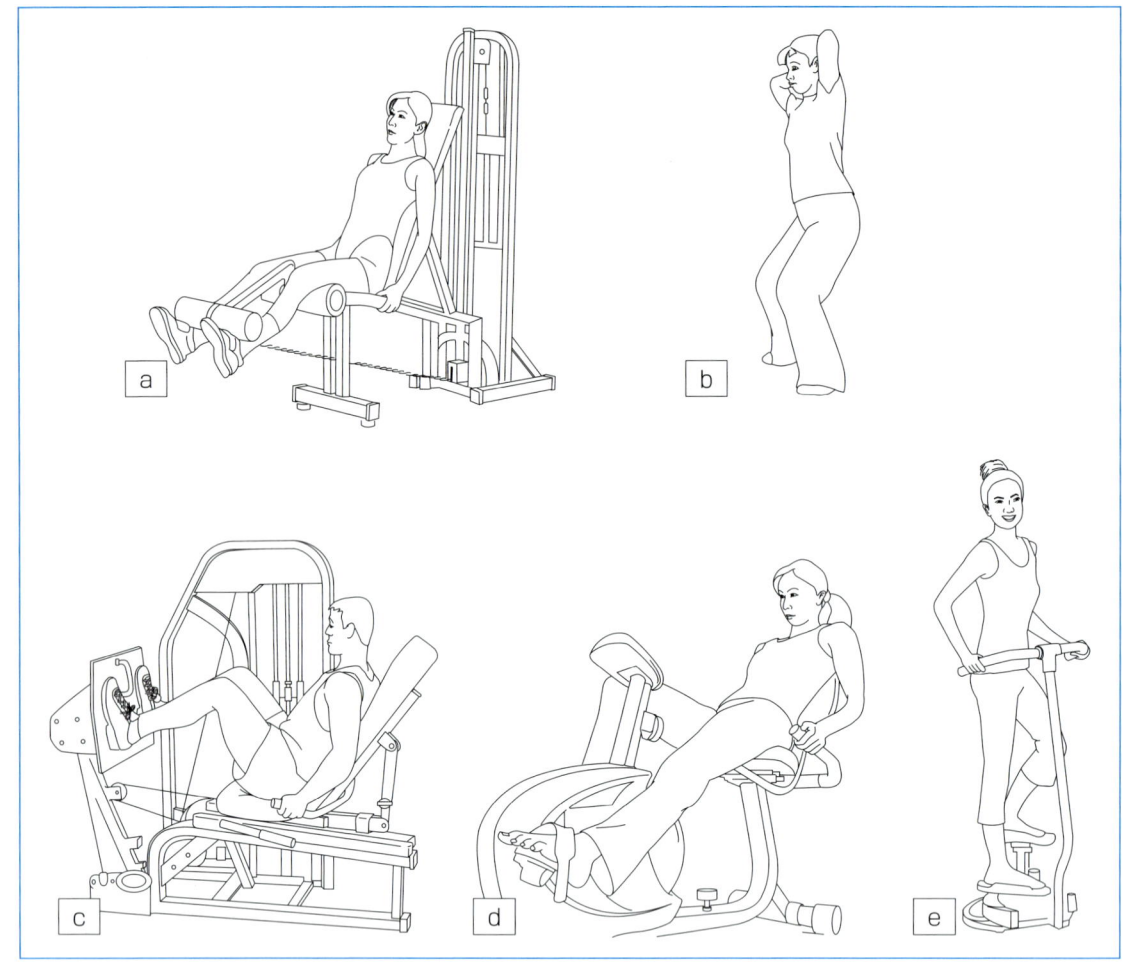

図2 OKC と CKC の例

a：坐位での膝伸展運動．下肢遠位端（足部）が床面に固定されていない．
b：立位でのスクワット．下肢遠位端（足部）が床面に固定されている．
c：レッグプレス．立位（荷重位）でないが下肢遠位端に外力負荷が加わっている．
d, e：自転車エルゴメーター，階段昇降型トレーニング機器．下肢遠位端（足部）は固定されているがペダル（足底部）自体が動く．

表1 OKC と CKC の特徴

	OKC	CKC
	（単関節運動）	（多関節運動）
運動に参加する関節の数	1	複数
運動の面の数	1	2〜3
運動のパターン	非機能的	機能的
各体節の関係	近位の体節は固定され，遠位の体節が動く	遠位の体節は固定され，近位の体節が動く
関節に生じる力の方向	セグメントの長軸に対して直角（回転軸方向）	長軸方向
筋の協調性収縮	劣	優
筋の収縮連鎖	あり	あり

OKC, CKC でそれぞれ単関節運動，多関節運動を行ったときの一般的特徴を示す．

（文献2をもとに作成）

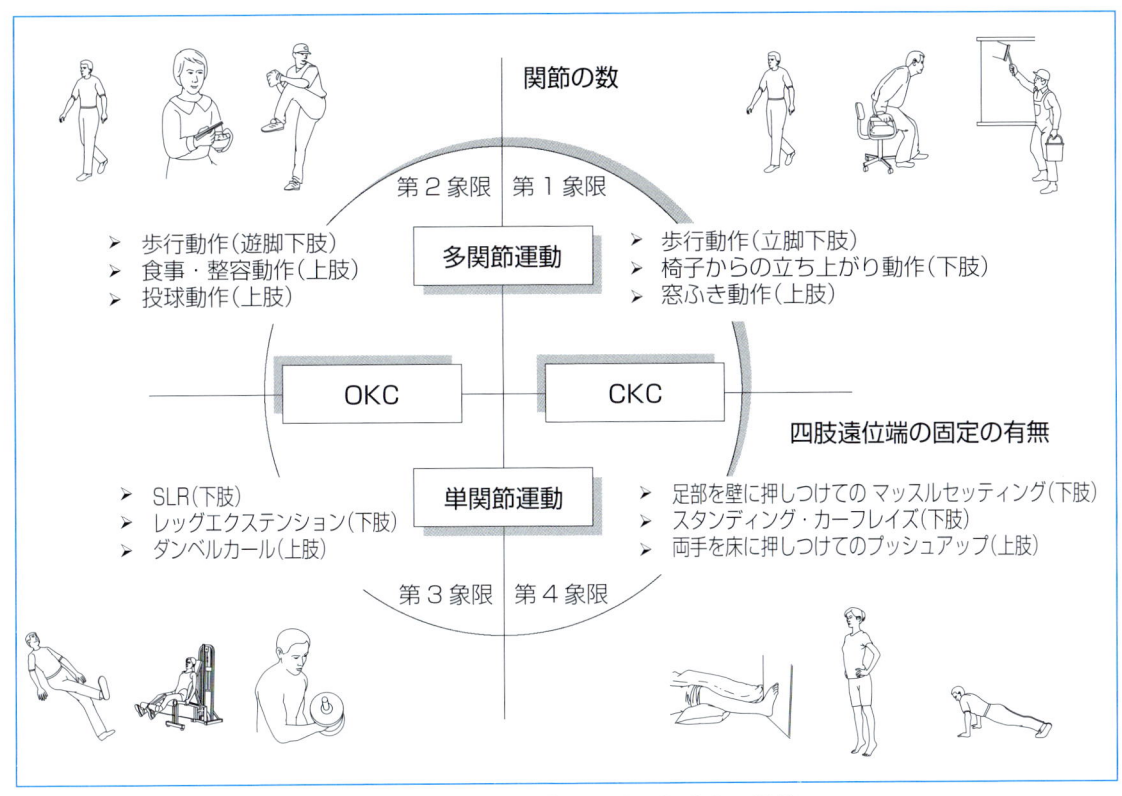

図3 単・多関節運動とOKC・CKCとの関係
円グラフの横軸は四肢遠位端の固定の有無，縦軸は運動に参加する関節の数による尺度での分類を示す．第1象限はCKCで多関節運動，第2象限はOKCで多関節運動，第3象限はOKCで単関節運動，第4象限はCKCで単関節運動の場合を示す．

となっている．OKC・CKCと単・多関節運動との関係については図3をみると理解しやすい．すなわち，OKC，CKCに対してそれぞれ単関節，多関節運動が存在することがわかる．

4．運動の面の数

運動の方向は体節の動きと運動の面により規定される．運動の面とは，身体の重心点を通る相互に直角な3つの面(基本矢状面，基本前額面，基本水平面)のことである(図4)[3]．この運動の面に関してはOKCとCKCの尺度で比較するよりも，単関節運動と多関節運動の尺度で比較したほうが理解しやすい．そうすると単関節運動は1面，多関節運動は2～3面の場合が多い．これは換言すれば，単関節運動は運動軸(運動の面に対して直角に位置)が1つであり，多関節運動は運動軸が複数あることを示している．例えば，OKCにおける単関節運動として，鉄アレイを持った肘関節の屈曲運動(ダンベルカール)や，坐位での膝関節伸展運動(レッグエクステンション)などは矢状面のみの運動である．これに対しCKCにおける多関節運動として，歩行時の下肢の運動などは，前額面，矢状面，水平面での複合した運動である．このように運動の面の数は運動の複雑さを意味している．

5．運動のパターン(運動の機能性)

人の日常生活動作の運動パターンを考えたとき，単関節単独での運動は少なく，その多くは多関節運動である．また，先に示した運動の面の特

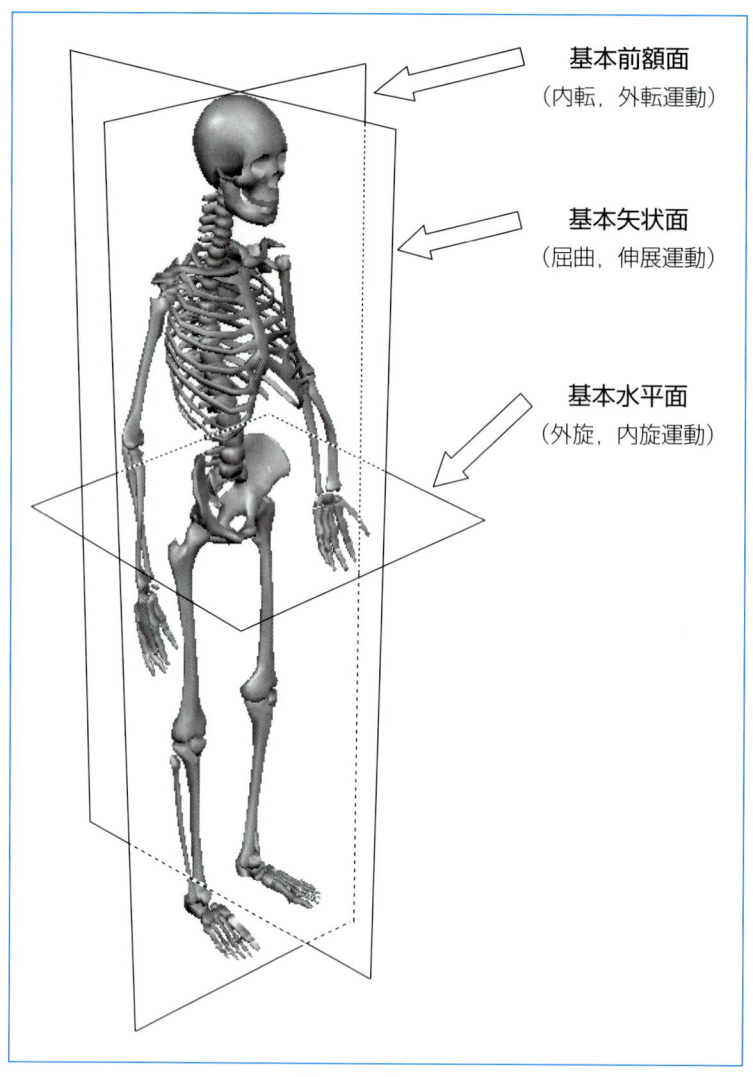

図4 運動の面

徴からみても，単関節運動で動員される筋群は少数であるのに対し，多関節運動で動員される筋群は多数である．そのため，両者のトレーニング効果を比較した場合，多関節運動のほうが運動の機能性は高く，日常生活動作に反映されやすい．しばしばOKC＝非機能的，CKC＝機能的と書かれてある関連書籍を見かけるが正確にいえば間違いである．前項でも述べたようにOKC，CKCに対し，それぞれ単関節運動，多関節運動が存在するからである．

6. 各体節の関係（図5）

各体節の関係については，OKCでは近位の体節は固定され遠位の体節が動く．一方，CKCでは，(最)遠位の体節が固定され近位の体節が動く．これを解剖学的視点からとらえると，単関節筋の場合，近位の体節には，筋の起始部があり遠位の体節には筋の停止部が存在する．すなわち，筋は遠位の体節（筋の停止部）を近位の体節（筋の起始部）に向かって引き寄せる動きがOKCである．一方，CKCではこの解剖学的な起始，停止部の機

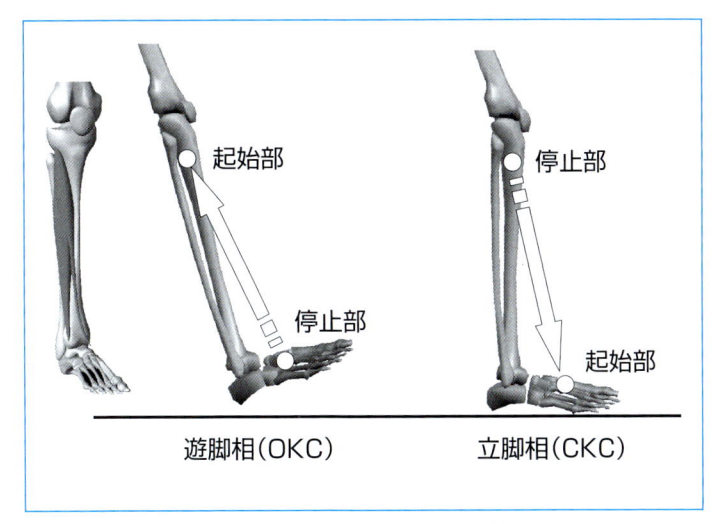

第3章 多関節運動連鎖からみた骨関節疾患の筋機能

図 5 各体節間の動きの関係
OKC と CKC では筋の起始部・停止部が逆転し，臨床的意義は異なる．遊脚相(OKC)では前脛骨筋は足関節を背屈するよう機能する．しかし，立脚相(CKC)では脛骨を前方(推進方向)へ引き出すよう機能する．

能が逆転した状態と考えればよい．例えば，単関節筋である前脛骨筋を例に説明する．前脛骨筋の起始部は脛骨にあり，停止部は内側楔状骨・第1中足骨(以下，足部)である．OKC の運動は，近位の体節である脛骨が固定され，遠位の体節である足部が脛骨に向かって引き寄せられるような動きとなる．いわゆる徒手筋力検査法(MMT)でいう足関節の背屈運動である．これに対し，CKC の運動は，遠位の体節である足部が床面に固定されることにより，近位の体節である脛骨を足部に向かって引き寄せる動きとなる．このように同じ前脛骨筋でありながら，OKC と CKC では，全く臨床的には異なる機能を示すことになる．例えば，歩行時の初期接地(initial contact)前の遊脚相の下肢は OKC の状態であり，前脛骨筋は足関節を背屈し，足先を持ち上げるよう機能する．しかし，その後，立脚相に入り初期接地から荷重応答期では(CKC の状態では)，脛骨を前方へ引き出すよう機能する．

7. 関節に生じる力の方向(外力負荷の方向)(図6)

OKC(単関節運動)では，体節の長軸方向に対して，外力負荷が直角に作用し，運動の支点(関節)は固定された回転運動(ヒンジ運動)を特徴とする．一方，CKC(多関節運動)では外力負荷が四肢の長軸方向に(遠位端から近位端の体節へ向けて)作用し，外力負荷は各体節に対して必ずしも直角にならない．そして，各関節1つ1つは回転運動であるが，それら関節は同時に動くので，OKC のように運動の支点は固定されないのが特徴である．つまり，このことは CKC での各関節は非常に不安定な運動環境下にあることを意味している．それ故，関節の安定化を図るため CKC ではより高度で複雑な筋の機能的制御が要求される．

8. 筋の協調性収縮

OKC での単関節運動の場合，運動に参加するのは主に動筋である．一方 CKC での多関節運動の場合，主に動筋と拮抗筋による同時収縮の制御を特徴とする．例えば，図6で示したような

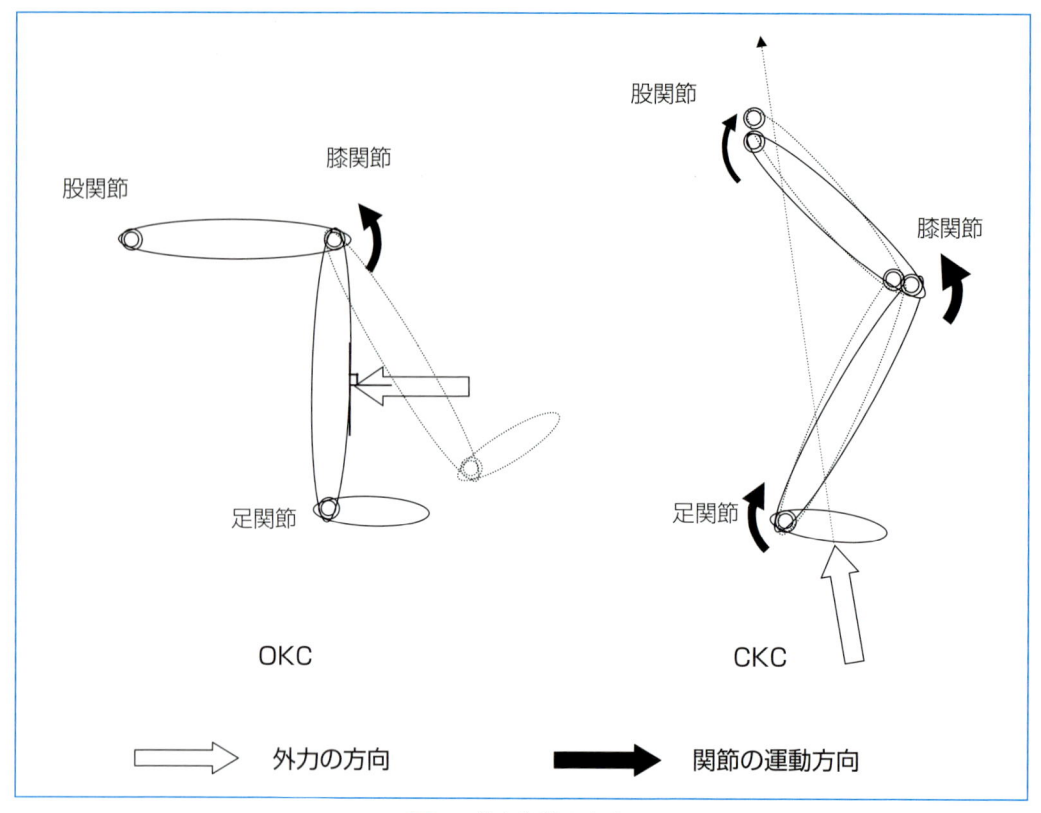

図6 外力負荷の方向

OKCでは運動軸が固定された回転運動である．しかし，CKCでは各関節が同時に動き出すため個々の関節は回転運動でも，運動軸は固定されない．運動軸が固定されないということは，換言すれば，運動方向のバリエーションが多いということである．

OKCでの膝伸展運動であれば，動筋である大腿四頭筋の顕著な筋収縮を認める．一方，CKCでの椅子からの立ち上がり動作などであれば，膝関節は大腿四頭筋（動筋）とハムストリング（拮抗筋）の同時収縮を認める．しかし，CKCで多関節運動を行えば，すべての場合において動筋と拮抗筋の同時収縮が認められるとは限らない．河村[4]によれば，膝関節の場合，動筋と拮抗筋の同時収縮が起きるのは足部から加えられた床反力の方向がある一定の範囲内のときだけ有意に起きる現象であると述べている．すなわちこのことは筋の協調性収縮には外力負荷の方向が，四肢の長軸方向へどのように作用しているかが極めて重要であることを示すものである．

9. 筋の収縮連鎖

四肢遠位の体節の筋緊張が高まると，その筋緊張は近位の体節を構成する筋へ連鎖する．例えば，上肢でいえば，握力検査時のように，手をしっかりと握りしめるような運動をすると，手関節，前腕部の筋緊張は上腕部から肩甲帯（体幹）へと収縮の連鎖を引き起こす（図7）．手を緩めた状態で肩関節をしなやかに振ることはできるが，手をしっかりと握りしめた状態では上肢を振ろうとしても，肩に力が入りしなやかに振れない状態をイメージすればわかりやすい．これは下肢においても同じである．足部，下腿部の筋緊張が高まるとその筋緊張は，大腿部，骨盤帯（体幹）へと収縮の連鎖を引き起こす．特に歩行動作時のような

CKCの状態で足部の筋緊張が高まるとその影響が最も顕著化するのは主に立脚相初期（歩行周期0〜20％相当）における二関節筋である[5]．図8をご覧いただきたい．実際に足部の筋緊張を意識的に高めた状態で歩行をしたときの下肢筋活動の変化を示している．足部の筋緊張の高まりが，下腿・大腿・骨盤・体幹部の筋の収縮連鎖を引き起こしているのがわかる．

10. 二(多)関節筋の特徴

筋には1つの関節にまたがって起始停止を持つ単関節筋と，2つ以上の関節にまたがって起始停止を持つ二(多)関節筋が存在する．そして，ヒトの四肢における主要な大きな関節においては，

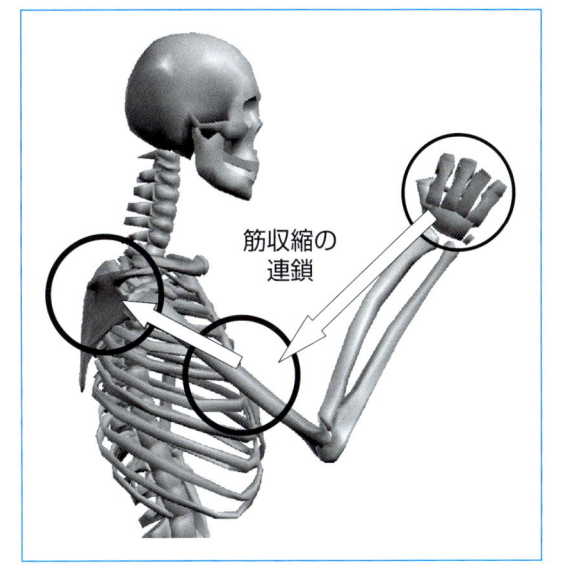

図7　上肢における筋の収縮連鎖

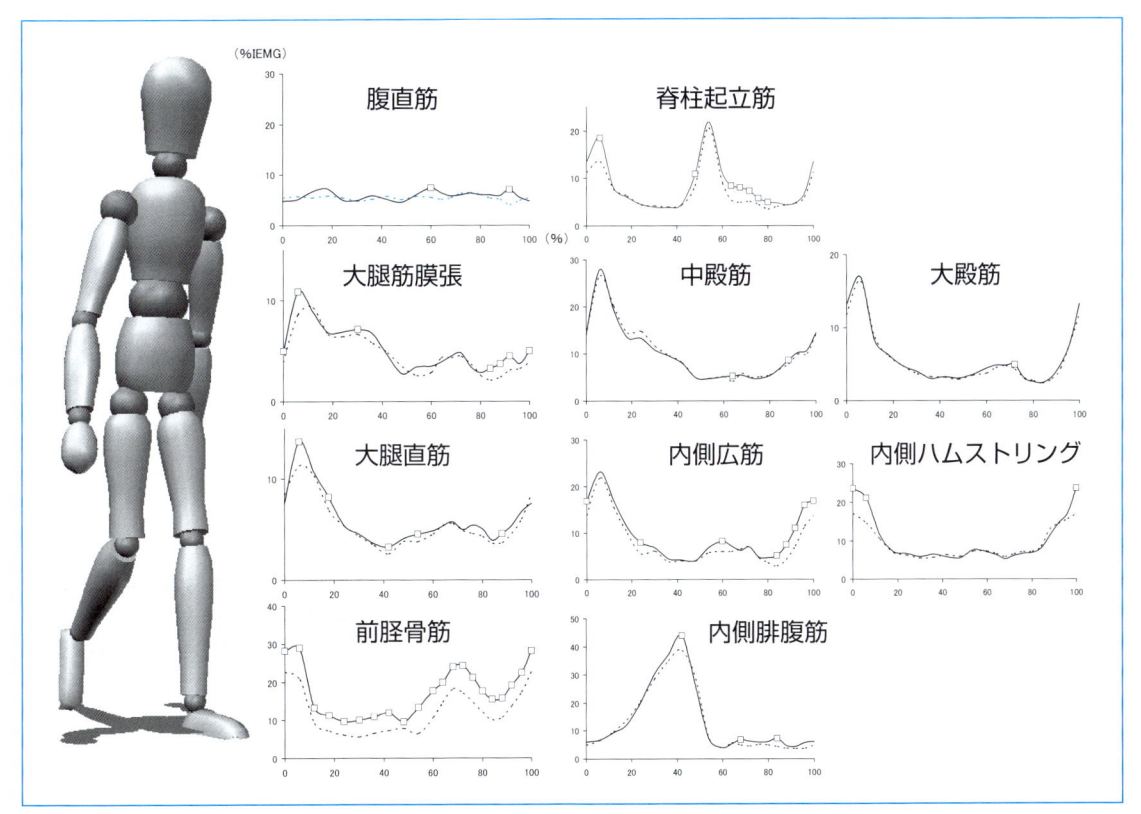

図8　足部の筋緊張が歩行時下肢筋活動に及ぼす影響
縦軸は等尺性最大収縮時の筋活動を100％としたときの相対的筋活動(% IEMG)を示す．横軸は1歩行周期を示す．破線は健常者の通常の歩行．実線は同被検者の足趾（母趾と第2趾）を意識的に収縮させた時の歩行を示す．□は有意に% IEMGが高まっている場所を示す．足部の筋緊張の高まりが，下腿・大腿・骨盤・体幹部の筋の収縮連鎖を引き起こしているのがわかる．
（文献5をもとに作成）

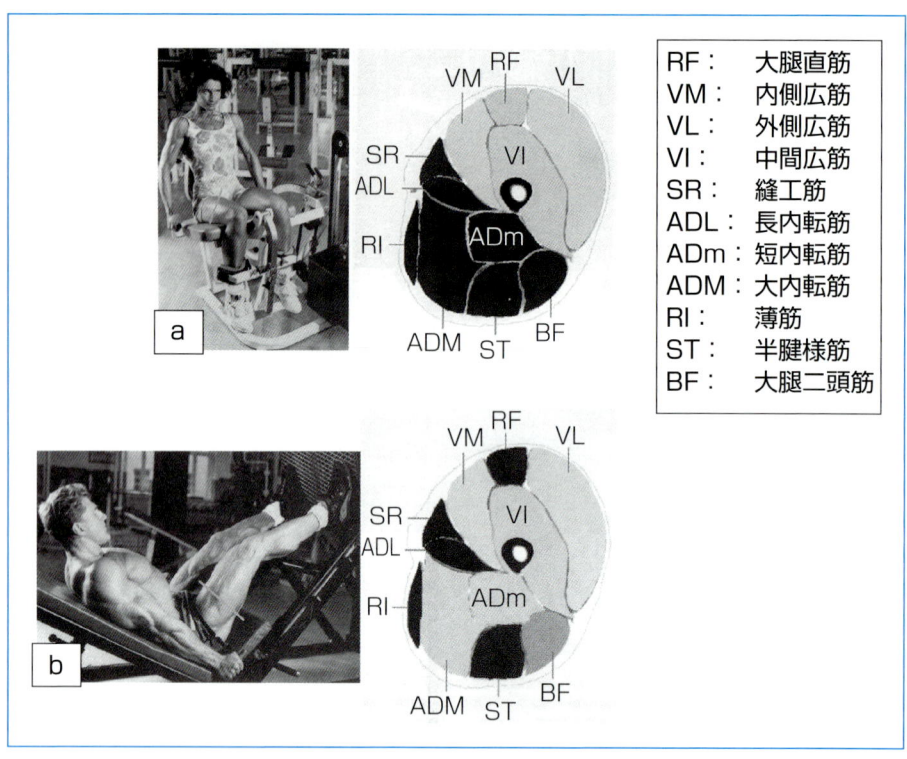

図9 OKCとCKCにおける二関節筋の活動様式の違い
a：OKCでの運動（レッグエクステンション）．b：CKCでの運動（レッグプレス）
（文献7より引用）

RF：大腿直筋
VM：内側広筋
VL：外側広筋
VI：中間広筋
SR：縫工筋
ADL：長内転筋
ADm：短内転筋
ADM：大内転筋
RI：薄筋
ST：半腱様筋
BF：大腿二頭筋

　この単関節筋と二（多）関節筋がバランスよく配列されている．例えば，膝関節でいえば，膝関節伸展筋群として，単関節筋の内側・外側・中間広筋，二関節筋の大腿直筋が挙げられる．これに対し，拮抗する屈筋群としては，単関節筋の大腿二頭筋短頭，二関節筋の大腿二頭筋長頭，内側ハムストリングが挙げられる．ここで一般的な単・二（多）関節筋の特徴についてみてみると，まず単関節筋は，主として関節の固定と正しい運動方向の誘導を担うのに対し，二（多）関節筋は，大きな運動を司る（大きな関節モーメントを発揮する）特徴がある[6]．また，単関節筋は収縮の影響が単関節の運動に限定されるのに対し，二（多）関節筋は両関節の運動に波及する特徴を持つ．例えば，膝関節の伸展運動を考えた場合，単関節筋である内側・外側・中間広筋は，膝関節の伸展運動にのみ寄与する．しかし，二関節筋である大腿直筋は筋の停止部は膝関節を伸展するよう作用するが，筋の起始部は股関節を屈曲するように作用する．このような特徴を有した二（多）関節筋は，OKC（単関節運動）とCKC（多関節運動）では異なる筋活動様式を示す．図9をご覧いただきたい．これは膝関節伸展運動をOKC（単関節運動）とCKC（多関節運動）で行った場合の筋の活動様式の違いについてMRIの画像を用いて示したものである．白い部分は筋収縮活動が顕著であることを示し，黒い部分は筋収縮活動が認められないことを示す．そうするとOKC（単関節運動）では二関節筋（RF：大腿直筋）の活動は認められるが，CKC（多関節運動）では認められない．これは何を意味するのか？脚伸展運動（CKC）では膝関節伸展と同時に股関節伸展運動が起きる．これは大腿直筋の作用（膝関節伸展と股関節屈曲）と相反する運動である．筋収縮様式でみると，筋の停止部は求心性収縮で

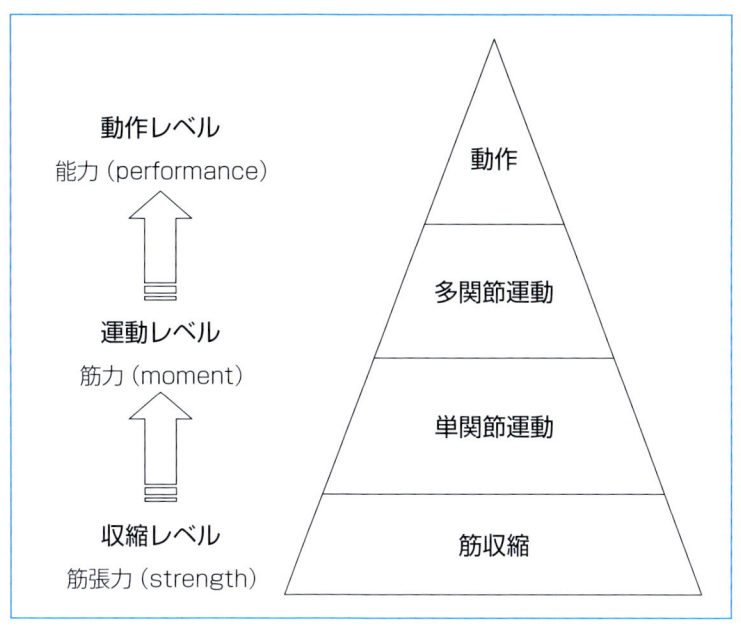

図10　日常生活動作の階層性

あるのに対し，起始部は遠心性収縮となっている．以上のことから，二関節筋のトレーニングを行う場合，OKC（単関節運動）とCKC（多関節運動）でその活動様式が大きく異なることを十分考慮する必要がある．

II 筋の質的機能評価と表面筋電図

1. 筋の質的機能とは

我々が普段，臨床現場で評価している「筋力」とはいったい何であろうか．筋力の簡便な評価法として徒手筋力検査法（MMT）はよく知られているが，これは筋収縮により引き起こされる単関節運動により発生する関節トルクをとらえたもので，筋機能の一面の評価にすぎない．図10をご覧いただきたい．日常生活動作はいくつもの階層の上に成り立っている（収縮レベル→運動レベル→動作レベル）．あらゆる日常生活動作において，骨格筋の筋活動が関与しない動作はなく，多関節運動は日常生活動作に近い運動様式であることがわかる．ここで動作レベルにおける筋機能を考え

た場合，図11をご覧いただきたい．筋機能には大きく3つの要素がある．例えば，強さの要素の1つである筋力は感覚系からの入力情報（input）があって，初めてそれに対する反応として出力（output）されるものである．つまり，入力から出力まで一定の時間を要する．これが時間的要素である．このことから，MMTは時間的要素が考慮されていない出力のみの評価であることがわかる．また，日常生活動作においては目的の動作を遂行するために関節の位置や運動方向などを正確かつ効率的に制御するための適切な筋の選択と組み合わせが要求される．これが空間的要素である．このように「強さ」「時間」そして「空間」の要素を包括した筋機能を「協調性」と呼び，日常生活動作の「能力（performance）」を高めるためには，これら3要素のバランス（神経系レベルでの調整機能）が重要となる．以上のことから，筋の質的機能とは，主に神経系レベルでの調整に重点をおいた諸機能と定義する．そこで筋の質的機能評価を理解するためには，まず，神経-筋システムの理解が不可欠であるため，そこから話を進めよう．

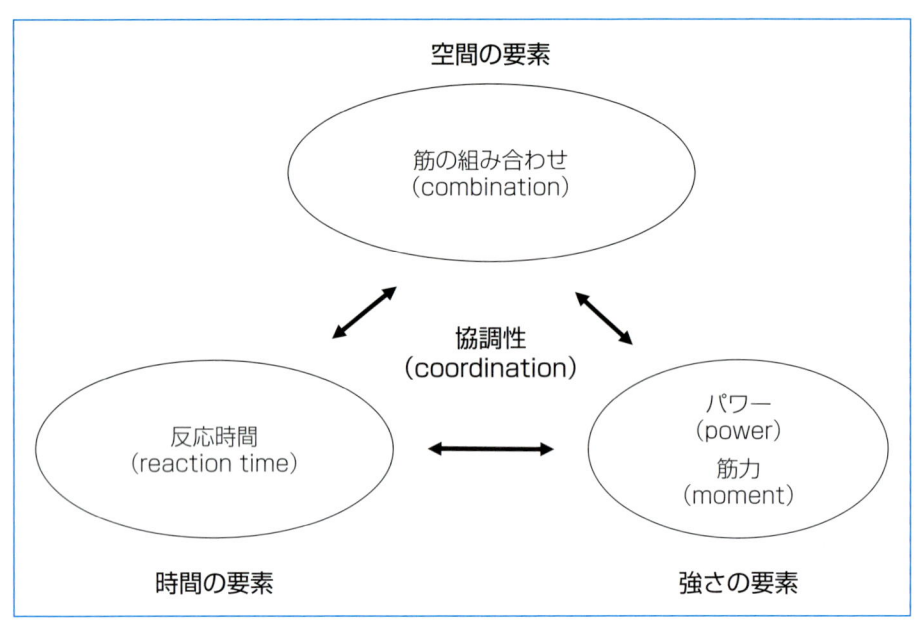

図11 筋機能の3要素

表2 筋線維タイプの特徴

	遅筋(type Ⅰ)線維	速筋(type Ⅱ)線維
色様	赤	白
収縮速度	遅い	速い
収縮力	弱い	強い
持久力	高い	低い
ミオシンATP活性	低い	高い
解糖系酵素活性	低い	高い
酸化系酵素活性	高い	低い
エネルギー代謝	酸化系(有酸素系)	解糖系(無酸素系)
毛細血管密度	高い	低い
ミトコンドリア密度	高い	低い
グリコーゲン貯蔵量	少ない	多い
MUのタイプ	S(slow-twitch)	F(fast-twitch)
MUの動員順序	1	2
運動の特徴	姿勢保持など 持久的運動	ジャンプ動作など 瞬発的運動
分布	比較的表層	比較的深層

2. 筋線維組成(表2, 3)

　我々の身体には約300種類(個)以上の骨格筋が存在し[8]，骨格筋はさらに多くの筋線維の集合により構成されている．健常成人の平均的な筋線維の太さ(断面直径)は，約50〜70 μmの範囲にその多くが分布しているといわれている[9]．さて骨格筋を観察すると，その色の違いから"白筋"と"赤筋"に分けることができる．そして，白筋は収縮速度が速いので，別名"速筋"と呼ばれ，逆に赤筋は収縮速度が遅いので"遅筋"と呼ばれている．また筋線維は，収縮タンパクであるミオシンのATP分解酵素活性の違いから，type Ⅰ，type Ⅱ線維に分類する方法もある．これらを先の収縮

表3 ヒト骨格筋における筋線維組成比率

	type Ⅰ線維	type Ⅱ線維		type Ⅰ線維	type Ⅱ線維
脊柱起立筋(浅部)	58.4	41.6	大殿筋	52.4	47.6
脊柱起立筋(深部)	54.9	45.1	縫工筋	49.6	50.4
広背筋	50.5	49.5	腸腰筋	49.2	50.8
腹直筋	46.1	53.9	大内転筋(浅部)	53.5	46.5
			大内転筋(深部)	63.3	36.7
胸鎖乳突筋	35.2	64.8			
大胸筋(鎖骨部)	42.3	57.7	外側広筋(浅部)	37.8	67.3
大胸筋(胸肋部)	43.1	56.9	外側広筋(深部)	46.9	53.1
菱形筋	44.6	55.4	内側広筋(浅部)	47.7	52.3
僧帽筋	53.7	46.3	内側広筋(深部)	61.5	38.5
棘下筋	45.3	54.7	大腿直筋(外側・浅部)	29.5	70.5
棘上筋	59.3	40.7	大腿直筋(外側・深部)	42.0	58.0
三角筋(浅部)	53.3	46.7	大腿直筋(内側)	42.8	57.2
三角筋(深部)	61.0	39.0	大腿二頭筋	66.9	33.1
上腕二頭筋(浅部)	42.3	57.7	腓腹筋(外側・浅部)	43.5	56.5
上腕二頭筋(深部)	50.5	49.5	腓腹筋(外側・深部)	50.3	49.7
腕橈骨筋	39.8	60.2	腓腹筋(内側)	50.8	49.2
上腕三頭筋(浅部)	32.5	67.5	ヒラメ筋(浅部)	86.4	13.6
上腕三頭筋(深部)	32.7	67.3	ヒラメ筋(深部)	89.0	11.0
小指外転筋	51.8	48.2	長腓骨筋	62.5	37.5
短母指外転筋	63.0	37.0	前脛骨筋(浅部)	73.4	26.6
母指外転筋	80.4	19.6	前脛骨筋(深部)	72.7	27.3
総指伸筋	47.3	52.7			
短指屈筋	44.5	55.5			

(文献10より引用)

特性からみると，type Ⅰ線維は遅筋線維(slow-twitch fiber)，type Ⅱ線維は速筋線維(fast-twitch fiber)におおよそ相当する．つまり，type Ⅰ線維はミオシンのATP分解酵素活性が低い(エネルギー処理能力が低い)ため，収縮速度は遅いが，酸化酵素活性が高いため疲労しにくい性質を持っている．このことからtype Ⅰ線維を多く含む筋の特徴としては主に姿勢保持など持久系の運動(酸化系エネルギー代謝，例：ヒラメ筋等)に優位とされている．一方，type Ⅱ線維はミオシンのATP分解酵素活性が高いため収縮速度は速いが，ATPの再合成能力が低いため疲労しやすい性質を持っている．このことから，type Ⅱ線維を多く含む筋の特徴としては主にジャンプ動作など瞬発系の運動(解糖系のエネルギー代謝，例：大腿四頭筋，腓腹筋等)に優位とされている．表3に代表的なヒト骨格筋の筋線維組成の一覧を示す．

3. 筋収縮の機能的単位：運動単位(図12)

人が随意収縮を行う場合，まず大脳皮質運動野からの命令が，脊髄前角にある1つの運動神経細胞(α運動ニューロン)に伝えられる．α運動ニューロンは軸索を筋線維まで伸ばし(運動神経)，枝分かれして多数の筋線維群を支配している．1つのα運動ニューロンが支配している筋線維は，同一の代謝特性を持っており，type Ⅰ線維(速筋線維)とtype Ⅱ線維(遅筋線維)が混在して支配されることはない．そしてα運動ニューロンが興奮すると，その電気的信号(インパルス)が運動神経を経由して筋線維に伝えられ筋収縮が起きる．この1つのα運動ニューロンとそれが支配する筋線維群を筋収縮の機能的(最小)単位，運動単位(motor unit)と呼ぶ．ここで重要なことは，「筋力は何によって決定されるのか？」と考えた場合，この運動単位の構成が「神経系の要素」と

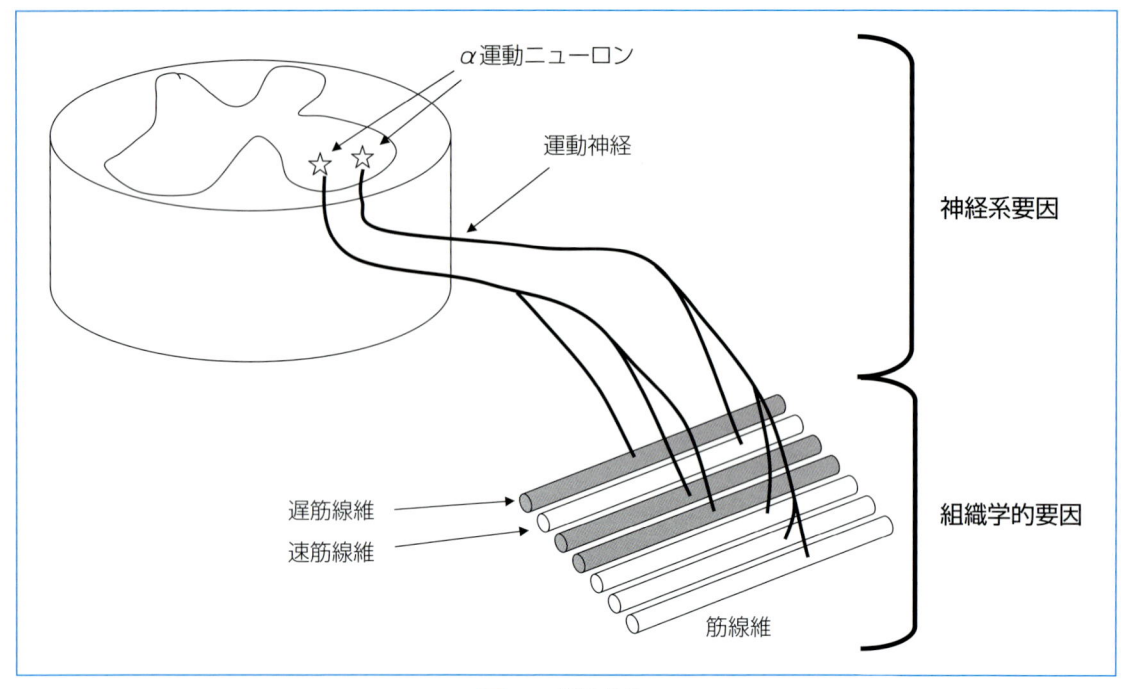

図12 運動単位
筋張力の発揮には神経系要因と組織学的要因が影響する.

「筋線維の要素」からできていることに注目することである. つまり, 筋力(筋張力)は, ①運動単位の動員数(recruitment), ②α運動ニューロンのインパルス発火頻度(rate coding), そして③活動時相による加重(synchronization)といった神経系の要因に加え, ①筋断面積, ②筋線維数, そして③筋線維タイプといった筋線維の組織学的要因によって決定される[11)12)].

また, α運動ニューロンは, 神経線維径の太さによりその特性が異なる. 一般的には神経線維径の太いほうが, インパルスの伝導速度が速く発火頻度が高い(type I 線維と type II 線維を支配している神経線維径を比較した場合, 後者のほうが太い). このα運動ニューロンの特性と筋線維の代謝特性はおおよそ対応している. 実際のデータを供覧しよう. ヒトのオープンバイオプシーで大腿四頭筋の type I 線維部分から記録した運動単位のインパルス発火頻度は 6～20 Hz で, type II 線維から記録された発火頻度は 16～50 Hz であった

という報告がある[13)]. つまり, type I 線維は収縮速度が遅く, 低い発火頻度で加重が進行しやすい. 一方, type II 線維は収縮速度が速く, 発火頻度の上昇に優れている. このことから運動単位は大きく2つのタイプに分類される. 1つは遅筋線維を支配し, 収縮速度が遅く, 収縮力が小さい S(slow-twitch)タイプ, もう1つは, 速筋線維を支配し, 収縮速度が速く, 収縮力が大きい F(fast-twitch)タイプである. そして, この異なる運動単位の動員順序については, 一般的には低閾値で発火頻度の低い S タイプから F タイプへ動員されていくとする「サイズの原理」が知られている.

4. 表面筋電図を用いた筋機能評価(図13)

筆者は臨床における筋機能評価の定量的手段として表面筋電図(surface electromyogram：以下 EMG)を用いた研究を10年以上続けてきた. そこで本稿では EMG を用いた筋の機能的評価方法について解説する. EMG とは筋が収縮する際に

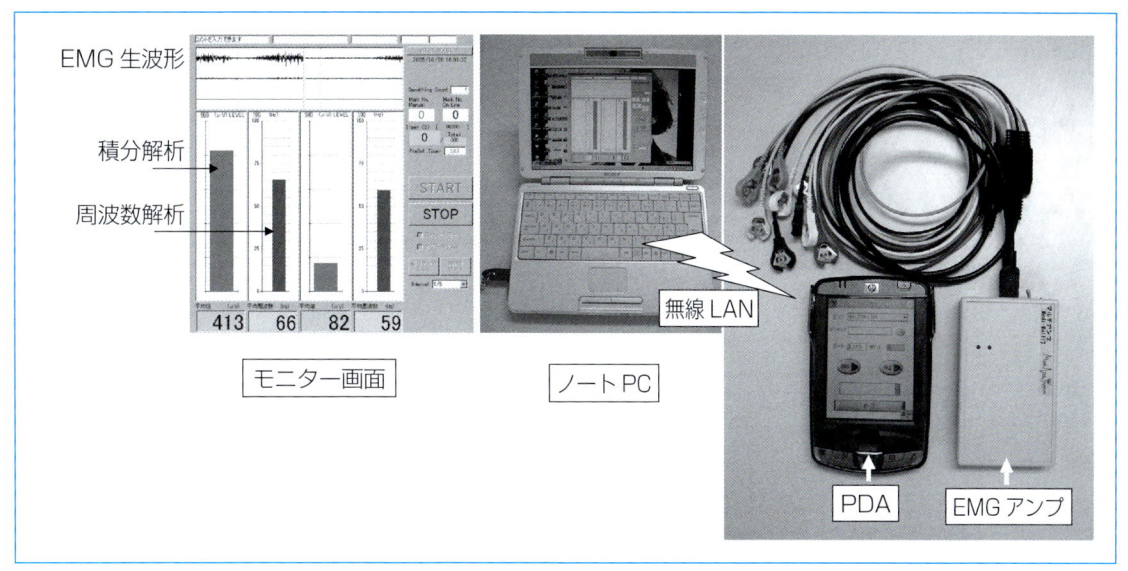

図 13 筆者らが開発した臨床普及型無線式 EMG モニタリングシステム
PDA の無線 LAN 機能を利用して EMG データのリアルタイム転送を行う．受信側のノート PC で，IEMG 解析と高速フーリエ変換(fast Fourier transform：FFT)を用いた周波数解析を自動で実行し，その結果を棒グラフで表示(赤：IEMG 解析結果，青：周波数解析結果)する．また，CSV ファイルで結果を保存する機能も備えている(詳細については http://mediarea-support.com/)．

発生する(骨格筋筋線維に発生する)微弱な活動電位を電気的信号として抽出・記録したものであり，運動単位の活動状態を総合的にとらえたものである．この EMG 信号の中には，① 振幅，② 時間，③ 周波数の 3 つの情報が含まれている(図 14)．そして，振幅情報に注目した積分筋電図(integrated EMG：以下 IEMG)解析や，時間情報に注目した筋電図反応時間，そして周波数情報に注目した EMG 周波数解析(周波数パワースペクトル解析)はよく知られている．それでは，実際にこれら 3 つの解析方法について簡単に説明していこう．

1) IEMG 解析―振幅情報の評価―

EMG 信号は基線がゼロ電位で，時間の経過とともに電位の極性が変わる(正の電位⇔負の電位)交流波形として観察される．そのため，この生波形を単純に積分(平均化)処理するだけでは，平均電位はゼロに近づくため，定量的評価としては使えない．そこで，IEMG 解析を行うためには，振幅の絶対値を求める作業を行う．この作業を整流化と呼び，整流化された EMG 信号を整流波という(図 15)．そして，整流波を一定の時間で平均化(積分)したものを整流平滑化(average rectified value：ARV)といい，IEMG とおおよそ同じ意味を持つ．また IEMG とは別に二乗平均平方根(root mean square：RMS)と呼ばれる手法も，EMG の振幅の大きさの定量的評価としてよく用いられる．そして，整流平滑化，二乗平均平方根は等尺性収縮筋力と直線的な相関関係にあることが一般的に知られている[注1](図 16)．また，両者は，ほぼ同様の性質のものであり，どちらを選択しても結果はさほど変わらない．

具体的な筋機能評価への応用としては，等尺性収縮下においては，筋力と直線的(曲線的)関係にあることから，ある程度の筋力，すなわち「強さ

註 1：IEMG の振幅値は，皮膚の状態や脂肪の厚さ，あるいは電極間距離の影響を強く受けるため絶対値で使用することは避ける．一般的には等尺性最大収縮時(または 50% MVC 時)の IEMG の振幅値を 100% としたときの相対値（% IEMG）として利用する場合が多い．

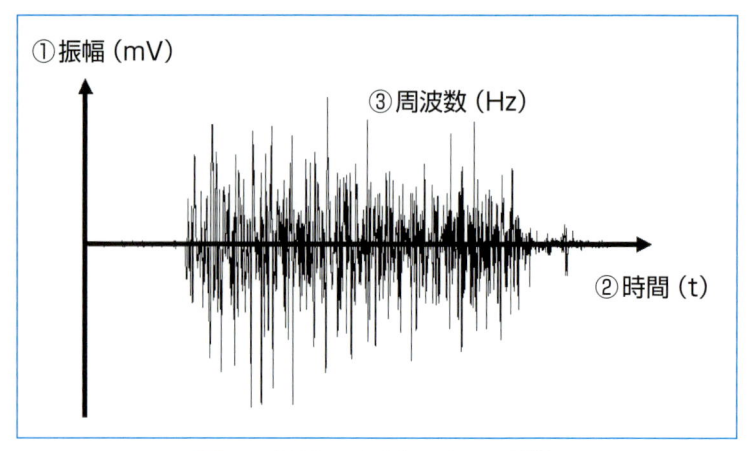

図 14 EMG に含まれる 3 つの情報

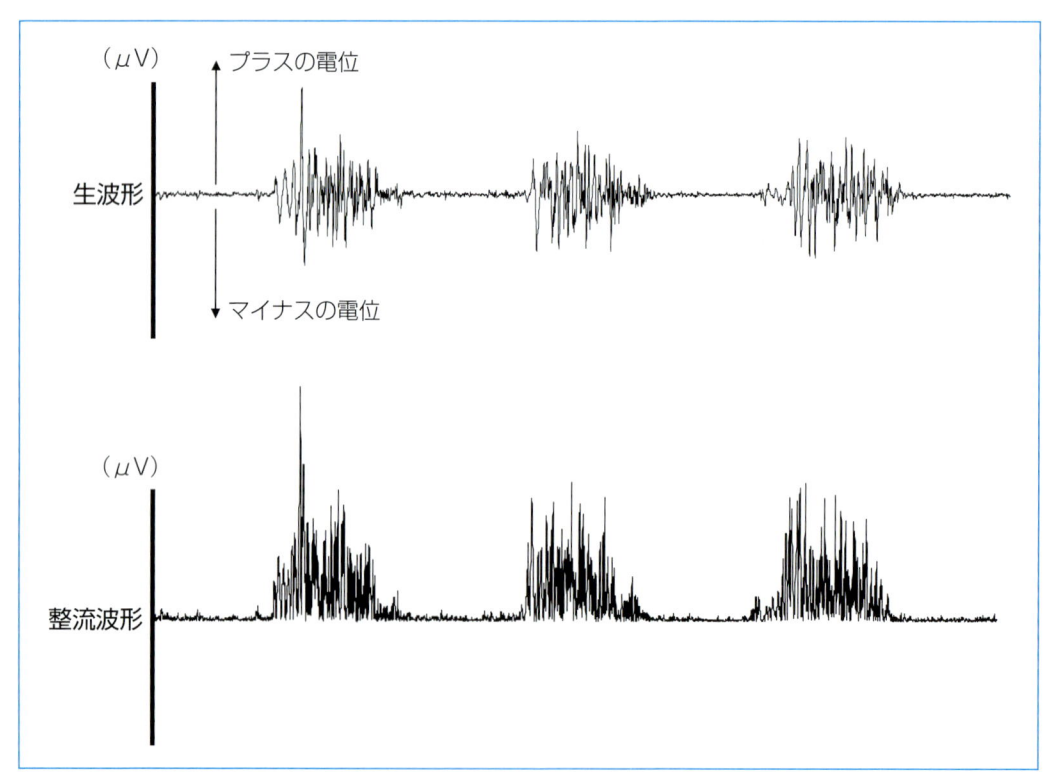

図 15 EMG 波形の整流処理

の要素（筋力）」としての評価が可能である．一方，等張性収縮下においては，複数の筋を同時に計測することで「空間の要素（筋の組み合わせ）」としての評価が可能である．例えば，立ち上がり動作時における膝伸展筋群の評価として，大腿直筋，外側広筋，内側広筋の3筋を選択したとする．これら3筋の％IEMGを算出することで3筋の筋活動の強さのレベルを評価できる．

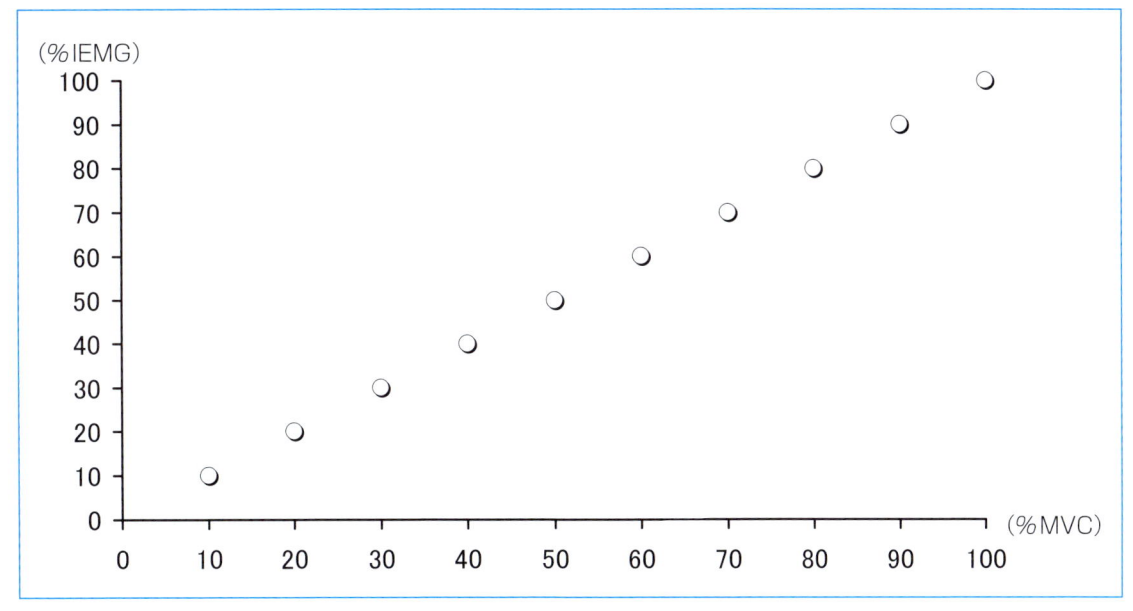

図16 筋力とIEMGの関係(概念図)
正規化された等尺性筋力(%MVC)とEMG(%IEMG)の間には，直線的(曲線的)関係がある．すなわち，静的収縮下におけるEMG評価においては，ある程度の筋力，すなわち力学的視点で運動をとらえることができることを意味する．

2) 筋電図反応時間・筋活動ピークの遅延―時間情報の評価―(図17)

ある反応刺激に対し主動筋の筋収縮が開始し，その後，実際に関節運動あるいは，関節トルクが発生するまでには，時間の遅れが生じる．このような一連の過程で要する時間を反応時間(reaction time)と呼ぶ．反応時間は以下の2つの要素から構成される．まず反応刺激を加えてからEMGが発現するまでの潜時を前運動時間(premotor time)といい，別名，筋電図反応時間ともいう．次にEMGが発現してから運動開始(トルク発生)までの潜時を運動時間(motor time)という．特に前者の前運動時間は運動肢位，パターン，運動プログラミング，中枢の覚醒レベル，意識の状態など中枢過程での処理時間を主に反映していると考えられている．一方，後者の運動時間は，筋の収縮過程における収縮要素，直列弾性要素，あるいは，結合組織や関節のゆるみの問題など，主に末梢レベルでの要因を反映していると考えられている[15]．

具体的な筋機能評価への応用としては，「時間の要素(反応時間)」としての評価が可能である．例えば，歩行動作時における中殿筋の評価として，踵にフットスイッチセンサ(圧センサ)を貼付し，EMGと同期して計測する．フットスイッチセンサは踵接地時の床反力に反応して信号が出る．つまり，上記でいう反応刺激と考えればよい．そうすることで，踵が床面に接地してから何ミリ秒後に筋活動がピークになったか，あるいは，踵接地の何ミリ秒前から筋活動が開始されていたかというような時間要素の評価が可能となる．

3) 周波数パワースペクトル解析―周波数情報の評価―

通常EMGは約10〜500Hz程度の干渉波形として観察される．周波数パワースペクトル解析は，このEMGの干渉波形をさまざまな周波数の波に分解し，横軸に周波数，縦軸に周波数パワー密度をとって，周波数の低いものから順に並べたものである．これを周波数パワースペクトルと呼ぶ．これは運動単位の活動状態(主に発火頻度)を

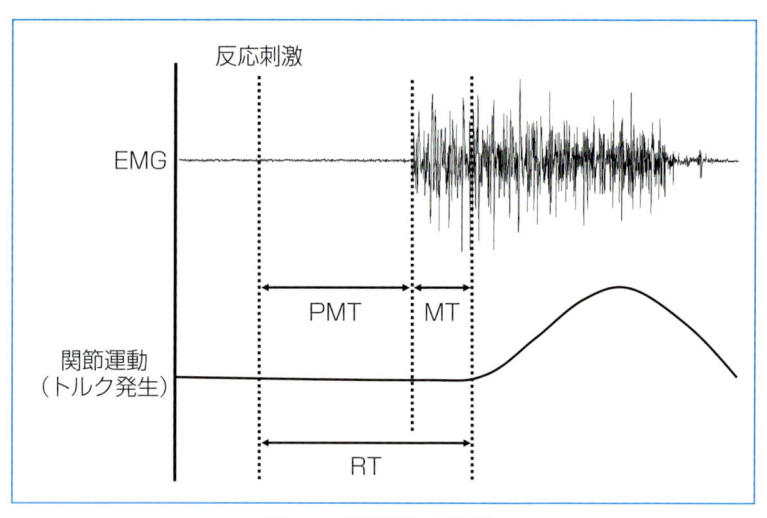

図17 筋電図反応時間
RT：反応時間．PMT：前運動時間．MT：運動時間

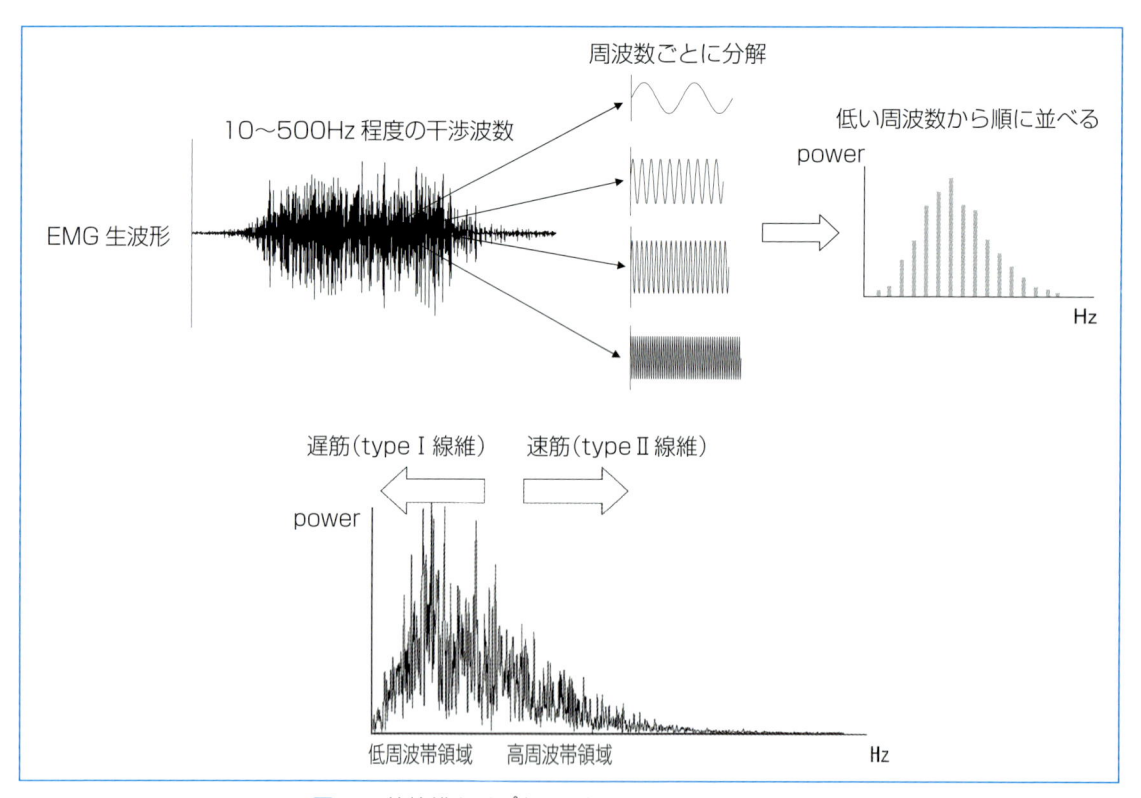

図18 筋線維タイプとEMGパワースペクトル領域

定量化したものであり，特に筋線維レベルの活動でみたとき，遅筋線維（type Ⅰ線維）は低周波帯成分を，速筋線維（type Ⅱ線維）は高周波帯成分を反映すると考えられている（図18）[16)17)]．この他にも，随意収縮強度との関係や筋疲労の推測などが行われている（図19）．このように周波数パワースペクトル解析では，神経系の調節機能である運動単位の活動様式を推測できるのが特徴である．

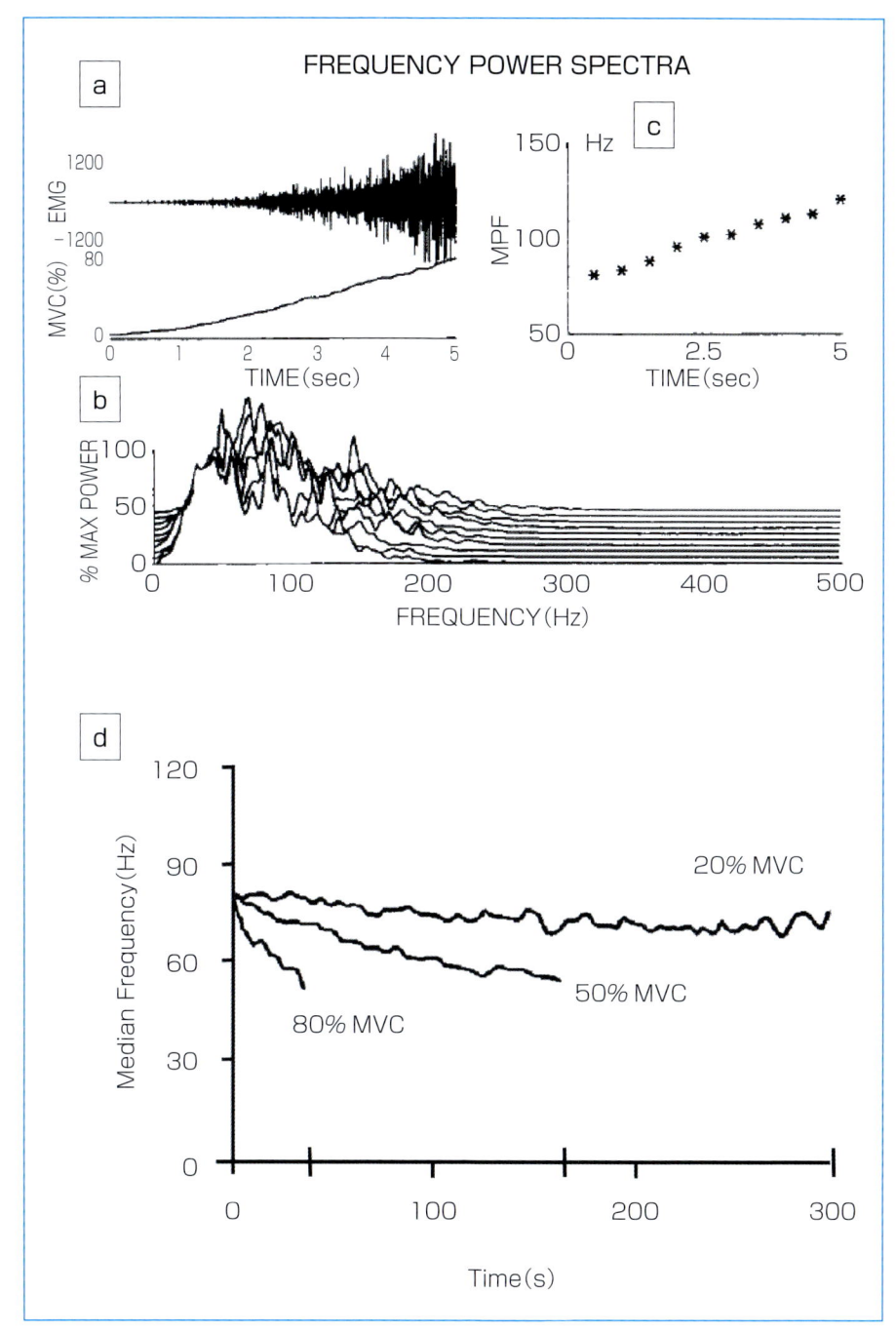

図19　収縮強度・筋疲労とEMGパワースペクトル
上段は健常男性12例の腕橈骨筋を対象に等尺性収縮をランプ負荷で行わせた時の継時的なパワースペクトル波形の変化を示す(文献18より引用).
aはランプ負荷による筋活動の上昇．bはそのときのEMGパワースペクトル変化．cは平均周波数(MPF)の継時的な上昇を示す．％MVCの増大に伴いEMGパワースペクトルの高周波帯成分が増加しているのがわかる．
dは第一背側骨間筋を対象に，20，50，80％MVC時の中間周波数(median frequency)の経時的変化を示している．収縮強度が高いほど，中間周波数の低下率(回帰直線の傾き)も大きいことがわかる(文献14より引用).

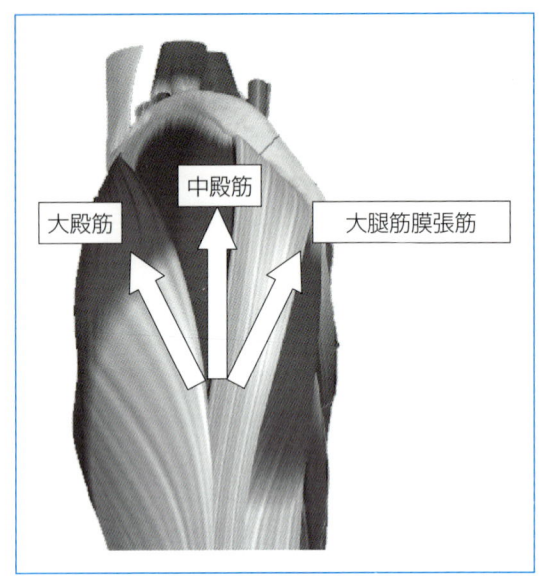

図20 股関節外転筋力発揮に関与する
　　　 アウターマッスル

具体的な筋機能評価への応用としては，筋線維タイプを支配する運動単位レベルでの活動が推測できるため，瞬発性に優れた速筋線維 (type II 線維) の選択的評価，すなわち，「強さの要素 (パワー)」としての評価が可能である．

III 筋の質的機能を高める理学療法プログラムのポイント

1. 空間の要素を重視した理学療法プログラム

　動作能力向上を目指す上で重要となる要素として，まず，空間の要素が挙げられる．空間の要素とは，「筋の組み合わせ」のことであり，前項で示した IEMG 解析を利用すると，より客観的な評価と治療が行える．例えば，股関節の外転方向の筋力トレーニングを考えた場合，真っ先にイメージするのは「中殿筋」であろう．しかし，中殿筋のみを意識して筋力向上を図っても，運動レベルでの筋力は向上しても，必ずしも動作レベルでの片脚立位の安定性が向上するとは限らない．片脚立位に必要なのは，中殿筋以外にアウターマッスルでは大殿筋，大腿筋膜張筋，インナーマッスルでは小殿筋などが関与しているからである (図20)．姫野[19]は剛体バネモデル (rigid body spring model) による研究の中で，片脚立位保持に必要な股関節外転モーメントのシミュレーションを行っている．それによると，健常ベースであれば，片脚立位保持に必要な外転モーメントの内訳は，中殿筋，大殿筋 (近位部)，小殿筋でそれぞれ，46％，32％，22％であると報告している．この値をみて大殿筋の値が意外に高値であることに驚かれたのではないだろうか．このことは，股関節外転方向の筋力強化を行う場合，中殿筋のみならず，大殿筋の協調した収縮が重要であることを意味している．つまり，空間の要素を重視したトレーニングとは，目的の動作を遂行する上で必要な筋群の活動するバランスを考えながら治療を進めることに他ならない．実際に変股症患者を対象に股関節外転の筋力トレーニング時の EMG を計測すると，大殿筋の筋収縮がほとんど認められない症例をしばしば経験する．このような空間的要素 (筋の組み合わせ) に問題がある場合，①トレーニングの肢位を変える (図21)，②徒手で圧迫することで対象とする筋への意識を高める，③運動方向 (抵抗方向) の面を増やす，④アライメントを整えることで調整していく．

2. 時間の要素を重視した理学療法プログラム

　日常生活動作における筋力は，簡単にいえば感覚情報 (input) があって，初めてそれに対する反応として筋出力 (output) されている．特に下肢筋群においては，立位時に直接地面に接しているのは足部であり，ここから適切な情報 (床反力) が，筋活動のトリガーとなっている．実際の臨床データとして，膝外傷により ACL を損傷し，廃用性筋力低下を呈した患者を対象に，大腿四頭筋の筋電図反応時間を計測したところ，有意な反応時間の延長が認められたという報告がある[20]．つまり，このことは動作能力の向上を図るには，筋出力のみ

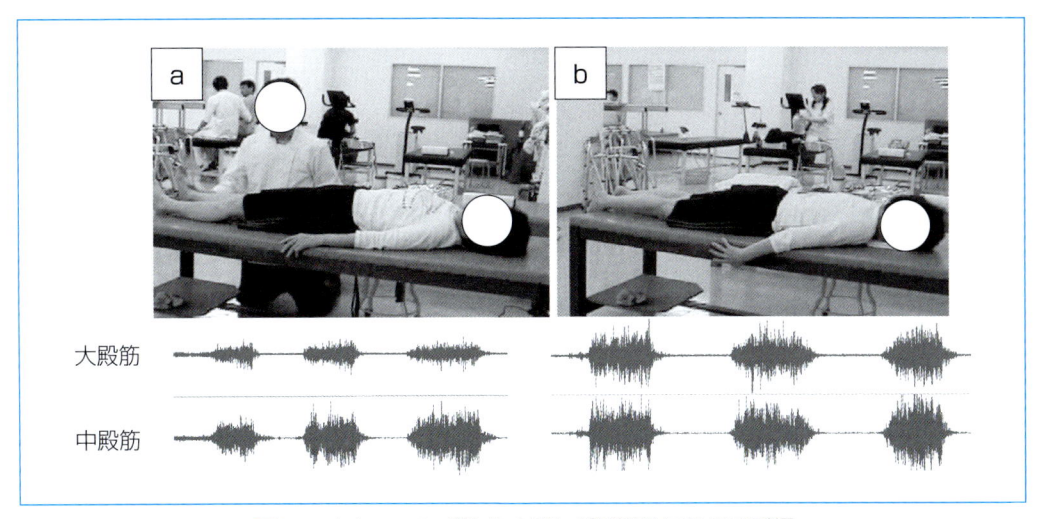

第 3 章　多関節運動連鎖からみた骨関節疾患の筋機能

図 21　トレーニング肢位の違いが筋活動に及ぼす影響
a：背臥位での股関節外転運動
b：腹臥位での股関節外転運動．トレーニング肢位を変えることで（背臥位から腹臥位になることで），大殿筋の筋活動が増加しているのがわかる．

に目を向けないで，感覚情報と筋出力を含めた運動制御的視点からのプログラムづくりも重要であることを示している．図 22 をご覧頂きたい．図 22-a は，OKC での膝伸展運動であり，筋出力に主眼を置いたトレーニングである．一方，図 22-b は擬似的床反力を利用した感覚情報に主眼を置いたトレーニングである．後者は筋活動のトリガーとなる反応刺激を踵から入れている．セラピストが踵を強く押した瞬間，押した方向へ蹴り返すよう指示し，踵を押す方向を毎回微妙に変えることで感覚情報に対する反応トレーニングを行う．これは中枢での一連の処理過程の時間短縮を目指した神経筋トレーニングの 1 つである．

3. 強さの要素を重視した理学療法プログラム

強さの要素を重視した場合，その客観的指標としては「筋力（moment）」と「パワー（power）」がある．筋力とは換言すれば，筋張力による関節周りのモーメント（一般的には関節モーメントと呼ばれている）に相当し，MMT により評価可能である．一方，パワーとは関節モーメントに角速度（時間あたりにおける関節の角度変化）を乗じたものであり，瞬発力に相当する．このパワーに影響する要因の 1 つとして筋線維タイプがあり，瞬発性に優れた速筋線維（type II 線維）を優位に動員したトレーニングを行うことで，パワーの向上につながる．つまり，パワーは角速度特性（時間的要素）を含んだ「強さの要素」といえる．このように筋線維タイプの活動を重視したトレーニングを行う場合，EMG 周波数解析を利用すると，より客観的な評価と治療が行える．前項でも示したように速筋線維を支配する運動単位の活動が優位に高まると，周波数解析においては高周波帯成分が増加するため，臨床においては高周波帯成分（おおよそ 80 Hz 以上の成分）に注目しながら治療を進めればよいことになる．高周波帯成分を増加させる具体的手法としては，① 伸張反射を利用する，② 対角線上で複合運動を行うこと等が有効である（図 23）．まず，① においては，筋を他動的に伸張することで，伸張受容器である錘内筋線維（筋紡錘）が刺激され，伸張反射により筋の収縮が容易になる（運動単位の動員が起きやすくなる）．伸張反射を利用する場合，急激な伸張は痛みを誘発

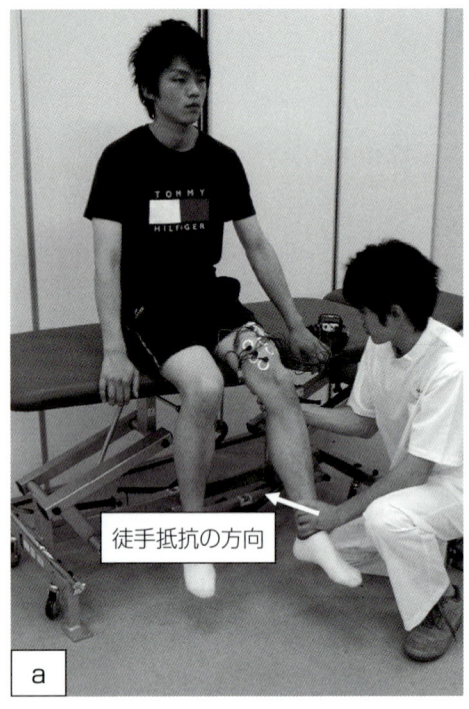

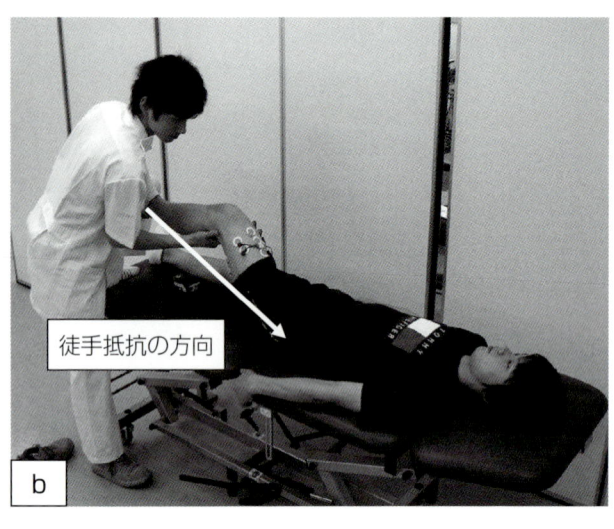

図 22 時間の要素を重視した理学療法プログラム

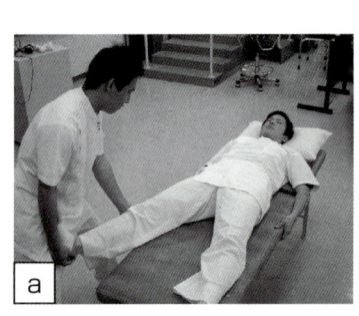

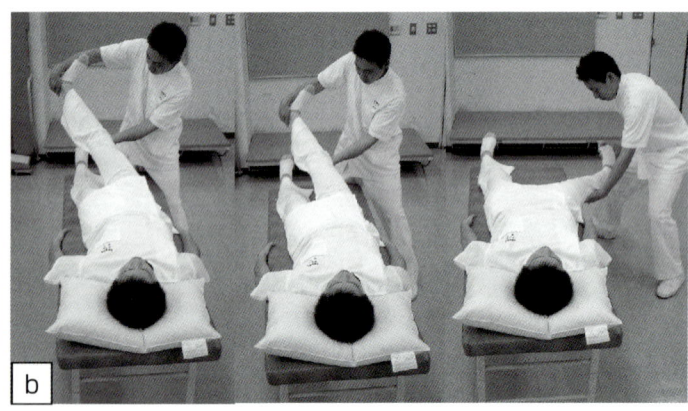

図 23 速筋線維を優位に鍛えるトレーニング
a：単一平面での股関節外転運動
b：伸張反射に加え股関節の伸展-外転-内旋を伴う複合運動
bの運動様式はaの運動と比較しEMGの高周波帯成分が増加する．
(文献21より引用)

するので注意が必要である．事前に十分な処置を施し筋の柔軟性を高めておくことが重要である．次に②においては，運動面が1つの平面運動に比べ，運動面が複数ある多面運動でのトレーニングの方が，高周波帯成分は増加する傾向にあるこ とをこれまでの研究で明らかにしている．その詳細については，論文を参照していただきたい[21]．

文　献

1) Steindler A：Kinesiology of the human body under

normal and pathological conditions, 5th ed, Charles C Thomas, Springfield, 1955.
2) 山本利春ほか監訳：CKC エクササイズ．ナップ，2003.
3) 中村隆一ほか：基礎運動学，第3版，医歯薬出版，1987.
4) 河村顕治：下肢閉運動連鎖における拮抗する単関節筋および二関節筋の協調筋活動パターン．日本臨床バイオメカニクス，**21**：271-274, 2000.
5) 足立直之ほか：足部の筋緊張が多関節運動連鎖により下肢近位筋・体幹筋群に及ぼす影響．理学療法学，**34**(suppl. 2)：439, 2007.
6) 福井　勉：スポーツ傷害の治療（下肢）．理学療法科学，**13**：151-155, 1998.
7) Tesch PA：Target Bodybuilding/Aislamientos Muscular En Culturismo. Hispano Europea, S. A., 2001.
8) 藤田恒太郎：人体解剖学，第35版，南江堂，1987.
9) 梅津祐一ほか：筋萎縮と筋力の臨床的評価．総合リハ，**22**：185-190, 1994.
10) Johnson MA, et al：Data on the distribution of fibre types in thirty-six human muscles：an autopsy study. J Neurol Sci, **18**：111-129, 1973.
11) 正門由久：運動単位の発射調節—Motor unit firing behavior in man—．臨床脳波，**35**：717-723, 1993.
12) 正門由久：Motor unit synchronization—運動単位の同期発射—．臨床脳波，**34**：380-384, 1992.
13) 森谷敏夫：骨格筋の神経支配，最新運動生理学，宮村実晴編，27-38，真興交易医書出版部，1997.
14) Basmajian J, et al：Muscles Alive, 5th ed, Williams & Wilkins, Baltimore, 1985.
15) 中村隆一：筋電図反応時間による運動発現の検討．臨床脳波，**30**：566-572, 1988.
16) Komi PV, et al：EMG frequency spectrum, muscle structure, and fatigue during dynamic contractions in man. Eur J Appl Physiol Occup Physiol, **42**：41-50, 1979.
17) 永田　晟：筋と筋力の科学．不昧堂出版，1984
18) Moritani T, et al：Motor unit activity and surface electromyogram power spectrum during increasing force of contraction. Eur J Appl Physiol, **56**：260-265, 1987.
19) 姫野信吉：剛体バネモデルによる股関節骨頭合力の推定について．関節の外科，**18**：1-6, 1991.
20) 金子文成ほか：廃用性筋力低下を呈する大腿四頭筋の電気生理学的応答に関する研究．理学療法学，**27**：9-16, 2000
21) 加藤　浩ほか：股関節周囲筋の廃用性筋力低下に起因した歩行障害に対する筋の質的トレーニングの有効性．健康医科学，**20**：47-55, 2005.

多関節運動連鎖からみた変形性関節症の保存療法―刷新的理学療法―

第4章 多関節運動連鎖からみた骨関節疾患における日常動作の障害

対馬　栄輝

Key words

日常生活活動(activity of daily living)，変形性股関節症(osteoarthritis of the hip)，変形性膝関節症(osteoarthritis of the knee)，動作(movement)，関節機能(joint function)

　日常生活活動(ADL)における下肢の関節機能の役割を考えると，立位といった静的な姿勢保持から，しゃがむ，床に座るといった上下方向の移動，歩行のような横方向への移動，さらには階段昇降や走行などの高度な移動動作を担っている．下肢の関節疾患によって，このような動作が障害を受けることは自ずと理解できる．

　正常な関節機能の要素に可動性，支持性，無痛性がある．こうした関節機能の障害を個々にとらえると動作障害は推測しやすいように思われようが，実際はそれほど簡単ではない．動作は多関節運動連鎖によって構成されており，さらにADLの動作では個人の生活環境などによっても障害の種類・程度はさまざまである．こうしたことから動作障害は，よりいっそう複雑となる．

　関節疾患に対する理学療法では関節機能と動作の改善に主眼が置かれる．しかし本来はADL障害が中核的な問題であり，ひいては生活の質(QOL)の改善へと結びつく目標を持って治療を考えなければならない．本章では下肢関節疾患のADL障害に対する理学療法について，基本的な関節運動の機能障害を評価するところから，姿勢・動作そして活動障害の把握へとつなげていく考え方について論じる．また，関節機能の改善と動作改善との整合性を考慮した治療の一案を提供する．

I　骨関節障害とADL

1. 関節運動と動作

　関節の肢位・運動が基となって姿勢・動作が決まる．その姿勢・動作は複合的な多関節運動で表現され，さまざまな姿勢・動作によってADLが構成される．故に単関節の障害であっても多関節の運動連鎖に破綻が起こり，代償動作を呈する．代償動作は目的とする作業を達成する隣接関節や反対側関節などの補完運動で成り立つ．例えば，膝関節の屈曲制限によって，靴下着脱は困難となる．その際，足指に対する上肢のリーチ動作を達成するために体幹・股関節屈曲の増加，さらには足背屈の増加といった補完によって代償動作が起こる．

2. 動作とADL

　ADLの動作は時間的空間的に連続性の保たれた動作である．そして，ほとんどは同時に2つ以上の動作が行われる複合動作であり，目的を持った作業である．単に直線路を歩行するというよりは，バッグを持って人混みを避けながら歩くとか，立位保持しながら調理する，コップを持ちながら立ち上がり，水をこぼさないように歩くなど，さまざまな環境下で行われる作業である．また，同じ動作でも内容が異なることもある．靴下着脱と足指の爪切りにおいては，足指へのリーチという

表1 下肢関節障害によって障害を受けやすいADL動作

項　目	内　容
起居動作・姿勢	床からの立ち上がり，椅子からの立ち上がり，しゃがみこみ，正座，横座り，あぐら，片脚立位，つま先立ち
移動動作	四つ這い，歩行，階段昇降
更　衣	靴や靴下の着脱，ズボンなどの脱ぎ履き
整　容	足指の爪切り
入　浴	浴槽への出入り，浴槽内での座り，洗い場での立ち座り，洗体(足指)
IADL	立ち仕事(家事)，車・バスなどの乗り降り，屋外歩行(坂道の昇り・降り)

面で似た動作であるが，片手または両手動作か，保持時間などの違いがある．

3. ADL障害の本質

ADL動作の障害は，個人の置かれた社会的環境や住環境，活動範囲によって位置づけが変化する．有職者では職業の内容，職場環境，通勤手段などでも多様である．

さらには日常で繰り返される異常動作によって，二次的障害が発生することも多い．治療を行って疼痛などの症状は軽減しても，異常な代償動作が残存すれば再び病態が進行したり，他関節にストレスが及んで二次的障害が起こる場合もある．上述してきた点から，骨関節障害におけるADL障害はさまざまな問題要因が複雑に影響し合った結果として現れており，その改善も簡単ではないことを自覚しておかねばならない．

II　ADL障害の特徴

1. どのような動作が障害を受けるか

下肢関節障害によって困難となるADL動作を表1に述べる．これらのうち，困難となる項目は障害を受けた関節，障害の程度によって異なる．基本動作では，しゃがみこみや正座などが下肢関節の大きな可動域(ROM)を要し，膝関節においては下腿の回旋や内外反などといった関節の遊び(joint play)に頼る可動性も要される[1]．関節障害が可動性か支持性かといった性質の違いによっても，ADL動作の特徴は異なることを留意しておきたい．

2. 股関節の障害

変形性股関節症の症状は，運動後の下肢または腰部の疲労感・違和感の訴えから起こる．次第に疼痛へと変化していき，ROM制限が起こってADL障害が具体化してくる．変形性股関節症では，疼痛回避のために腸骨大腿靱帯，恥骨大腿靱帯を弛緩させ，関節内圧を減少させる股関節屈曲・外旋・内転位をとるようになる．結果として伸展，内旋，外転方向にROM制限が起こりやすい．

これらの症状と関節不適合度は必ずしも比例しないが，筋力低下が目立ち，最終的には関節機能のすべてが障害されて重症化していく．病期が進行，悪化すると必然的に全運動方向の拘縮は著しくなり，表1の動作が障害を受ける．困難または不可能となる主な動作は，特に足指の爪切り，靴下の着脱，しゃがみこみである[2,3]．支持性の障害によって困難となる動作に，片脚立位，歩行，階段昇降がある．

3. 膝関節の障害

膝関節の可動性は膝周囲の軟部組織に委ねる割合が大きい．変形性膝関節症の初期段階では，動

作開始時の痛み (starting pain) を訴えることが多い．膝関節の屈伸，歩行時，階段を降りるとき，椅子などからの立ち上がりの疼痛が特徴的である．その後，屈曲拘縮が出現して最大屈曲角度も減少し，徐々に ADL の制限をきたす．屈曲制限は多くの症例にみられ，後に伸展制限も現れる．屈曲制限により，主に表1中の起居動作・姿勢，移動動作，入浴が障害を受ける．膝関節の大きな可動性を必要とする肢位はしゃがみこみ，正座，あぐらである[1]．膝関節単独の障害であれば，関節の支持性を要する動作は困難な程度にとどまり，不可能となる例は少ない．

4．脊椎の障害

脊椎の障害を有する者の ADL では下肢関節疾患の動作障害と重複する点が多い．脊椎は下肢関節に隣接する関節であり，下肢関節障害を補う役割をなす．股関節固定術後の患者でも，腰椎が代償的に働いて正座が可能な例もある．膝関節の屈曲制限があっても下肢へのリーチ能力が優れている症例では，股関節と腰椎の可動性に頼ることになる．下肢関節疾患患者の動作においては代償として脊椎に相当な負担を強いるため，二次的障害の発生原因として問題視される．hip spine syndrome のような下肢関節疾患に脊椎の障害が伴う症例も多い．

III　理学療法評価

1．評価の意義

評価の要点は，動作分析と原因推定，患者個人に特有の ADL 動作と社会的環境の把握，二次的障害発生の可能性を見いだすことである．

評価では，的確な問題点の抽出と解釈を行い，それを解決する治療プログラム立案へと進めていく．この過程で必要なのは，実際の現象から問題の本質を得ることと，その過程を裏づける専門的知識である．患者に対する医療面接や動作観察から，問題となる仮説をいくつか列挙する．こうした帰納的推論によって得られた複数の仮説を蓋然性の高い順に整理する．ある問題に関連して起こる別の問題を観察して検証できる．この作業を合理的に行うために知識と経験が必要となる．知識と経験は，一般化された周知の事実に基づくものである．理学療法は症例ごとに個別化して適用されるべきであるが，個別化によって理学療法の客観性が失われないように，上述の手順を常に意識しなければならない．

2．理学療法評価

1）現病歴・医療面接・観察

事前に現病歴に関する医学的情報を得ておく．医療面接で重要な事項に，表2のような日常生活状況の聴取がある．これらすべてを初期評価時に聞くというよりは，繰り返し治療を行う中で聞くようにするとよい．患者との信頼関係が築かれていく中で，本音を聞き出せることがある．

姿勢・動作観察は，待合室で待っているときや理学療法室に入室してくるとき，面接中などでも重要である．動作を再現しながら訴えかける人もいれば，表情が険しく聞かれたこと以外は答えない人もいる．動く意欲がありそうかとか，話す表情から性格などを推測することも必要である．また，視診として筋萎縮，腫脹，関節変形の状態，背臥位や坐位といった肢位の観察も忘れないようにする．

2）関節機能の評価

基本的な項目については他章に譲るとして，ここでは要点のみ述べることにする．

a）可動性の評価：関節可動性は三次元的にとらえることが望ましい．股関節では屈曲伸展，外転内転，回旋を組み合わせたさまざまな複合肢位での ROM を評価する（図1）．可動性をとらえるときは，骨盤大腿リズム[4] (pelvifemoral rhythm) も考慮する．膝関節は屈曲伸展の ROM 以外に，下腿の回旋や膝蓋骨の可動性を確認する．下肢伸展挙上，膝伸展位での足関節背屈などの二関節筋を緊

表2　医療面接の例

1．ADL
　A．起居・移動動作
　　1）腰掛け：椅子に深く腰掛けられるか．低いソファーから立ち上がれるか．立ち座りが容易な椅子の高さはどれくらいか．
　　2）正座：殿部の下に座布団を挟む，壁にもたれかかる，患側下肢を投げ出すなどの対処が必要か．持続時間はどれくらいか．
　　3）横座り・あぐら：横座りは左右ともできるか(女性)．あぐらは無理なくできるか(男性)．
　　4）床からの立ち上がり：立ち上がる経過はどうか．物につかまる必要があるか．
　　5）階段昇降：交互型，揃え型のどちらか．昇降には手すりを要するか．どの相で疼痛が生じるか．
　B．排泄動作
　　1）和式トイレは使用可能か．しゃがみこみの動作で手すりは必要か．しゃがみこみの持続は苦痛か．洋式トイレでも便座からの立ち座りや，後始末の困難なこともある．
　C．更衣・整容動作
　　1）靴下の着脱・足指の爪切り：長坐位，端坐位または立位のいずれで行うか．
　　2）ズボンの着脱：手が届かず，健側下肢の助けが必要か．
　D．入浴動作
　　浴槽を跨げるか．浴槽内で肩まで湯に浸かれるか(浴槽の大きさも考慮して)．手すりは必要か．足指の洗浄は？　洗い場に高めの椅子が必要か．
2．APDL
　A．調理：台所での作業は苦痛でないか．長時間の立位保持は可能か．
　B．掃除：用具は使いやすいか．また床から物を拾えるか．居室の掃除だけでなく，例えば浴槽の清掃なども聞く．
　C．外出：玄関での靴の着脱は容易か(座ったときの高さなど)．自宅周辺の状況(坂道や段昇降の有無など)．1日の歩行量．交通機関(バス・電車・自家用車)の乗り降りは容易か．狭い座席に座れるか．その立ち座りはどうか．横断歩道は問題なく渡れるか．駅の階段，歩道橋の昇降は可能か．デパートでの買い物で苦痛はないかなど．杖は使用しているか，外出時の履き物は適当であるか．
3．住環境
　A．寝具：寝具はベッドか布団か．布団の場合，布団の片付けは容易か．また睡眠時間と，疼痛(夜間時痛)の影響．
　B．トイレ：和式か洋式か．洋式の場合，高さは適当か．また広さは問題ないか．後始末は容易か．
　C．階段・段差：自宅で階段は使用しているか．段差があるなら，乗り越えはどうか．
　D．台所：高さは適当で，作業しやすいか(レイアウト)．食器や調理器具の収納場所は適当か．
4．社会的背景
　A．家族構成・状況：何人家族か．家族に障害者はいるか．家庭での役割．疾患に関する家族の理解．
　B．娯楽：スポーツ活動に限らず聞く．趣味によっては，膝に負担のかかる姿勢をとり続ける場合がある．
　C．職業：患者の職業および配偶者の職業．同じ姿勢を強いられるか．仕事はつらいか(身体的だけでなく精神的にも)．疼痛のために休むことがあるか．職場の住環境など．
5．その他
・趣味・生きがい：高齢者だと「ない」と答えることも多いが，日常生活の流れを聞いていくうちに見つかるときもある．
・1日の生活リズム：忘れがちな部分であるが，生活指導を行う上でのヒントを得ることがある．

張させた肢位での関節ROM測定の他に，Thomas検査，Ober検査などの二関節筋緊張テストを行っておく．

可動性の評価として重要な事項に関節の遊びがある．股関節では大腿の牽引(離開)，圧迫，側方滑りがある．ただし，これらを体感することは稀である．実際には施行時の違和感，クリック音の有無や反射的な筋収縮が起こらないかなどを確認するに止まる．対して，膝関節の離開，滑りは大きい．関節の遊びの評価には客観的指標がないので，正常な関節または健側との比較を行って把握しておく必要があろう．

b) 支持性の評価：支持性には関節の構築学的な骨性のものと，筋力のような軟部組織性のものが

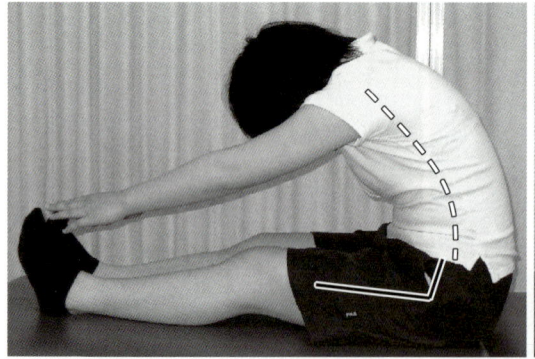

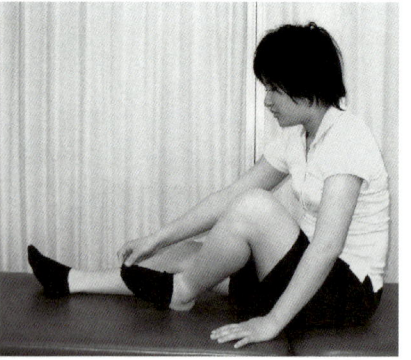

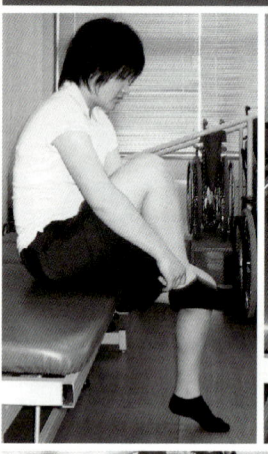

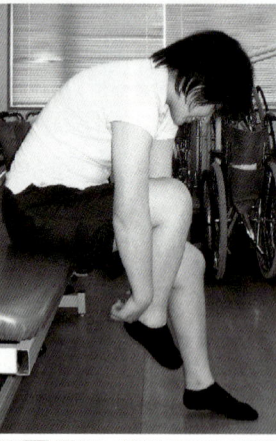

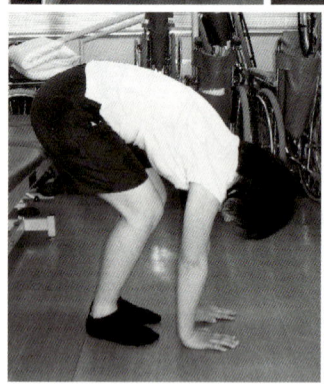

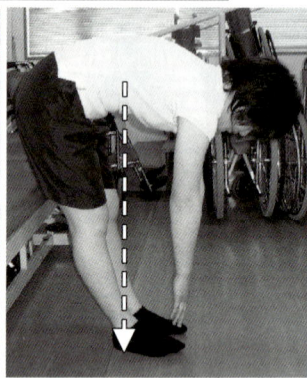

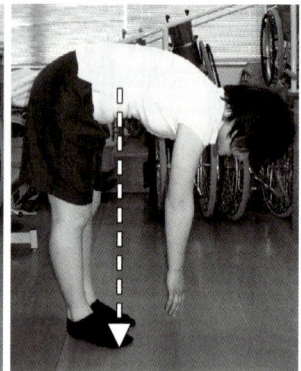

図 5 上肢リーチ動作の観察

a，b：長坐位でのリーチ．脊椎の屈曲，骨盤傾斜，股関節の屈曲状態を観察する．実際に靴下着脱もさせてみる．

c，d：端坐位でのリーチ．靴下着脱をさせてみるとよい．各関節の可動性は十分か，片手・両手動作，体幹の回旋，前かがみになるなどを観察し，その他の方法で着脱できないかも行ってみる．

e～g：立位での床へのリーチ．床から物を拾わせてもよい．膝を屈曲させての前屈，膝を伸展して前屈する方法がある．動作時の体重心が障害に関連するか考える．動作は，矢状面からも観察する．

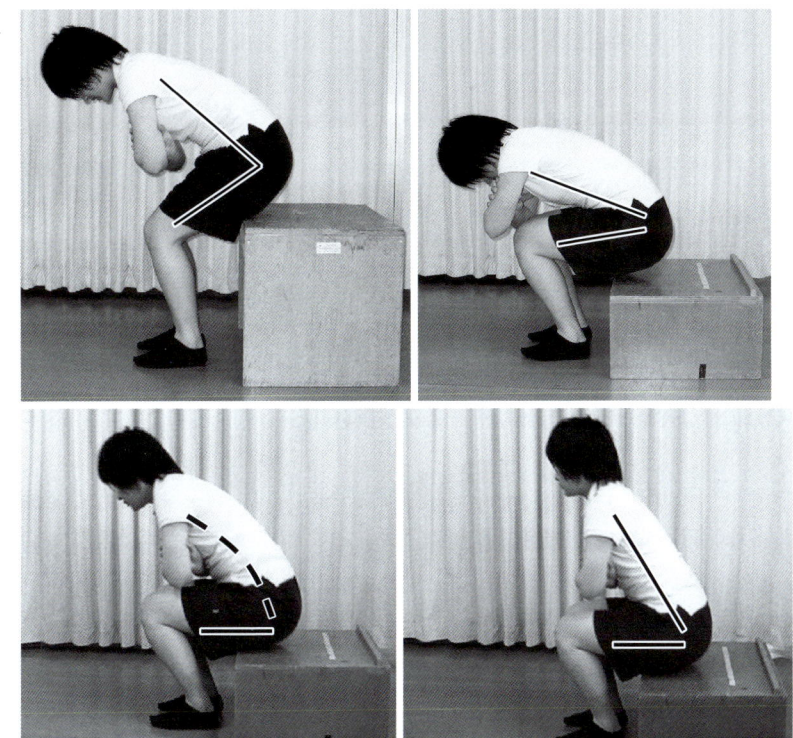

第4章　多関節運動連鎖からみた骨関節疾患における日常動作の障害

図6　立ち上がり・しゃがみこみ動作の観察
a, b：椅子の高さを変えて観察．椅子の高さによって，立ち上がり姿勢は異なる．体幹・各関節の屈曲角度，運動の左右差を観察する．骨盤傾斜の確認も必要である．また，どれくらいの高さまで立ち上がれるかも測定する．
c, d：動作の速さを変えて観察．c はゆっくりと，d は速く立ち上がった場合である．遅いときは関節の可動性が，速く立ち上がるときは筋力や疼痛の程度が主に影響する．

となるのではなく，あくまで一人の個人を対象としていることを忘れてはならない．

5）二次的障害の推測

変形性股関節症の症例にみられる hip spine syndrome は臼蓋形成不全に伴う異常姿勢が原因であると推測されている（図8）．また，変形性股関節症患者にみられる膝関節周囲痛といった関連痛もある[9]．動作は各関節がリンクして成り立っているので，多関節に及ぶ影響が推測されるときは集中的な負担が存在しないか，執拗に追求するべきである．

IV　理学療法の実際

ADL 障害に対する理学療法では，①疾患関節の機能改善，②多関節運動連鎖による姿勢・動作の矯正，③筋活動の適切化といった観点から，動作の改善ならびに効率化を図り，④生活管理の徹底と治療効果の維持に主眼をおいて進めていく．治療の方針としては疾患の状態に応じて，機能改善を目的とした運動発達学的または生体力学的アプローチと，補助具による代償を活用したリハビリテーション的アプローチの優先度を考慮する．

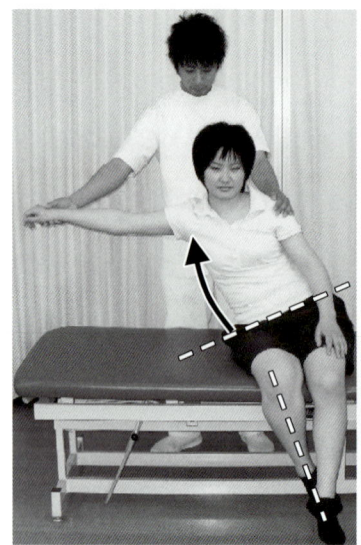

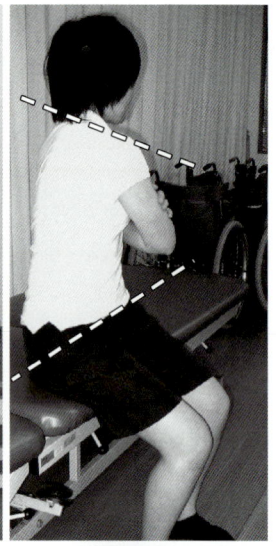

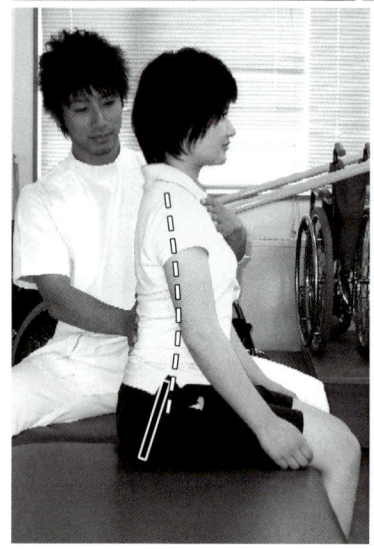

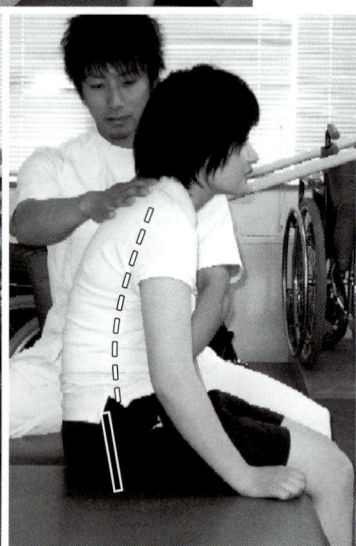

図7 端坐位での体幹可動性
　a：体幹の側屈．骨盤傾斜と体幹の立ち直り反応が十分かをみる．下肢の肢位観察も重要である．
　b：体幹の回旋．回旋運動は両肩甲帯を結んだ線と骨盤との関係を観察する．骨盤帯は前後傾，左右傾斜が生じないかも観察する．
　c：体幹の屈曲伸展・骨盤前後傾．骨盤前後傾を観察する．側屈・回旋や，疼痛の訴えも確認する．

変形性関節症は，関節機能が正常な治癒することは稀であるから，程度の差こそあれ異常な姿勢・動作が残存することは否めない．このことを踏まえた上で，治療の限界を押さえておく．以下に具体的な動作の改善例をいくつか挙げる．

1. 関節機能の改善

　基本的には可動性の改善としてROM運動，関節モビライゼーションやストレッチング，支持性には筋力増強運動，疼痛に対しては物理療法などを試みる．関節機能の著しく障害されている例や

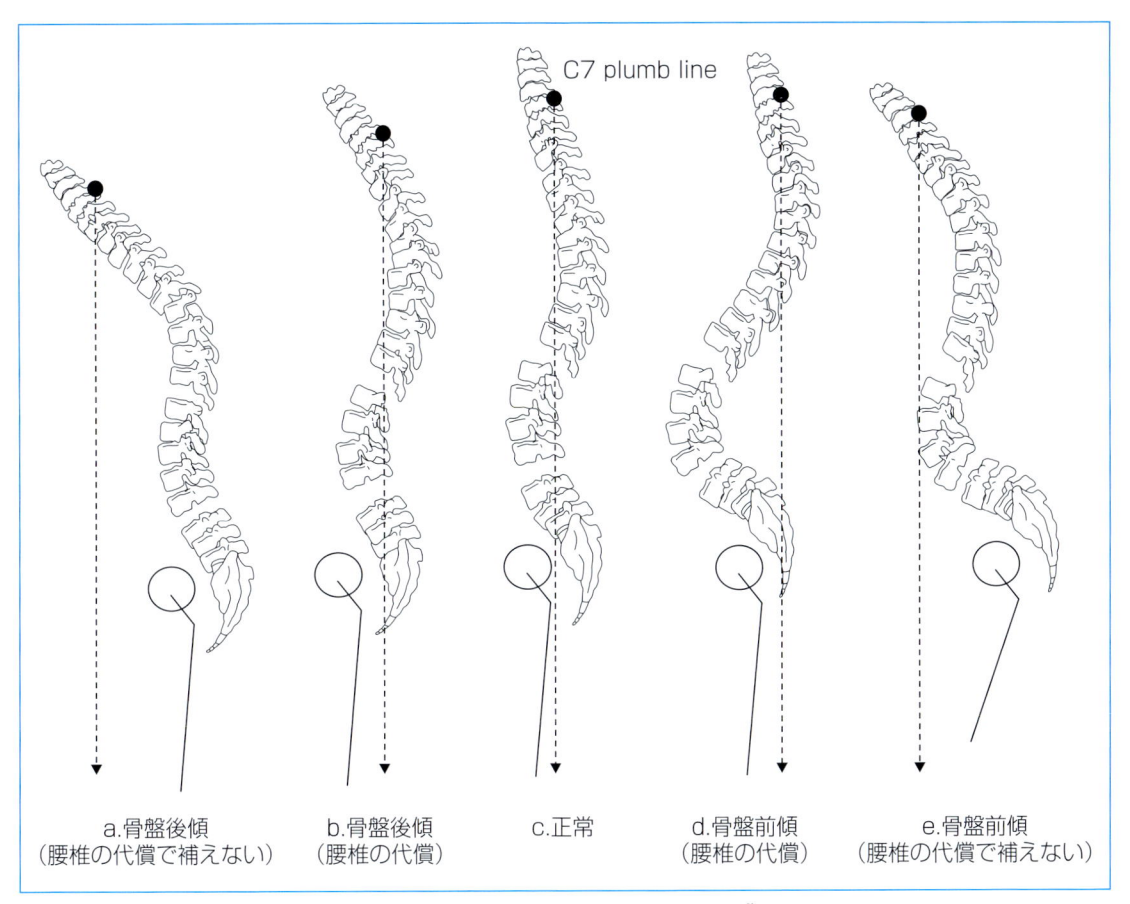

第4章　多関節運動連鎖からみた骨関節疾患における日常動作の障害

| a.骨盤後傾
(腰椎の代償で補えない) | b.骨盤後傾
(腰椎の代償) | c.正常 | d.骨盤前傾
(腰椎の代償) | e.骨盤前傾
(腰椎の代償で補えない) |

図8 sagittal spinopelvic alignment [8]

正常ではC7から降ろす床への垂線が股関節の後方を通る(c).変形性股関節症では臼蓋被覆度を向上させるために骨盤前傾位となるが,C7垂線は股関節後方を通るように腰椎前弯で代償する(d).骨盤前傾が増強すると腰椎前弯では補えなくなってC7垂線は股関節の前方を通るようになる(e).逆に骨盤後傾が起こると腰椎前弯を減少させる代償で維持する(b).後傾が増強し,かつ加齢による脊椎の変形・可動性の減少が存在すると代償しきれずに,C7垂線は股関節の前方を通るようになる(a).

高齢者では,リハビリテーション的アプローチによる動作の獲得を優先させる.靴下着脱のためのソックスエイド,床から物を拾うためのリーチャーなどを積極的に使用する.

筋力増強運動では最大筋力の増強というよりは,動作での各相と同じ肢位において適切な筋活動を促通する筋再教育運動[11]を行う.動作中のアライメントを修正し,ゆっくりした単純な運動から速く複雑な運動へと変化させていき,筋活動やそのタイミングを術者,患者ともに確認しつつ,正常に近づけた運動を獲得させる.運動が困難な例ではOKC肢位から始める(図9).

下肢のモビリティーには体幹・骨盤帯のスタビリティーが必要である.また体幹・骨盤帯のスタビリティーは静的なものではなく,四肢の動きに対する反作用とった動的な運動によって成立する.体幹・骨盤帯のアライメントを修正した後,安定性と可動性を向上させていく必要がある(図10).

疼痛は原因を明確に推定した上で,改善のためにあらゆる手技を活用する.関節構成体の異常が原因でROM制限と関連が深い疼痛であればモビライゼーションによる可動性の改善とともになさ

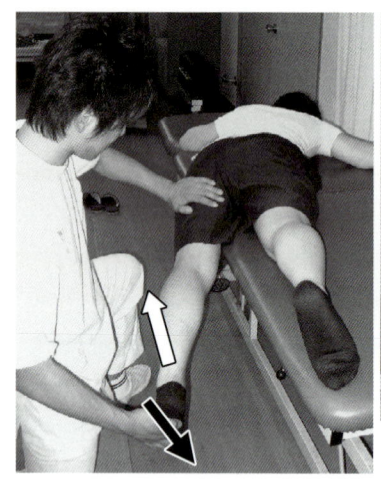

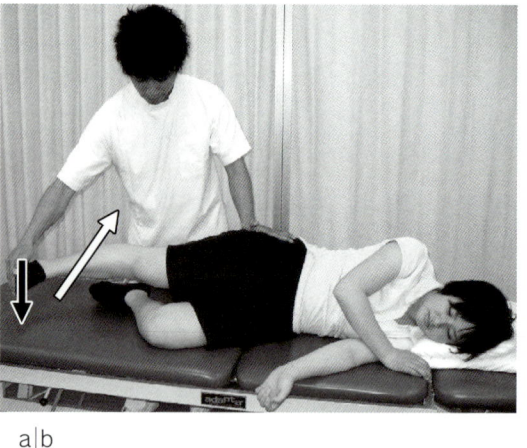

図9 歩行時立脚期を想定した筋再教育運動の例

a：腹臥位での股関節伸展運動．足底から屈曲方向へ抵抗を加えて，伸展を行わせる．初めは伸展のみで行い，立脚期の運動を想定して外転，内旋運動を付加する．内外転は中間位を保持するようにさせる．

b：側臥位での外転・伸展・内旋運動．aと同様に伸展運動を行わせるものであるが，特に股関節外転の増強効果を期待する．

れるであろうし，筋原性であれば筋硬結の除去，伸張性の改善が行われる（図11）．動作異常が原因となって生じる疼痛に対しては，動作を変化させて改善されるか，それによって二次的な障害が生じないかを考慮しておくべきである．

2．姿勢・動作の修正

1）足指へのリーチ動作の練習

上肢による足指へのリーチ動作は，靴下の着脱や足指の爪切りでみられる．靴下着脱は片手リーチでも可能であるが，爪切りでは両手リーチと保持時間を要する点で困難である．体幹・股関節・膝関節の十分な屈曲が必要であるから，まず各関節の可動性の改善を試みる．股関節に障害がある場合，膝伸展位における体幹の大きな屈曲位で行うか，膝関節を屈曲して背後からリーチする方法に大別される．これには股関節外旋の代償が要されることもある．膝関節屈曲ROMの制限がある場合，長坐位で体幹・股関節を大きく屈曲させて行う．こうした動作によって隣接関節への負担が過大となれば，二次的な障害を引き起こす．改善が難しい例ではリハビリテーション的アプローチに重点を置いたほうがよい．

2）立ち上がり動作の練習

椅子からの立ち上がり・しゃがみこみでは，体幹・股関節・膝関節の屈曲，股関節の外転，足関節背屈が必要となる．両足の間隔によっては股関節内旋が要される．

しゃがみこみは高いレベルの関節機能を要し，負荷も大きいため，必ずしも獲得すべき動作ではない．股関節の屈曲が不十分であれば体幹の屈曲を増大させるか，代償動作として離踵した蹲踞の姿勢をとる．また膝立ち位や片膝立ち位となることもある．動作における重心位置と関節モーメントを推定して，代償動作が障害の原因となっているようであれば改善する．

動作の練習は，立位-しゃがみこみ運動（スクワット運動）や高い椅子からの立ち上がりによって正確な動作を指導することから始める．初めは上肢支持を伴った疼痛の出現しない範囲で動作を繰り返す．片側下肢への重心偏位が観察される例では正中位となるように修正する．股関節と膝関

第4章　多関節運動連鎖からみた骨関節疾患における日常動作の障害

→ 術者の力方向
⇨ 被術者の力方向

a	b
c	d

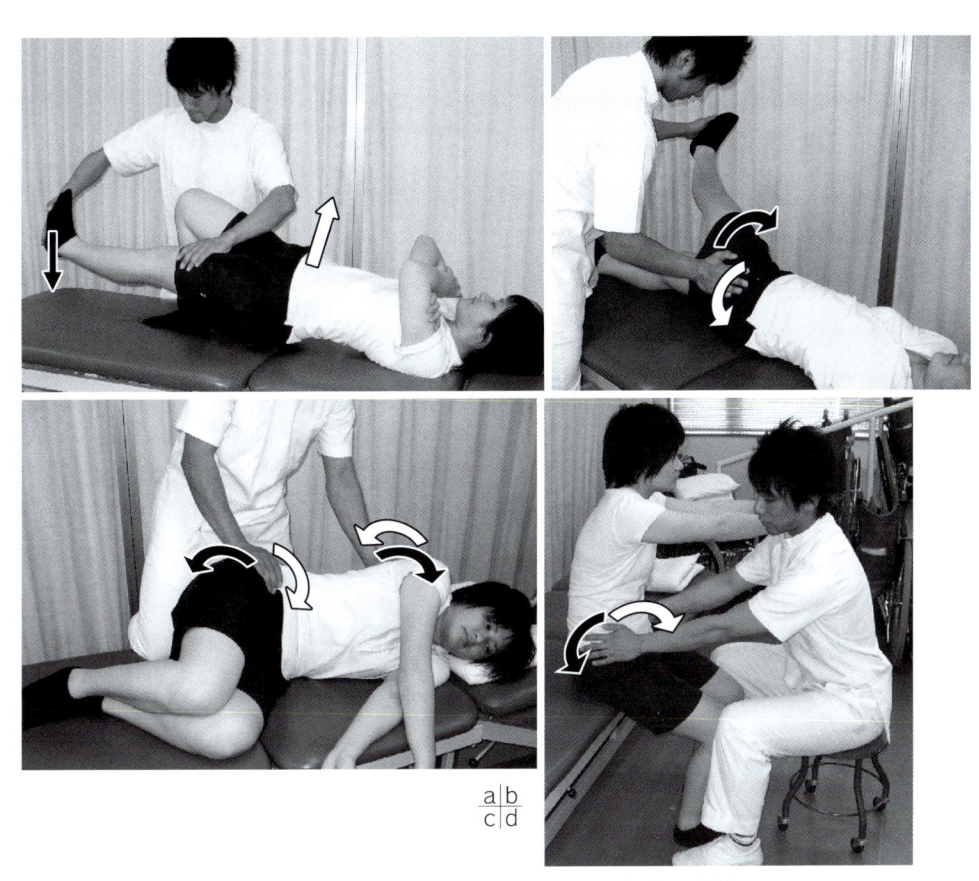

図10　骨盤・体幹機能の改善
a：ブリッジによる体幹と股関節の筋力増強．健側下肢を伸展挙上しつつブリッジを行わせる．健側下肢に抵抗を加えることで，腹斜筋群と大殿筋の協調的な収縮を期待できる．
b：骨盤・股関節における回旋運動の協調．骨盤回旋に抵抗を与えて増強運動を行う．正しい運動ができるようになったら，股関節の回旋運動も同時に行わせていく．
c：骨盤と肩甲帯の協調．骨盤の右挙上・前傾と左回旋，肩甲帯の後退・下制と右回旋を行わせる．またその逆の運動も行う．協調的な体幹筋力増強と相反した運動による安定性を高める．
d：骨盤の前後傾運動．上肢により体幹を固定した状態で，骨盤の前後傾，さらには回旋を行う．

節はほぼ同時に屈曲伸展を行うが，動作の開始時に疼痛が出現する症例ではこうしたタイミングが崩れることもある．動作が習得されたら徐々に台を低くしていき，また筋の求心性収縮運動から遠心性収縮へと難易度を上げていく（図12）．動作の改善に限界があるようならば早めに環境整備をすすめる．

3）立位バランスの練習

立位保持は容易にできるが，股関節伸展制限による腰椎前弯の影響で腰痛が出現する例（図8-e の例），膝関節の伸展制限による大殿筋の疲労，健側下肢への重心偏位が見られることがある．異常な筋緊張を緩和し，正しい姿勢を習得させるために，背臥位でのリラックスさせるところから始める．改善が得られたら坐位，立位へと変えていき，立位バランス練習へと至る．最終的には上肢による左右へのリーチ動作を行わせ，無意識下での正しい姿勢を獲得させる（図13）．

4）歩行時筋活動の改善

歩行は下肢関節全体の機能が要される運動であ

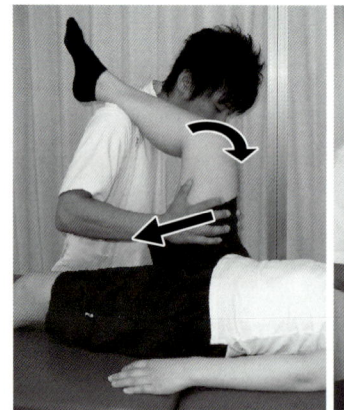

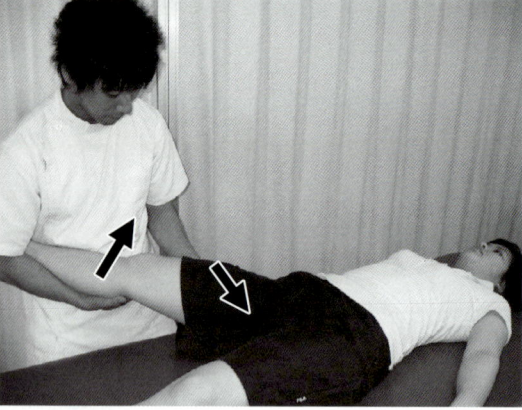

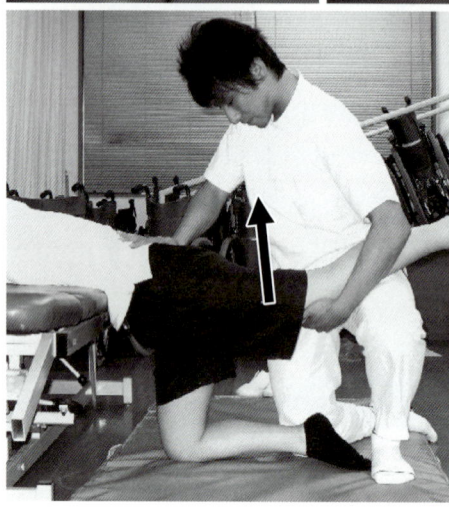

図 11
股関節のモビライゼーションとストレッチング
 a，b：股関節のモビライゼーション．a は屈曲の
　　　 滑り運動，b は外転の滑り運動である．
 c：腸腰筋のストレッチング

→ 術者の力方向
⇒ 被術者の力方向

図 12
立ち上がり動作の練習
動作の改善が得られたら，筋力増強運動を行う．立ち上がり時の骨盤に抵抗を加えることで，求心性収縮の運動が行える．また，立位からゆっくりと端坐位へ戻る動作中に抵抗を与えることで遠心性収縮による運動が行える．抵抗を与えるときは異常動作を引き起こさないように注意する．

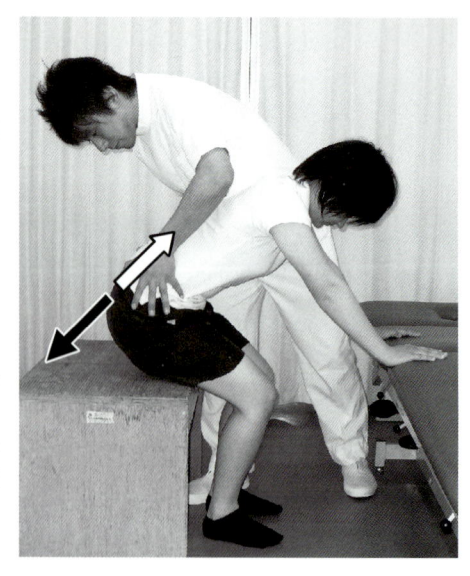

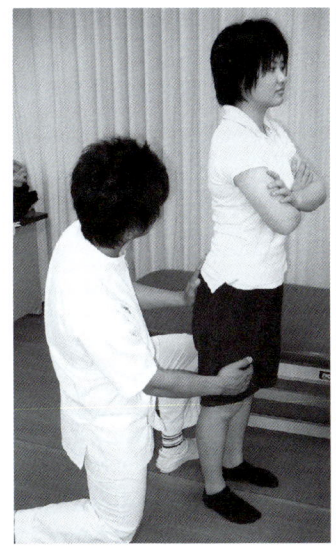

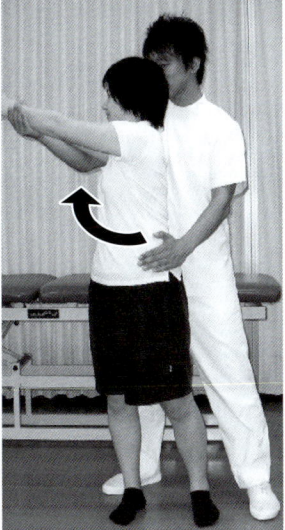

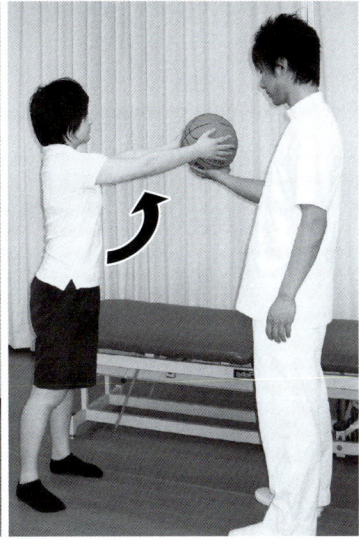

第4章　多関節運動連鎖からみた骨関節疾患における日常動作の障害

a|b|c　　　図13　リーチ動作を利用した立位でのバランス練習
a：立位アライメントの修正．大殿筋と大腿四頭筋の異常緊張を抑え，重心位置を修正する．
b：体幹と股関節の回旋．回旋と同時に重心移動を補助し，立ち直りなどの姿勢を整える．
c：上肢のリーチによる回旋運動．上肢のリーチを利用して体幹回旋を行わせ，無意識下での正しい姿勢を促通する．

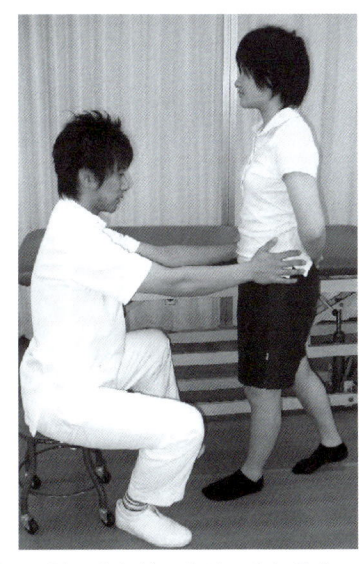

図14　踏み出し位における歩行動作の練習
患側下肢を踏み出した状態で，踵接地から立脚中期の運動を行わせ，股関節，膝関節のアライメントを整える．運動中は股関節外転筋や伸展筋の活動を触知し，適切な筋活動が起こるように指示する．修正されてきたら健側下肢の振り出しを行わせ，連続的な運動へと進展していく．

る．各相の肢位で正しいアライメントを学習させてから，部分から全体への動作へと移行させ，筋活動開始のタイミング，筋活動量の正常化を試みる(図14)．応用歩行として傾斜スロープ上の歩行，不整地歩行なども行わせる．屋外ではさまざまな路面を歩行するので，理学療法ですべてを賄うことはできない．目立って異常なところは修正してみるというのが限界であろう．

3. 生活指導

生活指導の詳細については筆者の文献[10]などを参照されたい．ADL動作の改善が得られても，日常生活の場面との整合性がとれない状況が続けば効果は半減する．できる限り継続した効果を狙うためにもADL動作上での自己管理を指導する必要がある．注意書きのパンフレットを配布するだけでなく，患者自身の生活状況から指導内容が需要に見合っているかをよく考える．また，一定期間内では定期的なチェックも必要である．

文献

1) 吉元洋一：下肢のROMとADL．理学療法学，**15**：247-250，1988．
2) 古川良三ほか：股関節可動域と日常生活動作の関連．理・作・療法，**16**：13-21，1982．
3) 原田義昭ほか：変形性股関節症患者の関節形成術後の生活様式の検討．臨整外，**25**：581-587，1990．
4) Murray R, et al：Pelvifemoral rhythm during unilateral hip flexion in standing. Clin Biomech, **17**：147-151, 2002.
5) 対馬栄輝：股関節屈曲・伸展位における股関節回旋角度の違いが股関節外転筋力値に及ぼす影響．理学療法学，**29**：14-18，2002．
6) Kapandji IA：カパンディ関節の生理学―Ⅱ下肢，原著第5版，荻島秀男監訳，医歯薬出版，1999．
7) 対馬栄輝ほか：変形性股関節症患者における跛行と歩行時下肢の筋活動時期との関係．理学療法学，**23**：218-225，1996．
8) Jackson RP, et al：Radiographic analysis of sagittal plane alignment and balance in standing volunteers and patients with low back pain matched for age, sex, and size；a prospective controlled clinical study. Spine, **19**：1611-1618, 1994.
9) 上好昭孝ほか：変形性股関節症に関連した腰痛・膝関節痛に対する影響因子．Hip Joint, **18**：20-23，1992．
10) 対馬栄輝：変形性関節症の日常生活活動・生活関連活動障害と生活指導．MB Med Reha, **32**：85-94，2003．
11) 対馬栄輝：肢位別筋力増強運動法．アドバンス版図解理学療法技術ガイド，細田多穂ほか編，664-686，文光堂，2005．

多関節運動連鎖からみた変形性関節症の保存療法—刷新的理学療法—

第5章　多関節運動連鎖からみた腰部の保存的治療戦略

理学療法士の立場から……………………………………石井美和子

Key words

連動(connection)，姿勢(posture)，動的安定化(dynamic stability)，力学的ストレス(mechanical stress)

I　はじめに

　腰部の変性に限らず，運動器の変性は加齢の要素が深く関与している．しかし，同年代で必ず同じ程度の変性が生じているわけでなく，変性の生じる部位，進行度合いも個人によって異なる．この違いには，組織に繰り返される力学的ストレスの存在が大きく関与している．

　理学療法アプローチでは，直接組織の変性を回復させることはできない．理学療法でできることは，力学的ストレスがさらに加わる状態を回避させることである．すなわち，運動戦略を変えることである．

　腰部にかかる力学的ストレスを考えるには，腰部の動きのみが問題となるのではなく，腰部とその上下に位置する体節である胸郭と骨盤とが動作に応じて円滑に，正確に連動することが非常に重要である．腰部変性疾患患者では，この連動性が欠如している場合や誤ったタイミングで連動している場合が多い．腰部変性疾患に対する理学療法アプローチでは，そのような誤った運動連鎖を可及的に是正することが重要となる．

II　腰部の運動連鎖

1．腰部と骨盤の連動

　動作時に体幹部分の円滑な動きをつくりだすためには腰椎と骨盤の協調的な運動が必要である．

矢状面上の腰椎と骨盤の，この連鎖運動は腰椎骨盤リズムと呼ばれている．腰椎骨盤リズムには大腿骨上で骨盤がどのように運動するかという点も大きく関与している．腰椎骨盤リズムは，腰椎よりも上位の体節がどのように運動するかによって異なり，大きく分けて2つのパターンが存在する[1]．

　例えば，腰椎よりも上位の体節が前方へ屈曲つまり体幹が屈曲するとき，大腿骨上で骨盤は前傾，腰椎は屈曲する．すなわち，骨盤も腰椎も同じ方向へ運動することになる．体幹前屈位から体幹を後屈させ上体を直立に戻す際には，骨盤後傾，腰椎伸展とやはり同じ方向の運動を生じることになる．お辞儀動作やリフティング動作ではこの同方向腰椎骨盤リズム(ipsi-directional lumbopelvic rhythm)が必要となる(図1-a)．

　一方，腰椎より上位体節が垂直位を保ちながら運動するとき，大腿骨上で骨盤が前傾すると腰椎では伸展が生じる．すなわち腰椎と骨盤で反対方向への運動が生じることになる．逆に，腰椎より上位体節を垂直に保ったまま大腿骨上で骨盤が後傾すると腰椎では屈曲が生じる．歩行など，頭位の変動が少ない動作はこの逆方向腰椎骨盤リズム(contra-directional lumbopelvic rhythm)によるところが大きい(図1-b)．

　腰部と骨盤の連動性は，腰椎あるいは骨盤の動きの大小という量的な問題よりも，動作に応じた適切なリズムで動きがみられているか，あるいはそのリズムの中身，腰椎と骨盤のどちらかが過大あるいは過小な動きとなっていないかという相対

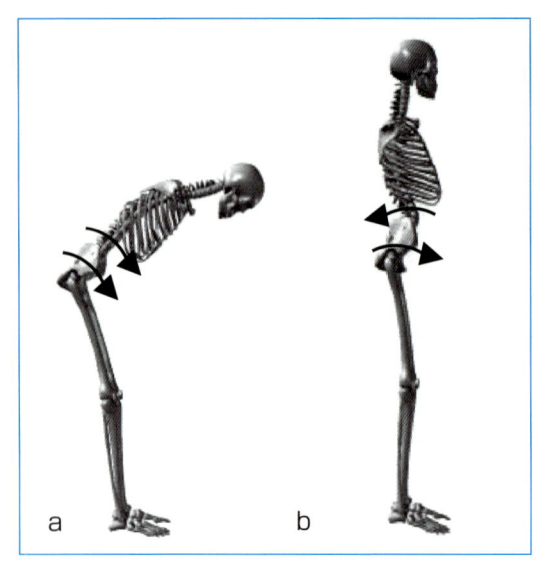

図1 腰椎骨盤リズム
a：同方向腰椎骨盤リズム．腰椎と骨盤が同方向へ運動する．
b：逆方向腰椎骨盤リズム．腰椎と骨盤が反対方向へ運動する．

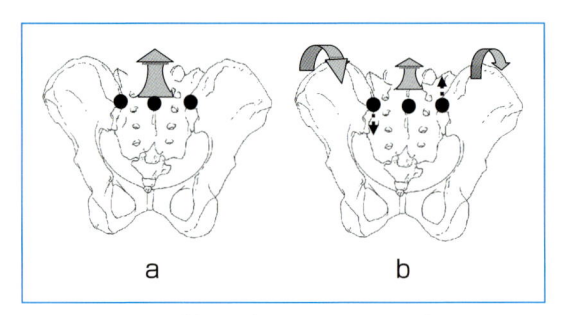

図2 体幹運動時の仙腸関節の動き
a：体幹前屈運動時．骨盤は前傾する．仙腸関節では，仙骨が屈曲，寛骨は相対的に後傾の動きがみられる．
b：体幹左回旋運動時．骨盤は左回旋する．仙腸関節では，仙骨は屈曲，寛骨は左側後傾，右側前傾の動きがみられる．

（文献2より一部改変）

関係や動くタイミングなど質的な問題に着目することが大切である．

また，腰部と骨盤の連動性を考える際に着目すべき点として仙腸関節がある．骨盤がリングとして十分に機能している場合でも，仙骨と寛骨はそれぞれに運動しており仙腸関節において関節運動がみられる[2]．体幹前屈運動時，骨盤は前傾運動を生じるが，その際，仙骨は寛骨に対して屈曲を生じる（図2-a）．体幹後屈運動時，仙骨は寛骨に対してわずかに屈曲するか静止時のアライメントを保つ．体幹回旋運動時は仙骨は寛骨に対して屈曲し，寛骨は仙骨に対して回旋側では後傾，反対側では前傾が生じる（図2-b）．体幹側屈運動時は，その際に付随する回旋運動の方向によって仙腸関節で生じる運動が異なる．カップリングモーションの影響[3]で，腰椎が伸展位であれば側屈と反対方向への回旋が生じ，腰椎が屈曲位であれば側屈と同方向への回旋がみられる．

さらに，腰椎の上に位置する胸椎・胸郭との適切な連動もまた非常に重要である．多くの場合において，胸椎・胸郭の運動と腰椎および骨盤の運動が同方向に連動することで円滑な動きをつくりだすことができる．特に胸郭は肩甲骨および上肢の土台といえる部位でもあり，上肢動作と胸郭の運動性は大きくかかわる．例えば，前方へのリーチ動作などの上肢が伸びる動作において，同時に胸郭が伸展，腰椎の伸展と骨盤の前傾が生じることでスムースに動作が遂行されるが，胸郭と腰部・骨盤の運動連鎖が破綻をきたしている場合，スムースな前方リーチ動作が阻害されるだけでなく，代償的動作の遂行により肩関節や腰部のオーバーユースにつながることも多い．

2．運動連鎖にかかわる体幹機能

体幹内での運動連鎖は頭部の平衡を保つために非常に重要で，動作の際は頭部の平衡を保ちつつ，目的とする方向へ視線および頭部を方向づけし，さらに頭部より下位体節を目的に合わせて調整することが要求される．このように体幹が滑らかで効率的な運動をするための体幹機能として，脊柱運動の分節性に加え，動作に応じてそれらをダイナミックにも微細にもコントロールする動的安定性が必要とされる．

体幹を支持する組織は受動的要素と能動的要素

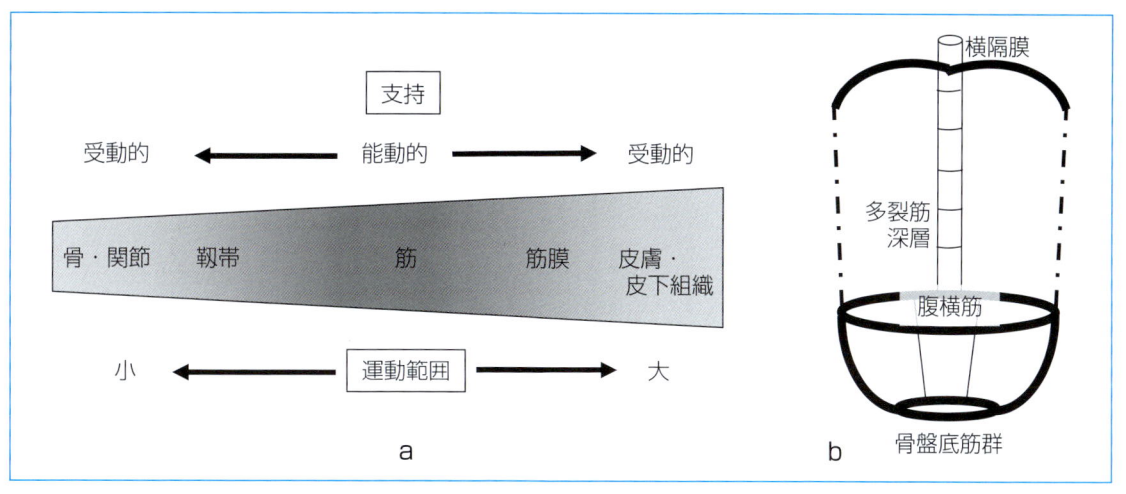

図3 支持組織と運動
a：身体支持組織と運動の関係．筋が能動的支持をするが，その他の組織は受動的支持である．
b：腰部骨盤帯のローカルシステム．横隔膜，骨盤底筋群，腹横筋，多裂筋深層からなる．

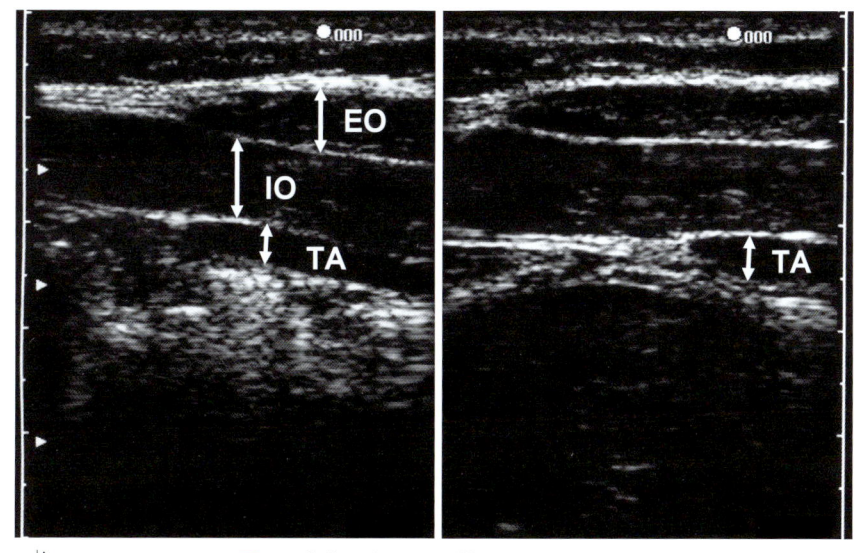

図4 坐位における腹横筋の超音波画像
体幹を積極的に頭尾方向へ伸展させたとき，坐骨支持坐位（a）と比較して腹横筋がより反応している．外腹斜筋では逆に活動が少なくなっている．
EO：外腹斜筋．IO：内腹斜筋．TA：腹横筋
a：坐骨支持坐位
b：坐骨支持坐位で体幹を頭尾方向へ積極的に伸展した場合

に大別できる（図3-a）．骨性の支持に依存すると安定性は得られるが運動は困難となる．一方，受動的要素のうち筋膜や靱帯などの関与が大きくなると動くことは可能となるが，組織そのものへ負担が大きくなるだけでなく運動の分離性は失われ，より粗大な運動となる．粗大な運動が長期にわたって繰り返されれば，局所的な負荷が増大し，その結果椎間関節や椎体間の変性を招くことにも

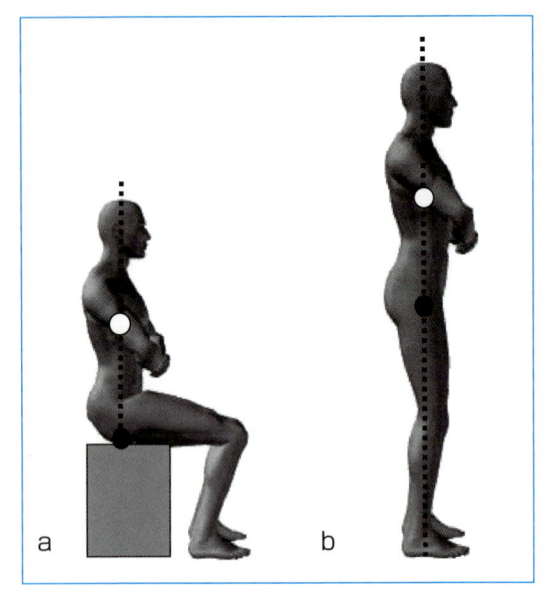

図5 体幹の良姿勢
a：坐位における体幹中間位の目安．体幹質量中心位置と坐骨前端がほぼ垂線上に並ぶ．
b：立位における体幹中間位の目安．体幹質量中心位置と大転子がほぼ垂線上に並ぶ．

は腸腰筋，内・外閉鎖筋の股関節安定化筋群の作用が重要である．

体幹を頭尾方向に伸展した姿勢は，体幹屈曲・骨盤後傾や体幹伸展・骨盤前傾姿勢に比べ次の動きへ移行しやすい体勢であり，上肢や下肢の運動が加わった際にも協調した動きが得られやすいという臨床的印象を持っている．そのため理学療法を展開する上でこの姿勢を体幹のニュートラルポジションととらえている．また，このポジションは腰椎がスムースで自然な前弯をつくりだすことから，その患者にとって脊柱の自然なカーブを生じる体幹の良姿勢として考えている．臨床上の観察においては，第9胸椎レベル椎体前方に位置する体幹質量中心位置[4]を指標として，この指標が坐位では坐骨前端を通る垂線上に，立位では大転子を通る垂線上に乗った状態を目安としている（図5）．

III 腰部変性と運動連鎖

1. 運動連鎖の破綻と腰部変性

何らかの動作を行う際に，前述のような腰部と骨盤や胸郭との円滑な連動性が損なわれてしまっている場合，それは体幹の理想的な運動連鎖の破綻を示していると考える．腰部変性障害を有する患者では，理想的な運動連鎖が破綻し，変性が生じている部位に力学的ストレスが集中的に加わっていると推測される運動連鎖パターンとなっていることが多い．

腰部伸展運動で症状が増悪するケースでは，伸展運動が過大となっていることが多い．その代表的なものとして腰部脊柱管狭窄症が挙げられる．椎弓や関節突起の肥厚や，黄色靱帯の膨隆など脊椎症性変化が存在している状態で脊椎伸展運動をすることで狭窄部で神経の機械的圧迫が強まり，その結果圧迫に伴う阻血状態が生じるため，腰椎伸展で症状の増悪がみられる[5]．非狭窄分節に可動制限が認められる場合もあり，それが狭窄分節の過剰運動につながることもある．さらに，腰椎

つながると推察する．したがって，体幹の動的安定化には主に能動的要素である筋が主要な役割を果たさなければならない．微細な調節が可能とするため，深層でより関節近くに位置しレバーアームが短い筋が十分に機能していることが望ましい．体幹の動的安定化を図る上で腹横筋，腰部多裂筋深層線維，骨盤底筋群，横隔膜の協働作用は，これらは腰部骨盤帯のローカルシステムと呼ばれている（図3-b）．体幹を頭尾方向へ伸展させる際により活動が大きくなり（図4），抗重力位での姿勢コントロールに非常に重要である．これらの筋はそれぞれ単独でも腰椎あるいは骨盤の安定性に関与する作用を有している．大腰筋もまた圧縮方向の作用ベクトルを有しており，腰椎の安定化に寄与する．

大腿骨上で骨盤がスムースに動くためには，股関節の運動性も備わっている必要がある．股関節は両側性活動によって上位の体節を支え，また運動をコントロールする機能を持つ．特に荷重位で

不安定性が認められる場合健常者と分節運動パターンが異なり，健常者では回転運動が主体で分節運動の回転中心は健常分節では椎間板内に位置しているのに対して，不安定性を有する分節では並進運動が主体で[6]，回転中心が椎間板内から逸脱してより下方へ存在する[7]．この動態は椎体のすべり運動を助長して狭窄を誘発する可能性が高い．椎体の不安定性が直接症状を惹起する原因かどうかについてはまだ明確にはされていない．しかし滑らかな運動をつくる腰椎の動態が損なわれていることは明らかで，それが骨盤や胸郭との連鎖だけでなく姿勢や動作に波及していることが多いことから，関節の安定性を再獲得した運動パターンへ可及的に修正する必要がある．

2. 姿勢の特徴

静止時の不良姿勢がすべて動作障害にとつながっているわけではないが，日常の習慣的な運動パターンを反映していることが多く，日常の運動戦略を示す情報が得られることが多い．そのため，動的状態を表す1つの場面として姿勢観察を行っている．

腰部脊柱管狭窄症患者の立位姿勢を観察すると，一見体幹の前屈を伴った胸椎後弯増大，骨盤後傾している．しかし，実はそれは症状出現を回避するためにとっている姿勢であることが多い．狭窄症患者が日常生活において移動手段によく自転車やカートを利用しているが，これは症状を回避する腰椎屈曲姿勢を楽に保つために学習した手段であり，自然な起立位を長時間保持することが困難であることに起因している．自然な静止立位姿勢は疼痛回避姿勢と異なる傾向を示し，矢状面において骨盤が上位体節に比べ前方にシフトし上から押しつぶされたようなスウェイバック姿勢であることが多い[8]．骨盤を前傾・腰椎を伸展させ体幹を垂直に保とうとする症例もみられる．自然立位がこのような姿勢を呈する場合，骨盤上に腰椎・胸郭など上位体節が乗るように姿勢を他動的に操作すると，立位姿勢の保持が楽になることや

症状の軽減が認められることもある．これは体幹内の運動の協調性が不十分であることを示唆している．

3. 動作への影響

運動連鎖にかかわる体幹機能が破綻している場合，不良姿勢を招きやすいだけでなく，体幹アライメントの動的な変化が乏しくなることが多い．例えば，椅子から立ち上がる際に骨盤前傾・体幹前屈をして殿部離坐した後，骨盤後傾・体幹後傾運動へと切り替わり身体を上方へ伸ばす動作に移る．この切り替わりの時点で健常者では腰椎の軽度伸展が生じるが，このスムースな連鎖運動ができない高齢者は多く，これらが一連の動作ではないが動作が2段階になってしまうケースもよくみかける．あるいは腰椎の伸展が過剰となり，症状が誘発されるという患者もいる．このように動作時に体幹アライメントを中間位付近で保持することや体幹運動のコントロールが不十分となるケースは多く，腰部変性疾患症例では歩行時に体幹の頭尾方向への伸展位が保てず腰椎伸展が生じていることはよくある(図6)．健常者においても安楽位では体幹を上からつぶしたようなスランプ姿勢になることもあるものの，その場合体幹中間位へ姿勢を変化させることに努力を要さない．しかし運動連鎖が破綻したケースでは滑らかな姿勢変化は難しく，体幹中間位の保持を促すと脊柱起立筋群の過活動による努力性保持となることも多い．

体幹の動的アライメントの変化が乏しいと，力学的ストレスが1か所に集中するだけでなく他肢節に及ぶことも多い．腰椎，骨盤と股関節のアライメント異常から腰椎と股関節の両方に機能障害が発生する hip-spine syndrome はその典型的なものであるといえる[9]．股関節の臼蓋形成不全により骨盤前傾・腰椎前弯が増強した結果腰椎への力学的ストレスが増強して腰椎変性につながる場合，腰椎の前弯減少が骨盤後傾につながり，股関節の骨頭前方の被覆を減少させ股関節症を惹起す

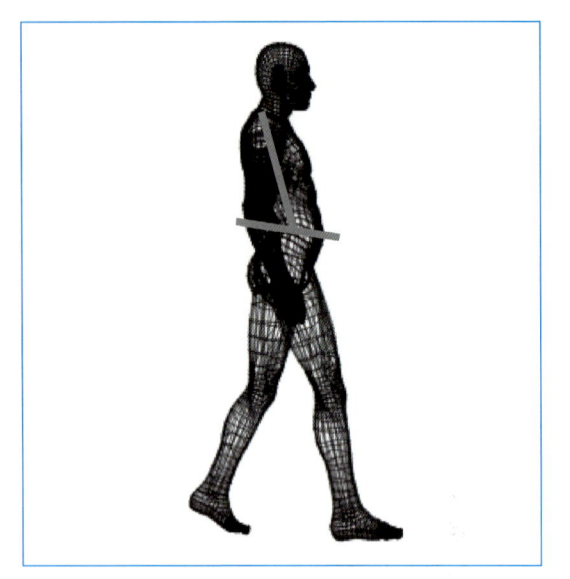

図6 腰部変性疾患症例の歩行
腰部変性疾患症例では，両側支持期に骨盤の前傾と体幹の後傾がみられることが多い．この動きは腰部に伸展運動を強いることになるため，本症患者では望ましくない動きであると考える．

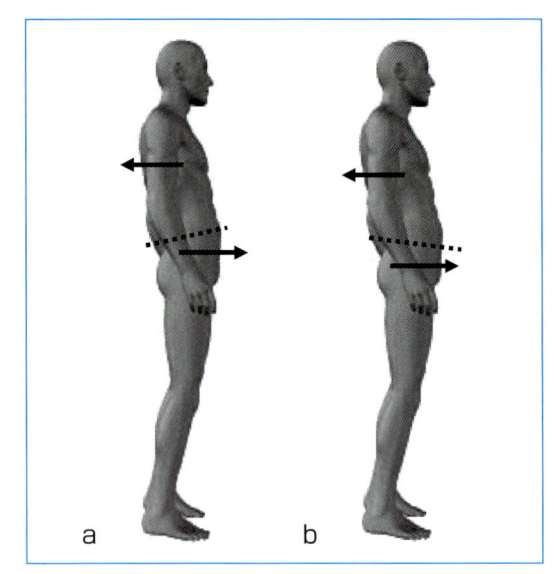

図7 姿勢の観察
a：体幹質量中心位置が後方にシフトし，骨盤は後傾している．
b：体幹質量中心位置は後方にシフトし，骨盤は前傾位を保っている．腰椎下部に過伸展が生じる姿勢であり，静止時でも力学的ストレスが大きいことが一見してわかる．

る場合があり，どちらも大腿骨上での腰椎と骨盤が連動した結果が力学的ストレスの集中化につながり変性を招いている．しかし，これは腰椎と骨盤の運動連鎖が原因というよりも，むしろ運動戦略がパターン化したことにより力学的ストレスが局所に集中したことが原因であると考える．したがって，動作を観察する際には運動連鎖の円滑性を確認すると同時に，運動戦略の多様性を損なっていないか確認することが重要であると考える．

IV 腰部変性障害の姿勢・運動の評価

1. 姿勢

姿勢を観察する際，矢状面では体幹質量中心位置および立位では大転子，坐位では坐骨前端付近を1つの指標とし，体幹質量中心位置とそれらの指標が垂直線上に並んだ場合を体幹の中間位ととらえている．また，そのときの腰椎弯曲，骨盤傾斜，股関節肢位にも着目する．骨盤傾斜は，両側の上前腸骨棘と上後腸骨棘で確認する．体幹質量中心位置の偏位している方向に骨盤が傾斜する傾向にあり，特に前方に偏位しているときはその傾向が強い．例えば，立位において体幹の質量中心位置が大転子を通る垂線よりも前方に位置している場合，骨盤は前傾，腰椎は前弯が増強していることが多い．逆に体幹質量中心位置が後方に位置している場合，骨盤は後傾し腰椎は前弯が減少している傾向にある（図7-a）．しかし体幹質量中心位置が後方に位置している例でも骨盤の前傾が保たれていることもあり，その場合腰椎下部が過伸展を強いられていて静止時でも力学的ストレスが大きいことが一見してわかる（図7-b）．前額面においても同様に，体幹質量中心位置の左右偏位と骨盤の傾斜，腰椎弯曲を確認する．姿勢の偏倚は体幹の運動に反映されることが多い．

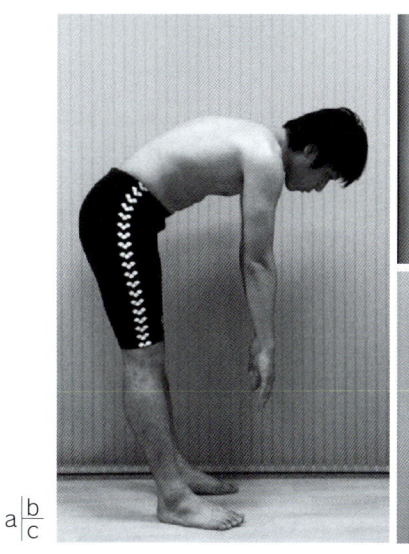

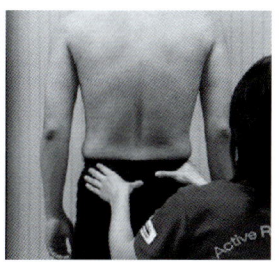

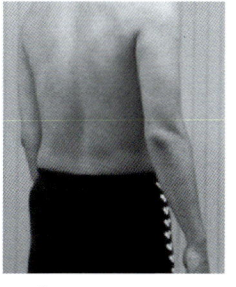

図8 体幹の運動
a：体幹前屈運動．腰椎軽度屈曲，骨盤前傾運動が生じる．
b：仙腸関節運動確認時の触診位置．第2仙椎と上後腸骨棘の相対的な動きで判断する．
c：体幹回旋運動．腰椎の回旋運動が生じる．仙腸関節の運動も確認する．

2．運動

　体幹の運動連鎖を確認するため，体幹前屈・後屈・側屈・回旋運動を行い，その際体幹内の連動性がスムースか，体幹の質量中心位置の運動方向と骨盤の運動方向が一致しているか，またそれらの運動が特定の部位の過小・過大運動によって成り立っていないか確認する．

1）前屈運動

　体幹前屈運動では腰椎屈曲，骨盤前傾，股関節屈曲がスムースに生じているか，骨盤の後方移動が伴っているか確認する．健常な場合，前屈時腰椎は弯曲がフラットか仙骨まで続くわずかな凸カーブの状態となる（図8-a）．静止時に腰椎が屈曲位となっている場合，前屈運動でさらに腰椎が屈曲して腰椎の過剰運動を生じ，骨盤の前傾運動が過小となっている．このようなパターンでは腰椎後方組織が過剰に伸張され脆弱な状態となっていることが多い．椎間板ヘルニア症例において前屈運動で症状が誘発される場合，このような運動パターンがよくみられる．股関節の屈曲制限あるいは腰部支持筋の弱化によって腰椎の過剰な運動が生じていることも多く，股関節の屈曲可動性や腰部支持筋の活動を確認の必要がある．

　また，側屈や回旋が加わらずに前屈運動ができているかという点も着目する．正常な場合は両側の寛骨が同等に前傾する．しかし，一側の股関節屈曲制限がある場合，寛骨が左右非対称に前傾運動をして，そのため腰椎で回旋が生じることも多い．寛骨の前傾が制限されると仙骨の過剰な屈曲が生じるため，前屈運動時に第2仙骨と前傾制限のある寛骨の上後腸骨棘を触診すると仙骨が寛骨に対して大きく屈曲することがわかる（図8-b）．

2）後屈運動

　体幹後屈運動では腰椎伸展，骨盤後傾，股関節伸展がスムースに生じているか，骨盤の前方移動

を伴っているか確認する．健常な場合，腰椎全体がわずかな凹カーブを描く．静止時に腰椎前弯・骨盤前傾を呈しているケースでは，腰椎の伸展が過剰となることが多い．また後屈時に骨盤が後傾を伴わずすばやく前方にスウェイするケースでは，下位腰椎でヒンジ様の伸展運動が生じることが多い．このような場合腰椎後方組織への圧縮ストレスが大きくなるため，椎間関節の変性を助長することにつながる．このような運動パターンは，股関節の伸展制限あるいは腰部前面筋の弱化の兆候を示しているととらえ，それぞれ上位腰椎の伸展可動性，股関節伸展可動性や腹部筋活動の確認を行う必要がある．

　前屈運動と同様に，後屈運動時に側屈や回旋運動が生じていないかという点も注意する．健常例では両側の寛骨に同量の後傾がみられる．後屈運動時，ほとんどの場合において仙腸関節は静止時から安定肢位を保ったままとなるが，一側の股関節に伸展制限がある場合は寛骨に対して仙骨の伸展が生じやすくなる．

3）側屈運動

　体幹側屈運動では脊柱の側屈方向へのわずかな凹カーブと骨盤のわずかな側屈方向への傾斜，反対側への移動がみられる．骨盤の側方傾斜は立位で足位を股関節幅と同程度の大きさで行うとほとんど起こらない．股関節では側屈側が外転，反対側が内転運動となる．腰椎では側屈運動時カップリングモーションの影響により回旋運動と複合した動きがみられ，健常例ではほとんどの場合側屈には反対回旋を伴う．そのため側屈運動で制限が認められる場合に反対側への回旋運動にも制限がみられることが多い．また側屈運動時に骨盤の反対側傾斜が伴ってしまうこともあり，側屈側腰椎側方組織の圧縮ストレスが大きくなり，痛みを誘発することもある．このような場合，側屈と反対側股関節の内転制限を伴っていることや，荷重制限によって骨盤の側方移動が制限されていることがあり，股関節の内転制限と骨盤側方移動の確認が必要となる．

　体幹側屈運動時，仙腸関節でも運動が生じる．そのため，仙腸関節の可動制限が側屈運動制限を引き起こすこともある．体幹側屈運動時，健常例ではたいていの場合反対側回旋を伴うことから仙腸関節でも反対側回旋が生じ，側屈側寛骨は前傾，反対側寛骨は後傾を伴う．側屈運動が制限されているケースで，側屈運動に伴って寛骨の傾斜を誘導することで制限が解除されることもある．

4）回旋運動

　体幹回旋運動時，腰椎では回旋方向へのほんのわずかに回旋側へ凸カーブがみられる．骨盤も同側へ回旋し，立位で足位を股関節幅と同程度の大きさで行うと骨盤の側方傾斜はほとんど起こらない．股関節では回旋側が内旋，反対側が外旋運動となる．側屈運動とのカップリングモーションによって，例えば，立位姿勢で腰椎が右凸側弯曲しているケースで右回旋運動に制限がみられるという現象は多くのケースで確認できる（図8-c）．

　腰椎の回旋運動は仙腸関節の運動が大きく影響するため，回旋の易運動方向が静止立位での仙腸関節のアライメントで変わる．例えば静止立位で左側寛骨が後傾，右寛骨が前傾しているケースでは体幹は左側へ回旋しやすく，右側への回旋が制限されていることが多い．仙腸関節は左回旋のアライメントをとっているにもかかわらず体幹の左側回旋が制限されている場合は腰椎ではなく，より上位椎からの影響が大きい．また下肢からの影響が強い場合にはスクワット動作で仙腸関節の非対称性が増強されることが多い．

5）その他の運動

　体重移動を伴う運動を行い，運動の連動性をチェックする．特に体幹の運動に着目する場合には坐位で行うのがよい．例えば体幹の前後屈運動で一見問題ないような場合でも，坐位で前後の体重移動を行うと運動のつながりが途切れてしまうケースもみかける．坐位で後方に乗せた体重を前方へ移動させるなかで腰椎は伸展してくるにもかかわらず骨盤の前傾が伴っていないケースや側方へのリーチ動作でリーチする方向への体重移動が

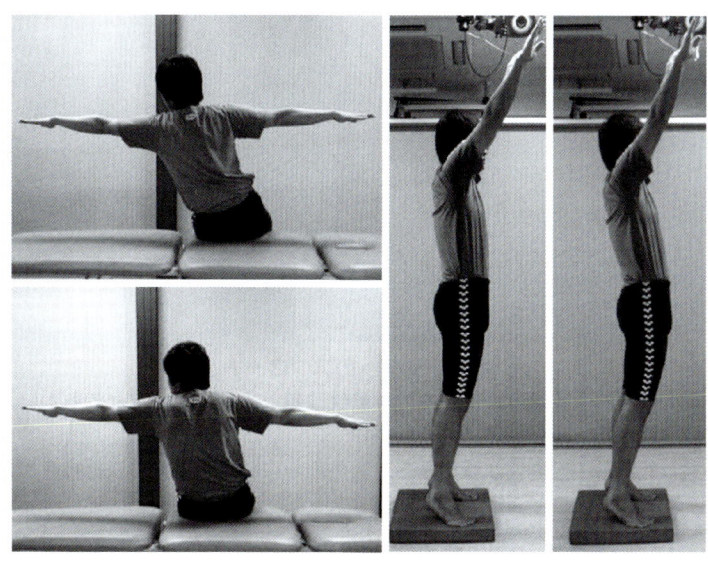

図9 体重移動を伴う際の体幹運動の確認
a：側方へのリーチ動作．体重の移動に伴って体幹の伸展がみられる．
b：動的安定性不良例では体幹の伸展がみられず，屈曲位に固定されている．
c：上肢挙上動作．上肢挙上運動を繰り返しても骨盤のシフトはみられない．
d：動的安定性不良例では骨盤の前方シフトがみられる．
運動を繰り返すと骨盤がシフトしてくる場合，動的安定化筋の持久性に問題があることが多い．

十分起こらないケースは多い（図9-a）．これらのケースでは動的安定化が不十分である場合が多く，体幹の中間位付近での姿勢のコントロールが難しく，例えば，立位で踵を上下させる運動をスピードを速めて行うと体幹の前後動揺がみられる（図9-b）．運動テストで痛みの誘発ができないが，長時間の同姿勢保持や作業での疼痛を主訴とするケースではこのような場合が多い．

立位での体重移動の動作も有用である．股関節の支持性が適正であれば，股関節と同程度の幅の足位で側方に体重を移動する場合，骨盤の前後傾斜と側方傾斜はほとんど生じることがないため骨盤から上位の体節はアライメントをほぼ保っていることが可能である．しかし，股関節の支持性が不十分な場合は骨盤の平衡は保てず体幹の運動が生じる．股関節より下位の支持性が低下している場合にも同様の現象が生じることから，荷重時の膝関節と足関節のアライメントにも注意する必要がある．また，もし痛みが出現する動作を患者自身が把握しているようであれば，その動作に近い運動を確認することも有用な情報が得られる．

V 腰部変性障害に対する理学療法アプローチ

1．腰椎彎曲の改善

腰椎の弯曲の改善を図ることは，静止時の姿勢を整えるということを目的とするのではなく，体幹のニュートラルポジション付近での姿勢のコントロールを可能にするということを目的としている．

体幹がニュートラルポジションをとるために必

もある．その場合は上肢の運動を伴わなければ体幹内の連動性に問題を認めない．このようなケースに対しては肩甲帯を能動的に安定させながら体幹の伸展を促す方法を用いている（図 15-b）．

下肢との協調性が不足している状況は，体幹の動的安定性の不足を下肢の屈曲・内旋・内転によって制動しているような症例でみられる．このような症例では，股関節をこの固定位から外した状態で体幹の安定化を図ることが必要である（図 16-a）．さらに抗重力位で協調的活動を引き出したい場合には，トランポリンを用いることもできる．下肢支持面の不安定性が増すことと，体幹の頭尾方向の伸展が促せることが利点と考えている．できるだけ同じ位置で跳ねることや，上・下肢の運動を付加して行っている（図 16-b）．

VI おわりに

腰部変性疾患に対する理学療法アプローチについて，主に体幹内の運動連鎖に着目して紹介した．しかし運動連鎖は身体全体に及ぶものであるため，体幹内の運動連鎖のみに着目してアプローチしても改善が得られないこともある．したがって，多関節にわたった姿勢と動作の観察が必要になる．

馬尾障害が現れている場合や変性が著しい場合などでは理学療法による効果があまり期待できないともいわれている．しかし，腰部変性を有する患者に対して理学療法を展開するなかで確実に姿勢や動作に変化が現れ，行動変容に至る過程を経験している．変性の進行度および自覚症状，患者のニーズや環境を踏まえた上で治療方針が決めら

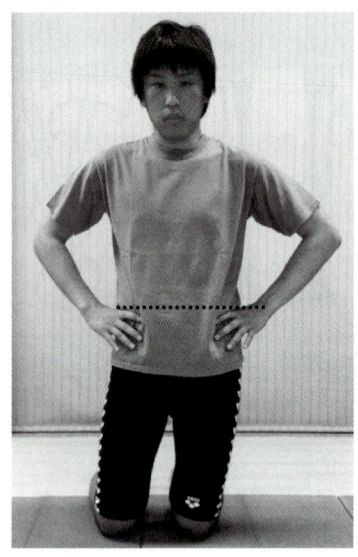

図 14 股関節の安定化に対するアプローチ
股関節安定化筋エクササイズ例．膝立て位で骨盤の平衡を保ちながら左右に体重を移動する．膝立て位での運動は可動範囲は小さいものの足関節の影響を除けるため，目的とする股関節の収縮を得やすい．

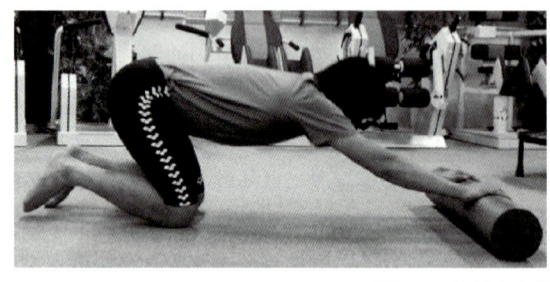

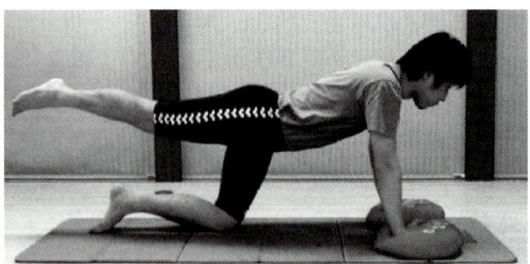

図 15 体幹と上肢の協調性の改善　　a|b
体幹と上肢の協調した伸展を促すエクササイズの例．
　a：ローラーをコントロールしながら前方へ転がす．上肢の伸展を補助しながら体幹も能動的に伸展する．
　b：肩甲帯の安定化を図りながら，下肢の伸展運動を行う．体幹は頭尾方向の伸展位を保つ．

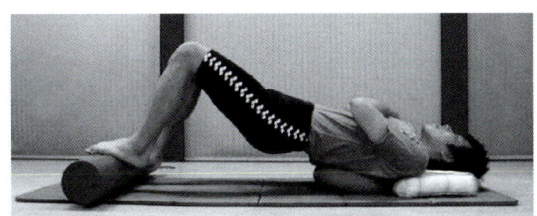

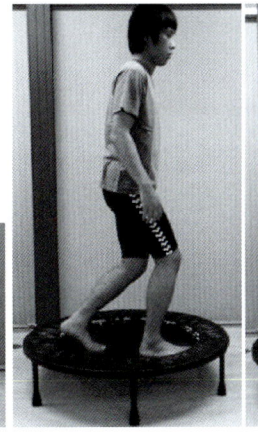

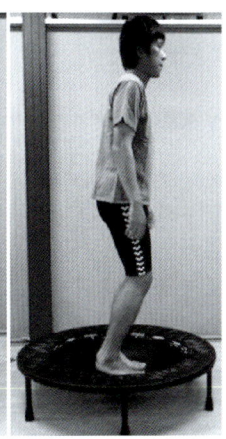

図 16 体幹と下肢の協調性改善
a：体幹-下肢の協調性改善トレーニング．支持面の不安定性を増した状態で股関節のコントロールを行う．
b：トランポリンを用いた身体協調性の改善．開脚位でのトレーニング(b-1)に比べ，閉脚位(b-2)では不安定性が増し同じ場所での跳躍を続けるため，さらに身体の協調性が必要とされる．

れるべきであるが，有効な保存療法の1つとして理学療法が選択されるよう内容・効果ともに実証していかなければならないと感じている．また，変性を予防するという予防医学の観点からも理学療法の有益性を今後示していく必要があると考えている．

文　献

1) Neumann DA：Hip. Kinesiology of the musculoskeletal system. Foundations for physical rehabilitation, 387-433, Mosby, Missouri, 2002.
2) Lee D：The Pelvic Girdle. Churchill Livingstone, Edinburgh, 81-120, 2004.
3) Kaltenborn FM：脊柱の評価とモビライゼーション，富　雅男訳，13-27，医歯薬出版，1997.
4) Vulcan AP, et al：Effects of bending on the vertebral column during＋Gz Acceleration. Aerospace Medicene, **41**：294-300, 1970.
5) Chung SS, et al：Effect of low back posture on the morphology of the spinal canal. Skeltal Radiol, **29**(4)：217-223, 2000.
6) 原田雅仁ほか：不安定腰椎の連続的動態解析—分離すべり症，変性すべり症における動態特性—．日本臨床バイオメカニクス学会誌，**19**：15-18, 1998.
7) Gertzbein SD, et al：Centrode patterns and segmental instability in degenerative disc desease. Spine, **10**(3)：257-261, 1985.
8) 石井美和子：腰部疾患に対する姿勢・動作の臨床的視点と理学療法—腰部脊柱管狭窄症に対する理学療法アプローチ—．理学療法ジャーナル，**40**(3)：2006.
9) Offerski CM, et al：Hip-spine syndrome. Spine, **8**：316-321, 1983.
10) 帖佐悦男ほか：Hip-spine syndromeの分類における症状とX線学的特徴．関節外科，**23**(4)：2004.
11) Katherin J Dolan, et al：Lumbar spine reposition sense：The effect of a 'slouched' posture. Manual Therapy, **11**：202-207, 2006.
12) Kapandji IA：関節の生理学Ⅱ下肢，萩島秀男監訳，220-243，1986.
13) 町田正文ほか：人工膝関節置換術前後の矢状面アライメント—spine-hip-knee syndrome．整形外科，**56**(9)：2005.

医師の立場から　　　　　　　　　　　　　　　　　　　　今村　安秀

Key words

腰椎(lumbar spine)，保存療法(conservative treatment)，客観的な事変に基づいた医学(evidence-based medicine：EBM)

I　はじめに

　人類が二足歩行を確立して以来腰痛と下肢痛に悩まされてきた．また，人が起立歩行を開始する生後1年前後から人特有の起立姿勢が完成する思春期までには脊椎の全体的なアライメントは脊椎の運動に関連する筋力や脊椎近傍の関節アライメントおよびその作動筋力により決定される．一度確立された脊椎アライメントは加齢により，組織の変性が進行するとともに次第に変化する．高齢化社会を迎えた今日，増加する腰椎変性疾患の中で日常診療で比較的多く認められる疾患についてその特徴，症状，診断，保存療法の限界について述べたい．

II　腰椎椎間板ヘルニア

1．椎間板の変性

　椎間板は線維輪と髄核からなり髄核はコラーゲン線維の骨組みを様々な糖タンパク，水分，塩類のゲル状基質に包埋されておりその変性は多くは20歳代前半には始まっている．Kirkaldy-Willis[1]によれば椎間板変性は3期に大別される．

1）機能不全期(15～45歳)

　椎間板線維輪の円周状，放射状の断裂と椎間関節の局性滑膜炎．

2）不安定期(35～70歳)

　椎間板内構造の破綻，進行性の椎間板吸収，椎間関節の変性．

3）終末期(60歳以上)

　安定期で椎間関節周囲の骨増殖が進行するため脊椎の不撓性が特徴．これら各病期により関連する関節群，神経により症状が変化する．

　いうなれば腰椎全体の変性は椎間板の変性から始まると考えられ，椎間板ヘルニアが発生し，最終的に脊柱管狭窄症を伴う変形性脊椎症が完成するまでは図17[2]のごとく説明できる．

2．椎間板ヘルニアの脱出様式(図18)[3]

3．椎間板ヘルニアの症状と診断

1）高位診断

　高位診断は椎間板ヘルニアの存在する腰椎の部位を確定することで，臨床症状，理学所見，神経学的所見，画像検査を総合的に判断する(表1)．

2）日本整形外科学会による『腰椎椎間板ヘルニア診療ガイドライン』では診断基準を提唱している(表2)．

3）鑑別診断

　a) 筋筋膜性腰痛症，変形性脊椎症
　b) 脊椎分離症，脊椎すべり症
　c) 腰部脊柱管狭窄症
　d) 腫瘍(馬尾腫瘍，転移性脊椎腫瘍，稀に原発性脊椎腫瘍)
　e) 脊椎・脊椎周辺の感染症，透析による破壊性脊椎症など

4．治　療

1）保存療法

　腰椎椎間板ヘルニアの治療は膀胱直腸障害や進行性の筋力低下を示す例以外は保存療法が原則である．最近ヘルニアの自然吸収による治癒報告がされて以来，3～6か月程度は注意深い経過観察

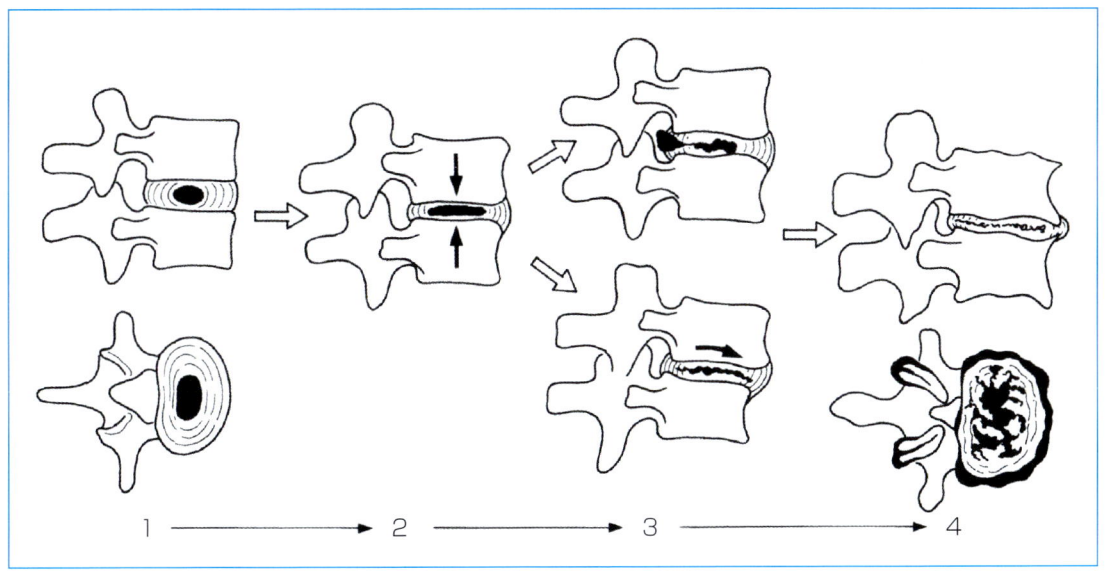

図17 変形性脊椎症への移行過程
1：正常な椎間板で脊柱機能単位の機能は正常．
2：椎間板変性に陥ると椎間間隙は狭くなる．
　　同時に椎間関節も咬み合いをくるわせる（脊柱単位の機能不全）．
3：（上）：ときに椎間板ヘルニアが起こる．　（下）：ときに脊椎すべりが起こる．
4：変性が進むと椎骨の所々に骨棘が形成され，椎間関節も塊状に変形肥大する．
　　これは脊柱を安定化させる神の仕業である．その結果，脊柱管は狭くなる．
　　脊柱管狭窄を伴う変形性脊椎症（変性腰部脊柱管狭窄症）である．

をしながら手術を待機することが多い．ヘルニアの自然吸収が起こるMRI上の特徴としてT2強調画像で高輝度である，ヘルニアが脱出して移動率が大きい，椎間板変性が進行したもの，ヘルニアのサイズが大きいなどが報告されている（図19）．

a) **安静と日常生活指導**：腰下肢痛の急性発生時は安静が第一選択の治療となるが数日以上の安静は避けたほうがよい．特に高齢者では安静が長期に及ぶと筋力低下，関節拘縮，褥創，骨粗鬆症，異所性骨化，起立性低血圧，末梢循環障害，沈下性肺炎，尿路感染・結石，精神機能低下などの廃用症候群を合併し思わぬ全身状態の悪化をきたすことがあるので注意する．

b) **薬物**：急性期から亜急性期の疼痛管理には非ステロイド系抗炎症鎮痛剤（nonsteroidal anti-inflammatory drugs：NSAIDs）の投与（経口，坐剤，経静脈投与，経皮吸収剤いわゆるシップ・軟膏）とさらに筋弛緩剤やビタミンB_{12}製剤との併用療法．

c) **リハビリテーション**：安静を要する激痛を脱した後は再発予防を含めた運動療法，牽引，装具療法，物理療法が施行されており特に腰痛体操として1937年にWilliamsの屈曲体操，1973年にMcKenzieの伸展体操が報告されている．これらの療法は最近のevidence based medicine（EBM）の観点からするとエビデンスに欠けるとされるが一部の脊椎マニュピュレーションは用手操作（randomized control trial：RCT）によるエビデンスの検証がされている．

d) **硬膜外腔ブロック，神経根ブロック**：急性期の激しい疼痛に有効である．神経根ブロックは高位診断の一助となる（図20）．

2) 手術適応
　a) 筋力低下の進行を認める神経脱落症状

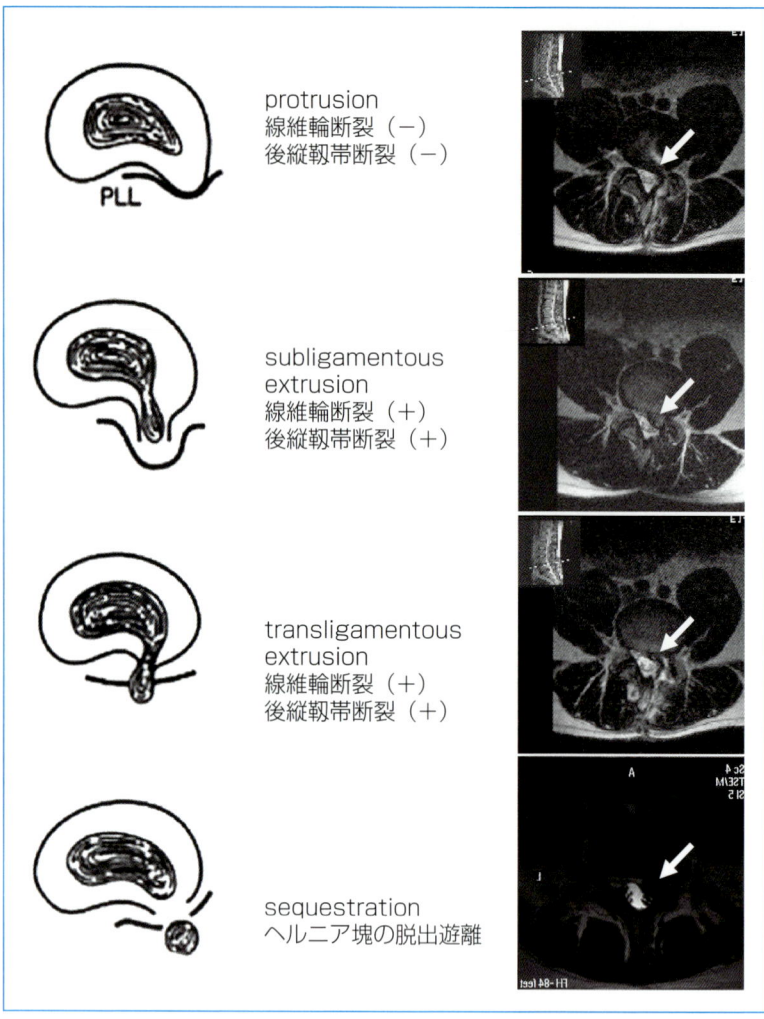

図18 椎間板ヘルニア脱出様式(Macnabによる)とMRI所見
PLL：posterior longitudinal ligament(後縦靱帯)

b) 膀胱・直腸障害

c) 保存療法無効例：保存療法が第一選択であるが神経症状の改善率をよくするためには手術時期を逸してはいけない．しかし，患者の全身状態，症状の変化，社会的適応などを総合的に判断し手術を決定することが必要である．

III 腰部脊柱管狭窄症

腰椎の脊柱管内には馬尾，神経根がありその慢性的な圧迫により腰痛や，下肢神経症状が出現する状態を腰部脊柱管狭窄症と総称する．

1. 腰部脊柱管狭窄症の分類

病因で分類したArnoldiら[4]の国際分類が広く用いられており，概略は以下のような分類である．

1) 先天性-発育性脊柱管狭窄症
成長時に脊柱管が狭くなったもの．
  a) 特発性：原因不明
  b) 軟骨無形成症による．

2) 後天性脊柱管狭窄症
  a) 変性による狭窄症：脊柱管内を構成する椎間関節，黄色靱帯，椎間板などの退行変性により発症する状態で患者の大多数を占める．

表1 高位診断(臨床症状，理学所見，神経学的所見)

ヘルニア高位	L3/4椎間板ヘルニア	L4/5椎間板ヘルニア	L5/S1椎間板ヘルニア
▨ 感覚障害 ■ 固有感覚領域			
疼痛部位	殿部外側→下腿内側	腰部→殿部→下腿外側→母趾	腰部→下腿後面→足外側
筋力低下	大腿四頭筋	長母趾伸筋	長母趾伸筋・腓腹筋
深部反射	膝蓋腱反射		アキレス腱反射
脊柱所見	後屈制限	前屈制限	前屈制限
刺激徴候 　Valleix圧痛点 　SLRテスト 　FNSテスト	陰性 約半数で陽性 陽性	陽性 陽性 陰性	陽性 陽性 陰性
麻痺徴候	L4神経根	L5神経根	S1神経根

(NEW MOOK 整形外科　No2　P5より改変)

表2 腰椎椎間板ヘルニア診療ガイドライン策定委員会提唱の診断基準

1．腰・下肢痛を有する(主に片側・ないしは片側優位)
2．安静時にも症状を有する
3．SLRテストは70°以下の陽性(ただし高齢者では絶対条件ではない)
4．MRIなど画像所見で椎間板の突出がみられ，脊柱管狭窄を合併していない
5．症状と画像所見が一致する

　b) 病因が合併したもの：先天性-発育性の狭窄症と変性狭窄が合併した場合や，変性狭窄と椎間板ヘルニアが合併したもの．
3) 変性すべり症または分離症による
4) 医原性脊柱管狭窄症
　以前の腰椎手術後の狭窄症．
　a) 椎弓切除手術後
　b) 脊椎固定術(前方，後方)後
　c) キモパパイン椎間板融解術後
5) 外傷後の脊柱管狭窄症
6) その他
　a) ページェット病
　b) 放射線障害

2．臨床症状

1) 腰痛・下肢痛

　腰痛は初期に軽度認められる．原因は変形により椎間関節や関節包に分布する脊髄神経後枝内側枝が刺激されるためである．ヘルニアを合併していれば関連神経の支配領域で下肢に強い放散痛を認める．

2) 間欠性跛行

　歩行により腰痛，下肢痛，下肢から陰部にかけて違和感，痺れ感，重症な場合は脱力により歩行障害が出現し，休息や脊椎の前屈により症状が消失する．硬膜嚢が馬尾神経とともに全周性に圧迫

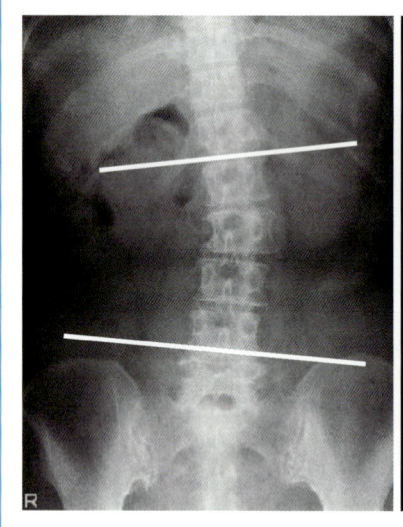

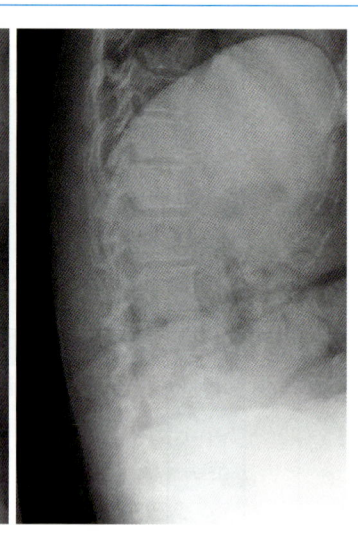

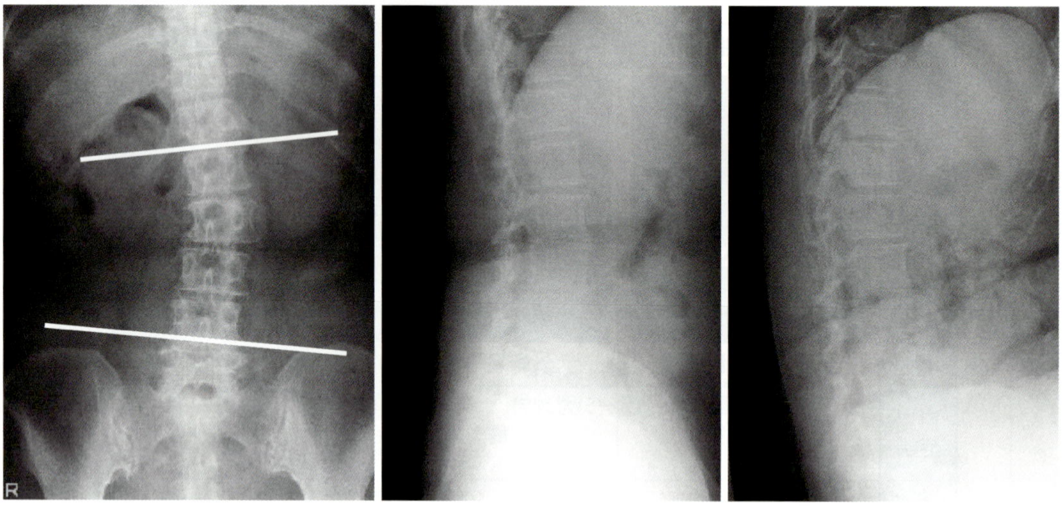

図21　脊柱管狭窄症の単純X線像

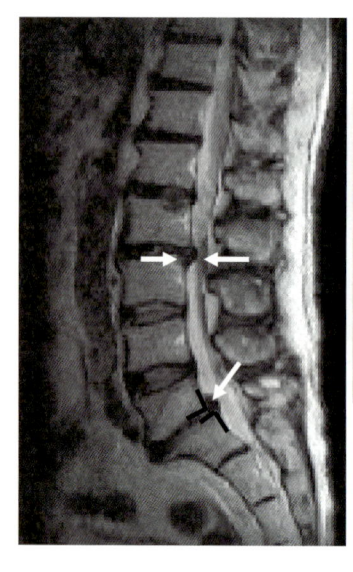

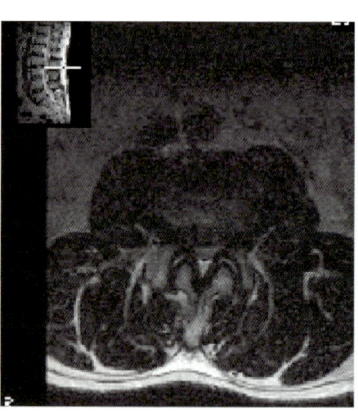

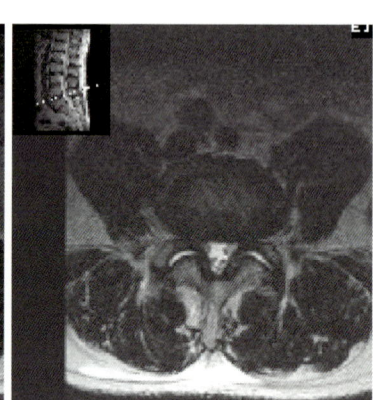

正面像
L1, L4を終椎とした左凸側弯15°を認める

側面像
L3, 4, 5でのstep deformityを認める
L4脊柱管前後径 9 mm
L5　 〃 　　　 8 mm

機能撮影屈曲像
L4/5後方開角を3°認める

図22　脊柱管狭窄症のMRI
a：T2強調像，矢状断像
　　L2/3での椎間板ヘルニア，L5/S1でのすべりを認める．
b：T2強調像，L2/L3椎間板に一致した水平断像
　　椎間板ヘルニア以外に上関節突起の肥厚と黄色靱帯の肥厚を認める．
c：T2強調像，L5/S1椎間板に一致した水平断像
　　椎間板の膨隆と黄色靱帯の肥厚を認める．

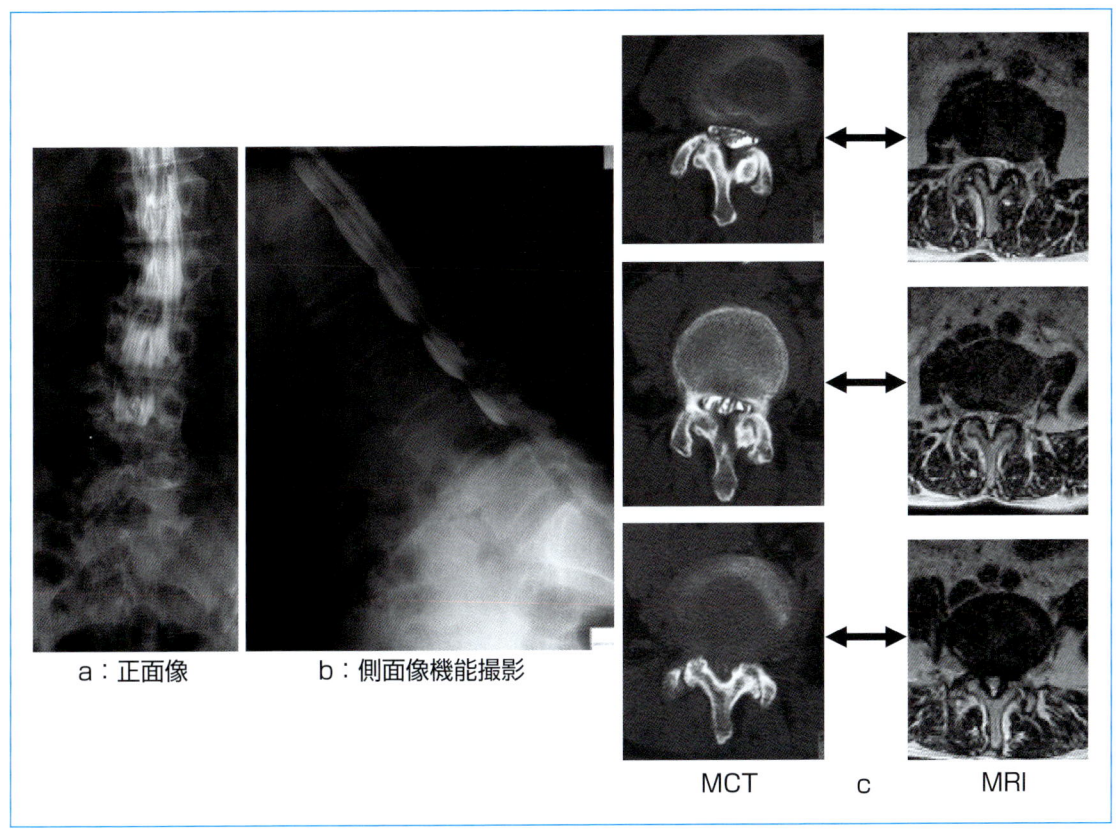

図23 脊柱管狭窄症の脊髄造影，ミエロCT，MRIの特性
a，b：脊髄造影．造影剤は完全ブロックを示し，機能撮影でも通過性が悪い．
c：同部位でのミエロCTとMRIの比較．軟部組織・髄液はMRIが判別しやすい．
ミエロCTは骨性構造が判別しやすい．

ることから腰椎の前弯を減少させるWilliams flexion braceが従来使用されていたが，EBMの観点からはエビデンスに乏しい．

c）運動療法：急性期の腰・下肢痛が強い場合は適応外である．疼痛が軽減後に等尺性の筋力強化から開始する．腰椎の前弯が軽減する姿勢保持訓練や体幹伸筋群のストレッチを追加する．腰椎前弯が増強する背筋訓練が症状を悪化させるので腹筋の筋力増強訓練は重要である．

d）神経根ブロック：急性期から慢性期まで坐骨神経痛が強い場合(図24)．

2）手術適応

保存療法が無効で日常生活動作障害がある例が手術適応である．徐々に脊柱管の狭窄が進行する場合，疼痛(腰，下肢痛)が無いかごく軽度で，休息により間欠性跛行が改善することより積極的に手術に踏み切らずにいる例がかなり多い．しかし，膀胱直腸障害が出現していても本人が気づいていない例も存在するためこれらを見逃さず手術時期を逸しないことが重要である．

IV 脊椎分離・分離すべり症

1．病因

分離部は骨端核の骨癒合が完全に完成しない先天的な素因を有する場合もあるが，発育期のスポーツ活動により腰椎の関節突起間部に過度の負

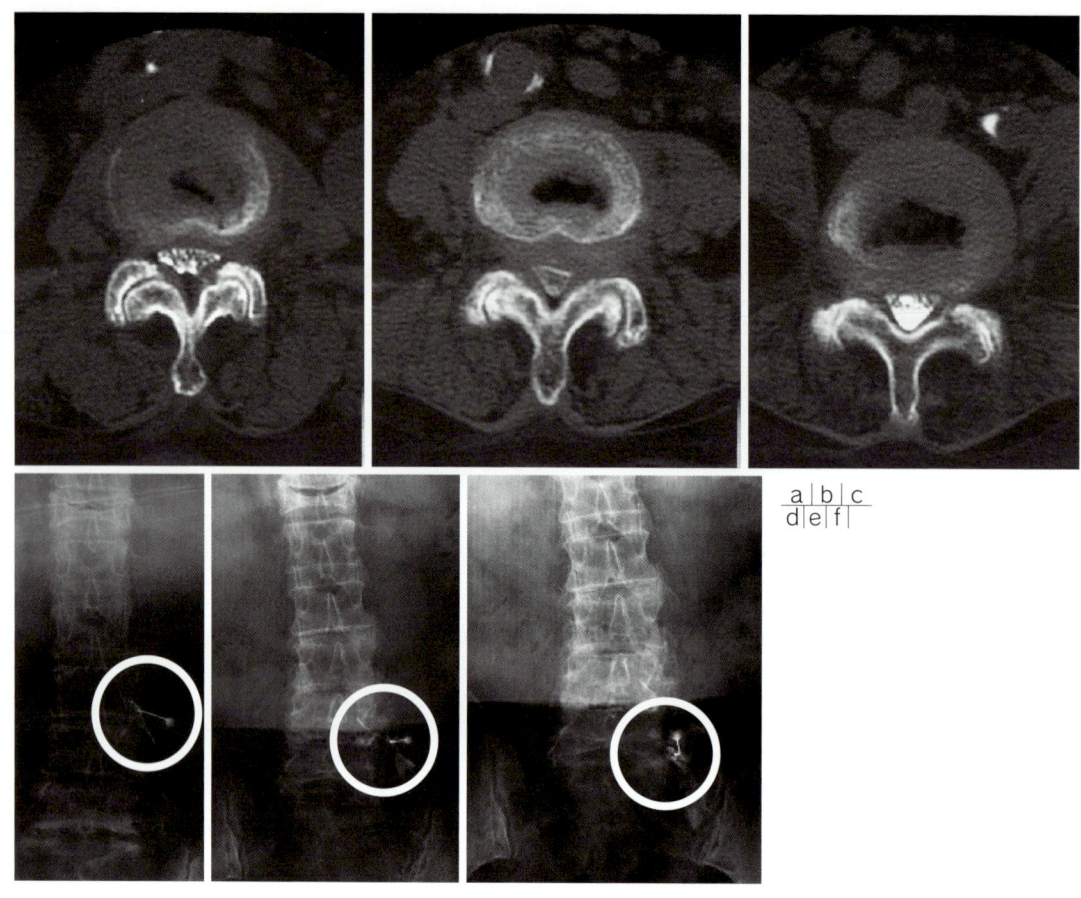

図 24 選択的神経根造影
それぞれに対応する神経根ブロック像（主病変は L5 神経根であった）
a：L2/3 椎間板に一致した MCT．b：L3/4 椎間板に一致した MCT．c：L4/5 椎間板に一致した MCT．
d：L3 神経根ブロック．e：L4 神経根ブロック．f：L5 神経根ブロック

荷がかかり発生する疲労骨折が主因である．

2. 病態

　分離発生の脊椎高位は約 90％ が第 5 腰椎に発生し，残りは第 4 腰椎が多い．分離症の 10～20％ が分離すべり症に移行し，すべりの発生と進行は 15 歳前後に認められる．成人になってから発見された分離症は，発育期には無症候性に経過し腰痛で受診し X 線撮影検査で偶然発見される場合も多い．

3. 症状

　分離部の不安定性による腰部の鈍痛，殿部痛，腰部の筋緊張感・筋拘縮感などが主症状である．同部位の圧痛や叩打痛もみられ腰椎の伸展で腰痛が増強する．分離部の不安定性が強い場合やすべり症に進展すると当該部位を走行する神経根の刺激症状（第 5 腰椎分離の場合は第 5 腰神経）が出現する．椎間板ヘルニアや狭窄症が合併していなければ，脊柱管が比較的広く保たれるため神経麻痺症状は強くない．

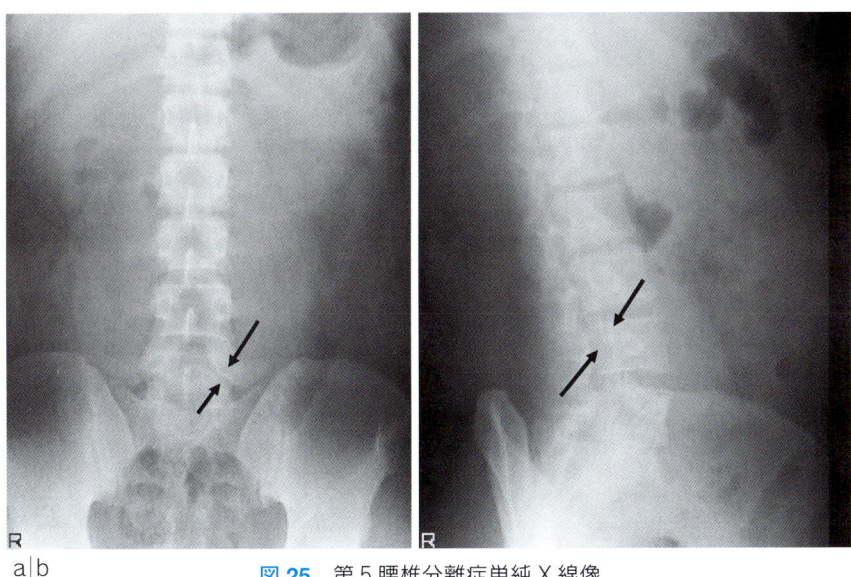

図 25　第 5 腰椎分離症単純 X 線像
a：正面像．左側椎弓根間部の分離が確認できる．
b：斜位像．通常は斜位像が分離を確認しやすい．

4．検査所見

単純 X 線検査の斜位像で分離部は確認できる（図 25）．また側面像ですべり症の程度が判断でき，Meyerding 法[5]（図 26）にて判定する．

5．治　療

1）保存療法

a）安静・固定，薬物療法：成長期の分離症初期には厳重な安静と硬性コルセット固定により分離部の骨癒合を得ることも可能である．そのため少なくとも 3〜6 か月はスポーツ活動を休止させ定期的な診察，X 線検査で経過観察する．成人になってからの腰痛は比較的短期間で改善することが多く，重労働者でなければ分離すべりも Meyerding 分類 I 度までなら安静と軟性コルセット固定などの保存療法が十分有効である．

b）分離部ブロック：急性期の疼痛軽減や発生部位の診断に有効である．

c）神経ブロック：神経根の刺激症状が持続する場合，仙骨裂孔硬膜外ブロック，神経根ブロックが有効である．

d）運動療法：腰椎前弯を軽減するための体幹筋・ハムストリングのストレッチや体幹筋強化は腰痛の強さに応じて進める．

2）手術療法

保存療法が無効な場合や腰痛発作を繰り返し日常生活や社会生活上の妨げになる場合，分離すべりの場合で神経症状が進行する重度なすべりに対して手術適応となる．

V　hip-spine syndrome

1．病　態

hip-spine syndrome は Offierski ら[6]が股関節疾患と脊椎疾患との関連性から提唱した概念で以下のごとく分類されている．

1）simple hip-spine syndrome

股関節と脊椎の両方に病変を認めるが，股関節か脊椎のいずれかが症状の主病因．最も多いタイプである．

2）complex hip-spine syndrome

股関節と脊椎の両方に病変を認めるが，症状の

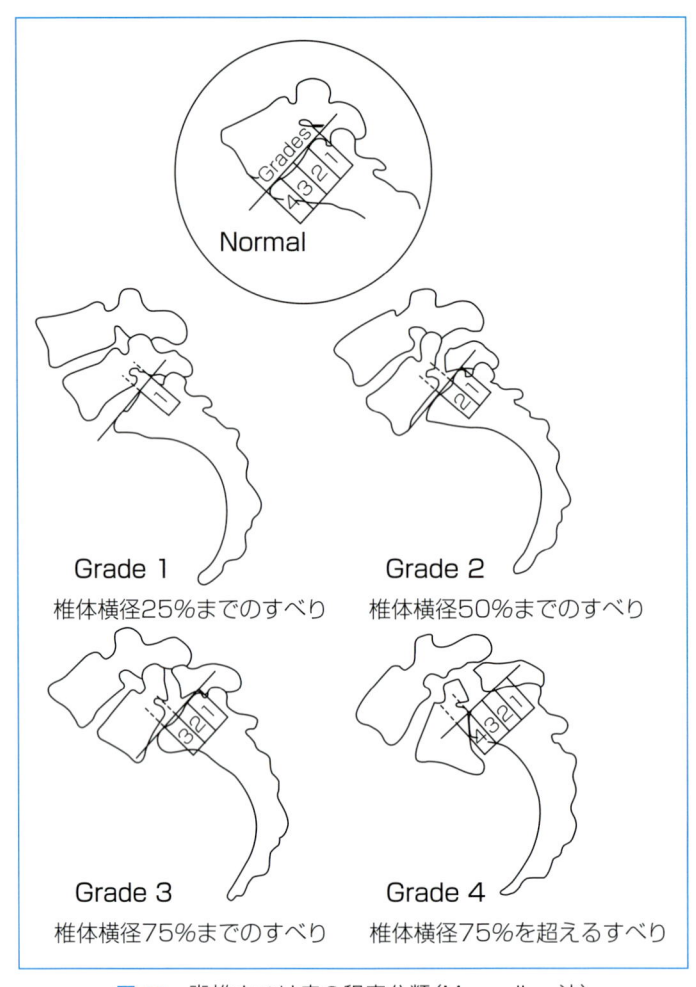

図 26 脊椎すべり症の程度分類（Meyerding 法）

主病因が不明確．

3） secondary hip-spine syndrome

　股関節と脊椎のいずれかが主病因でそれが他の部位に影響を与えた結果，股関節か脊椎の両方に病変を認める．

4） misdiagnosed hip-spine syndrome

　股関節，脊椎の主病因を誤診して治療した場合．
　また，腰椎と股関節の関係は，腰椎の前弯の減少，仙骨を含む骨盤後傾と股関節に加わる圧力のベクトルが一次性変形性股関節症への進行の誘引とする報告がされている．さらに脊柱の矢状面アライメントを考えるときに，隣接する体軸骨格部分との関連性に注目すると腰椎前弯の減少や後弯化が胸椎後弯や骨盤，股関節さらには膝関節や足関節に影響を与えると考えられる（spine-hip-knee syndrome）[7]．

2．各分類と臨床評価

　simple, complex, secondary 間の分類において X 線上明らかな病変を認める例であっても股関節部痛が腰椎病変由来であったり，大腿前面疼痛が股関節症由来であったり第 4 腰神経根由来の疼痛であったりするためクリアカットに分類することができない場合がある．ここでは simple, secondary, complex hip-spine syndrome の分類が困難

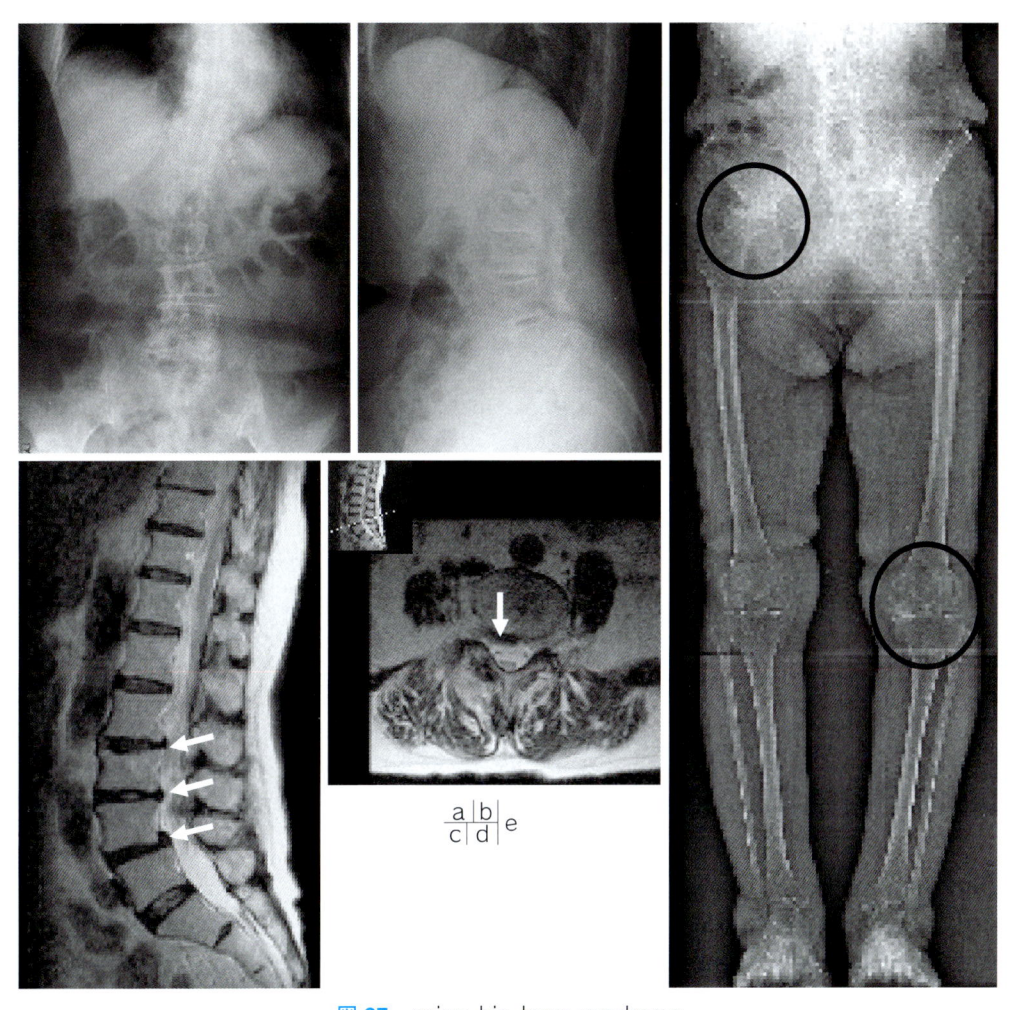

図 27 spine-hip-knee syndrome

＜X線＞
a：腰椎正面像．L1，L4を終椎とする右凸側弯15°を認める．
b：腰椎側面像．L4前方すべりを認める．
e：立位下肢全長．右股関節と左膝関節に関節症性変化を認める．
＜MRI＞
c：腰椎矢状断，T2像．L4の前方すべりとL4/5椎間板ヘルニアを認める．
d：腰椎水平断，T2像．L4/5椎間板ヘルニアを認める．

であった症例を提示する．
　症例：S.T. 79歳，女性
　主訴：右大腿前面部痛，右坐骨神経痛
　現病歴：2004年3月より上記主訴出現．近医にて保存的に加療するも症状改善せず，時に間欠性跛行が出現するため2005年5月27日当科初診．

　現症：大腿神経伸展試験（FNST）陽性．神経学的欠落症状を認めず．
　画像所見と経過：主訴と画像所見（図27-a〜d）より腰椎が主病因と考え，消炎鎮痛剤投与，リハビリテーション（物理療法，体幹筋力強化）を施行し症状軽快．
　2005年5月より両膝関節部，足関節部，右股関

節部痛出現.

2005年9月より右股関節部可動域制限出現.立位下肢全長X線像(図27-e)にて右変形性股関節,左変形性膝関節症を認めた.運動療法に股,膝関節可動域訓練,下肢筋力強化を追加したが徐々に右股関節部痛増強し可動域制限悪化.

病態の考え方:右股関節と脊椎と左膝関節の変性による(knee-)hip-spine syndromeで,当初坐骨神経痛が主症状で近医にて加療.徐々に右股関節症状(股関節部痛,可動域制限,右大腿前面部痛)が増強した例である.股関節治療(関節ブロック,手術『THA』)をすることにより脊椎,膝関節症状が軽減,消失すれば股関節主病因のsimple(knee-)hip-spine syndromeと判断できる.同様に脊椎の治療(神経根ブロック,神経根除圧)で股,膝関節症状が軽減,消失すれば脊椎主病因と判断できる.しかしどちらの治療にて両方の症状が改善しなければcomplexまたはsecondaryと判断すべきであるが,この症状の改善度の判断やどちらが2次性と判断するかが困難な点である.

文 献

1) Kirkaldy-Willis WH, Mierau D:The three phases and three joint. Managing Low Back Pain, 4th ed, Kirkaldy-Willis WH, Bernard TN, eds, 249-262, Churchill Livingstone, New York, 1992.
2) 菊池臣一:4. 腰椎変性疾患.胸椎,腰椎 第5編 疾患各論.標準整形外科,第9版,鳥巣岳彦,国分正一総編,476-496,医学書院,2005.
3) MacNab I:Disc ruptures. Backache, T. H. Grayson, eds, 130-134, Williams & Wilkins, Baltimore, 2nd ED, 1990.
4) Arnoldi CC, et al:Lumbar spinal stenosis and nerve root entrapment syndromes. Definition and classification. Clin Orthop, 115:4-5, 1976.
5) Meyerding HW:Spondylolisthesis. Surg Gynec and Obstet, 54:371-377, 1932.
6) Offierski CM, MacNab I:Hip-spine syndrome. Spine, 8:316-321, 1983.
7) 町田正文ほか:人工膝関節全置換術前後の矢状面アライメント—spine-hip-knee-syndrome. 整形外科, 56:1251-1255, 2005.

第6章 多関節運動連鎖からみた肩甲帯の保存的治療戦略

理学療法士の立場から..奥村　晃司

Key words

頚部・肩甲帯変性疾患（degenerative neck and shoulder girdle disease），運動連鎖（kinetic chain），姿勢（posture），動作（motion），機能障害（disordered function），リラクセーション（relaxation）

I　はじめに

我々の日常的な生活のほとんどは坐位，立位で行われている．このとき頭部は身体で最も高い位置に存在することから，身体は重力環境下で常に頭部を安定した状態で力学的課題要求に対応しなければならない．人間の身体構造は個々の骨形態を組み合わせ，頭部と身体重心をできるだけ鉛直線上に近づける位置関係にある．そして各関節を巧みに連結し，運動連鎖を組み合わせた多関節運動連鎖により理想的な姿勢を保持することができる．動作を行う場合には，各関節による運動が効率的に連結し，身体重心をコントロールする多様な運動パターンを持つことで特定の関節に負担が生じない動作が可能になる．人間の姿勢・動作は，その人個人の身体要因，生活要因，環境要因により多様に変化することから習慣的な姿勢保持，繰り返し反復される動作は身体の特定部位に過剰な力学的ストレスを生じ，退行変性をもたらす要因になると考える．

頚部・肩甲帯は頭部に付着する筋を多数に持ち，筋による制御により頭部と体幹を連結している．これにより多様な運動パターンと動作のバリエーションを可能にし，姿勢・動作を考えるうえで重要な役目を担っている．このため頚部・肩甲帯に機能障害を生じた場合には，運動パターンは限られ身体重心のコントロールも行えず，動作のバリエーションも狭い範囲で行われることで姿勢・動作に変化が生じてしまう．また，日常的な生活では習慣的な姿勢，繰り返し反復される動作によって頭部の位置変化が起こり，頚部・肩甲帯に機能障害をもたらすことも考えられる．このように頚部・肩甲帯変性疾患の患者の病態・症状出現までの経過としては，事故などの外傷といった明確な受傷起点から機能障害が発生し，安静のため頭部を一定期間固定することで姿勢・動作が変化する．あるいは日常的な生活，仕事など習慣的に同一の姿勢・動作を繰り返すことで機能障害が発生し，代償的に姿勢・動作が変化する．またもともとの姿勢・動作に機能障害が加わることで姿勢・動作が変化するなどさまざまな要因が関与していることが推察される．よって頭部と体幹に機能的な連結を持つ頚部・肩甲帯の機能障害に対して理学療法を展開する場合には，頚部・肩甲帯の機能障害に着目するだけではなく．個人の日常的な生活と姿勢・動作の関連性を含め，多関節運動連鎖の観点から治療展開を行うことが重要であると考える．

II　頚部・肩甲帯変性疾患の患者でみられる機能障害と姿勢・動作の変化

頚部・肩甲帯変性疾患の病態発症・進行は，頚部・肩甲帯の機能障害からだけではなく，日常的な生活における習慣的な姿勢・動作が密接に関与している．頚部・肩甲帯変性疾患の患者でみられる症状は，頚部・肩甲帯のおもだるさ，ツッパリ

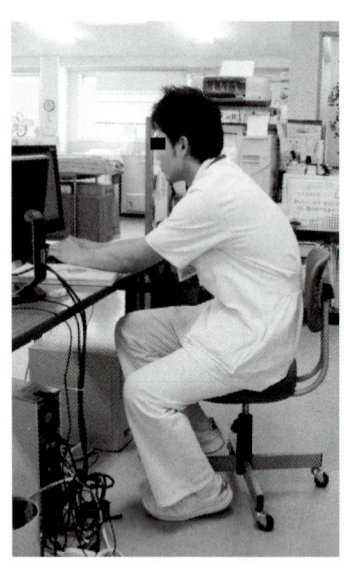

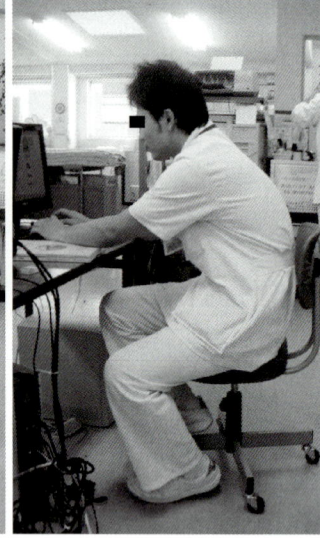

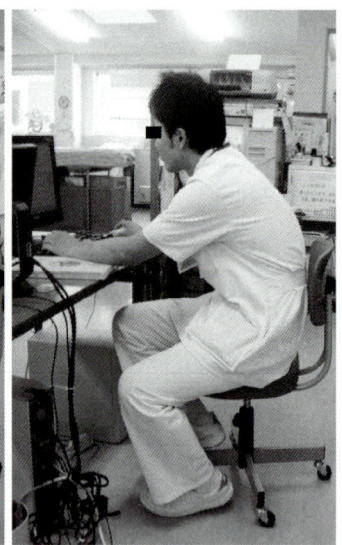

図1 頭部を前方に固定した習慣的な坐位姿勢・動作
目標物を凝視するため頭部を一方向，特に前方向に固定される．脊柱では，頚椎の前弯減少，垂直下，胸椎後弯化，腰椎前弯低下，骨盤後傾により坐位姿勢を保持している．

感といった筋機能障害の問題から症状が最初に出現することが多い．これらの症状を訴える患者の多くは，日常的な生活や仕事といった普段の生活の中で一定の姿勢を保持する．または同一姿勢と同一動作の繰り返しを行っている場合が多い．このような患者では，筋への負担を軽減するため頭部を一定方向に固定する．あるいは脊柱の可動性と運動性を制限させるといった代償的な身体機能を用いることで頚部・肩甲帯周囲筋の負担を軽減させるための姿勢・動作の変化が生じる．また脊柱の可動性が制限された代償的な身体機能では運動パターンは限られ，身体重心のコントロールも行えず動作のバリエーションも減少する．このため一定の姿勢保持や同一姿勢・動作の繰り返しにより，頚部・肩甲帯周囲の局所的あるいは全体的に過剰な筋活動が必要になり，障害をもたらしやすくなると考えられる．過剰な筋活動が習慣的に続く頚部・肩甲帯周囲筋では，頚部・肩甲帯の可動性と運動性も低下する．さらに頭部と体幹の機能的可動性は失われることで靱帯，椎間板などの組織は常に力学的なストレスが加わり続け，組織の障害と加齢による退行変性が加わることで神経症状が出現すると考える．このように頚部・肩甲帯変性疾患の患者の多くは，頚部・肩甲帯の機能障害と日常的な生活における姿勢・動作変化が複雑に関与して生じていることが推察される．

臨床上，症状を訴える患者の多くは，坐位姿勢・動作が発症起点になっている場合が多く．本稿では頚部・肩甲帯変性疾患患者の坐位姿勢・動作に着目し，病態発症・進行までの臨床推論と症状改善に対する理学療法アプローチを紹介する．

III 頚部・肩甲帯変性疾患の坐位姿勢・動作

頚部・肩甲帯に病態，症状をかかえる患者では頭部を前方に固定した習慣的な姿勢保持と同一姿勢・動作の繰り返しにより，坐位姿勢・動作(図1)を行うことが多い．この坐位姿勢・動作では，頭部の位置は視点を安定させるため，また目標物を凝視することで一方向，特に前方向に固定される．このため脊柱では，頚椎の前弯減少，垂直下，胸椎後弯化，腰椎前弯低下，骨盤後傾といった頭部の重さを支えるための対応により，頭部を前方に固定し長い時間一定の坐位姿勢を保持する．ま

た同一の姿勢・動作を狭い範囲で繰り返し続けられることが多い．頚部は解剖学上，頭部を支えるために生理的な前弯を持ち，支持性と運動性を有している．また頚椎をはじめとする脊椎は脊柱全体としてS字状の彎曲により骨盤上に保持され，頭部の質量だけではなく身体重心を正中線上に近づけている[1]．頭部が頚部よりも前方に位置した姿勢保持と同一姿勢・動作の繰り返しでは，頭部の重心変化に伴い頭部の安定は筋活動によって制御され維持される．しかし，持続的な筋活動によって頭部の安定性を維持することは難しく，頚部には前方への力が加わり続ける．このため頚部をはじめとした脊柱のアライメントは代償的に変化し，頭部の安定性を維持する．代償的な頚部・脊柱のアライメントでは筋の起始，停止も変化し，頭部の安定性を維持するための後頭下筋群や頚部伸筋群は過剰な筋活動が持続し，繰り返されることで柔軟性低下，疲労などの筋機能障害が生じる．また，肩甲帯も同様に頭部が前方に位置し，上肢も前方にした作業を続けることで肩甲骨は常に挙上，外転，上方回旋位で保持される．このため肩甲帯周囲筋にも頚部伸展筋と同様に持続的な筋活動が必要となり筋機能障害が生じる．これが臨床上頚部・肩甲帯変性疾患の患者の初期症状でみられる筋のこわばり，だるさなどの頚部痛，肩甲帯周囲痛を引き起こす原因となっているのではないかと考える．さらに筋機能障害が持続することにより頭部は筋によるコントロールを失い能動的要素から受動的要素によって頭部の安定性を維持し，頭部の重心位置変化に対応する．これが加齢に伴う変性と組み合わされ椎間板への負担増大，椎間板の変性，組織の退行変性を進行させ神経症状の出現，骨の変形にも関与すると考える．脊柱は多数の椎骨により形成され，連結することにより大きな可動性と運動性を発揮し動作が行われる．また脊柱では骨盤運動に伴い腰椎と胸椎の運動連鎖の組み合わせにより身体重心をコントロールし，頭部の安定性を維持している．頚部・肩甲帯変性疾患の患者では，頭部が体幹より前方に位置することに伴い胸椎後弯化，腰椎前弯低下と矢状面での胸椎，腰椎のアライメントを変化させ，脊柱の可動性と運動性は低下し運動範囲も制限が生じる．このように頭部，脊柱，骨盤の各分節の可動性と運動性が制限され，代償的な変化が生じたアライメントを日常的に保持する姿勢により，動作では限られた運動のパターンを選択し，身体重心のコントロールも狭い範囲内で繰り返し行われることで多関節運動連鎖は乱れを生じる．よって頚部・肩甲帯変性疾患の患者では頭部の変位に伴い身体運動パターンの減少，動作のバリエーションも限られた代償的な坐位姿勢・動作が行われ，頭部を支える頚部・肩甲帯には過剰な力学的ストレスが加わると考えている．

IV 頚部・肩甲帯変性疾患の姿勢制御

中枢神経系が空間の身体位置を知るためには，その前に身体全体の感覚受容器からの情報を組織化しなければならない．普通は，視覚系，体性感覚系(固有受容器，皮膚受容器，関節受容器)，前庭系からの末梢入力が，重力および環境との関係で身体位置と運動を検知するために働いている[2]．頭部は重力環境下において身体位置を鉛直上に位置させるために重要な視覚系，前庭系の感覚器を有している．

頚部・肩甲帯変性疾患の患者では，加齢に伴い身体機能や感覚の退行変化が生じるだけではなく，習慣的な姿勢により頭部が固定され身体機能に代償的な変化が生じることで感覚器にも影響を及ぼしていると考える．患者の多くは目標物に対して視点を長時間集中させる．あるいは視点の変化を繰り返し反復する中で頭部の運動も少なく，頭部を固定した状態が続く．このことから頚部・肩甲帯周囲の筋緊張は高くなり頭部の自由度はさらに減少し，固定的な姿勢を作り出していることが多い．このような場合の姿勢制御では，頭部の位置と運動に関与する前庭系の情報入力も頭部が固定され，頚部の筋緊張が高いことで情報入力が

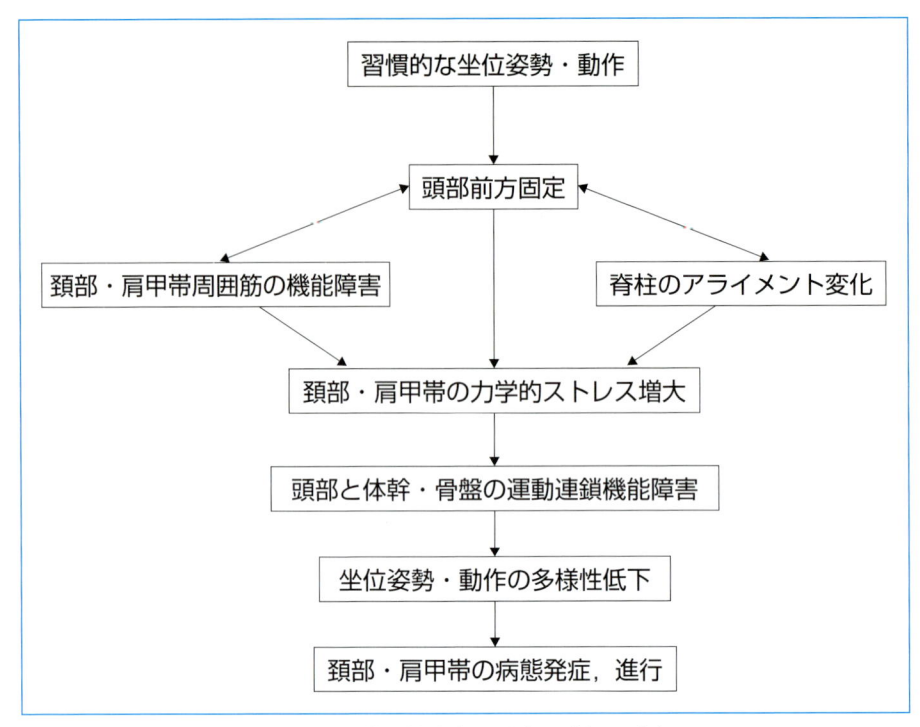

図2 頚部・肩甲帯変性疾患の発症・進行の障害モデル

十分に行われない環境にあり，視覚系の情報入力により頭部の位置を認識していると考えられる．また頭部，体幹を一塊とした固定的な姿勢では脊柱，骨盤の可動性と運動性も制限され身体重心のコントロールも行えない．これに伴い筋，関節の柔軟性も低下することで支持面への応答も少なく体性感覚系からの情報入力も少ないと考える．このことから頚部・肩甲帯変性疾患の患者の姿勢制御は，視覚を主体にした情報入力と代償的な身体機能の変化によって組織化され安定化，定位を維持していると考える．また代償的な姿勢・動作の変化は姿勢制御を調節する視覚，前庭感覚，体性感覚の感覚器系にも影響を及ぼすと考える．

V 頚部・肩甲帯変性疾患患者の障害モデル

頚部・肩甲帯変性疾患の患者は，習慣的な坐位姿勢・動作により病態が発症，進行する場合が臨床上多い．この場合の坐位姿勢・動作では，矢状面での頭部と体幹に変化が観察されやすいことから，本稿では頚部・肩甲帯変性疾患患者の障害モデルを坐位姿勢・動作の矢状面に着目して病態発症・症状の進行を考えていく．

習慣的な坐位姿勢・動作では，頭部が体幹よりも前方に位置することで身体重心を正中線上に近づけることができなくなる．このため矢状面では頭部と体幹の位置関係が崩れ，頚部・肩甲帯周囲筋には持続的な筋活動が必要になる．しかし，筋活動だけでは頭部を支持することは困難であり，筋機能を巧みに用いた能動的要素から，脊柱のアライメントを代償的に変化させ靱帯，椎間板に依存した受動的要素により頭部と体幹の安定を維持しようする．このため頭部と体幹・骨盤の運動連鎖機能は障害され，身体重心のコントロールは狭い範囲で行われ坐位姿勢・動作に多様性がなくなる．この悪循環の形成により頚部・肩甲帯には病態が発症，進行すると推察している（図2）．

VI 頚部・肩甲帯変性疾患に対する理学療法の考え方

頚部・肩甲帯変性疾患患者の病態，症状進行の経過は，頚部・肩甲帯の機能障害に伴い姿勢・動作が変化する．または姿勢・動作が変化することがきっかけになり機能障害が生じるといった機能障害と姿勢・動作が関連した場合が多い．しかし頚部・肩甲帯変性疾患に対する理学療法は，一般的に物理療法や薬物療法といった頚部・肩甲帯の症状に対して局所に限局した治療が選択され実施されることが臨床上多く，病態，症状はこれらの治療により一時的な改善が得られても，効果は持続しない．また症状が再び出現し慢性化することで根本的な改善には結びつかないことを経験する．このため頚部・肩甲帯に対する局所的な機能改善だけではなく，姿勢・動作にも着目した治療展開を行うことが必要であると考える．

頚部・肩甲帯変性疾患患者の症状改善を目的とした理学療法アプローチを行う場合には，まず問診により患者の病態，症状に関連する情報を詳細に整理していく必要がある．病態・症状出現に関与すると考えられる既往歴(外傷，もしくは何らかの発症の要因となるきっかけはあるのか)，疼痛など症状の部位，程度，持続期間を聞くことにより急性期の症状なのか，慢性期の症状なのかを知ることができる．また，疼痛や症状が出現する姿勢，日常生活の中で繰り返し行われる姿勢，動作を聞くことにより，現在制限を受けている運動，動作などの予測も可能となる．さらに職種や日常的に行っている特徴的な姿勢・動作を問診により細かく聞くことで患者の習慣的な姿勢・動作パターンを推測する．そして姿勢・動作パターンから疼痛が生じる運動を抽出することにより，病態や症状と関連する異常な力学的ストレスを推察することができる．問診による情報と実際の評価によって得られた情報を基に疼痛などの症状が病態により引き起こされているものか，機能障害によって引き起こされているものなのかをX線，MRIなどの画像所見を参考に総合的な判断をしていく．そして理学療法により症状改善が可能かどうか，可能であれば何をターゲットにして理学療法を行うのかを明確にしていく必要がある．特に頚部・肩甲帯疾患の患者で訴えられる上肢のしびれをはじめとする神経症状は，理学療法自体では症状改善が困難であるが，神経症状の要因が機能障害や身体アライメントから生じるものであれば症状改善，もしくは軽減する場合もある．理学療法アプローチを展開する際に考えなければならないこととして，人間はその人個々の持っている身体運動機能と身体全体の感覚受容器からの情報を組織化し，環境と適応している．このため，頚部・肩甲帯の機能改善と身体アライメント改善に終結するだけではなく，身体運動機能の改善と運動連鎖機能改善によって身体重心をコントロールするための運動，動作パターンが広がること．そして状況変化に多様化できる身体システム作りが，頚部・肩甲帯変性疾患の理学療法を展開するうえで重要になると考える．

VII 頚部・肩甲帯変性疾患に対する理学療法

1. リラクセーション訓練(図3)

頚部・肩甲帯変性疾患の患者の多くは，頭部を固定する，あるいは疼痛などの症状を回避するため頚部・肩甲帯周囲の筋を局所的もしくは全体的に過剰に緊張させている．このため訓練により頚部・肩甲帯の可動性を獲得できない場合が多く，運動療法を実施する前には必ず頚部・肩甲帯周囲筋のリラクセーションの獲得が必要である．スリングは，頭部の重さを軽減するだけではなく，頚部・肩甲帯周囲筋の緊張度合いを触診しながらポジショニングをセッティングすることが可能であり，リラックスしたポジションから関節可動域訓練や筋機能訓練ができる効果的な手段である．スリングがない場合には，タオルを用い頚椎前弯にあわせてセッティングすることでリラクセーションが可能である．

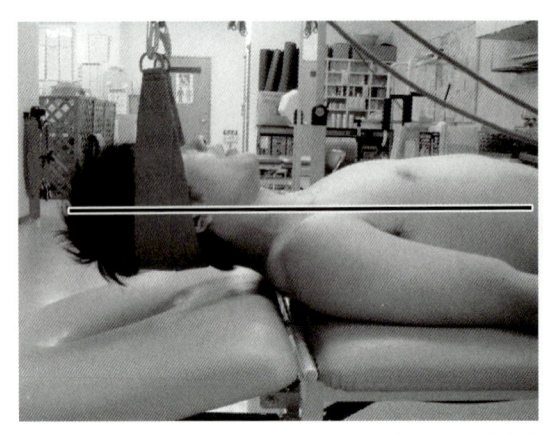

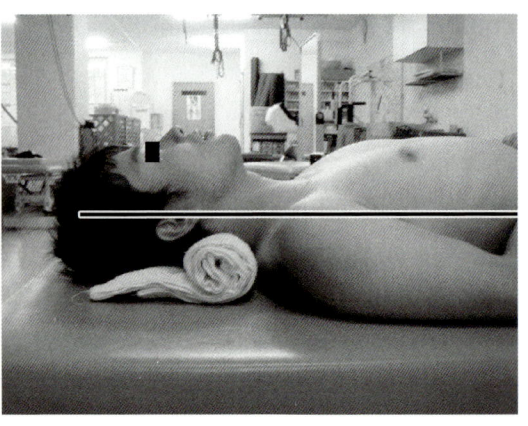

図3 リラクセーション訓練　　　　　　　　　　　　　　　　　　　　　　　　　　a|b
aはスリングによるリラクセーション．bはタオルを用いたリラクセーション
リラクセーション訓練では，頭部と体幹を正中位に保持し，頚部・肩甲帯周囲の筋緊張を触診しリラクセーションを確認する．患者によりリラクセーションが得られる位置はさまざまであるので，患者が楽な位置でセッティングを行う．

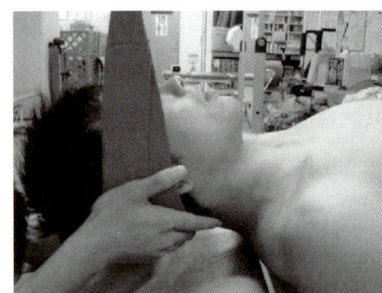

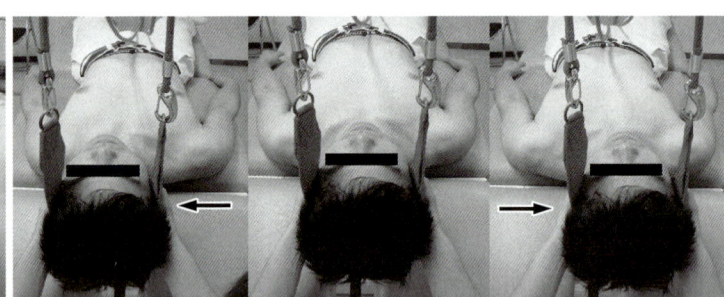

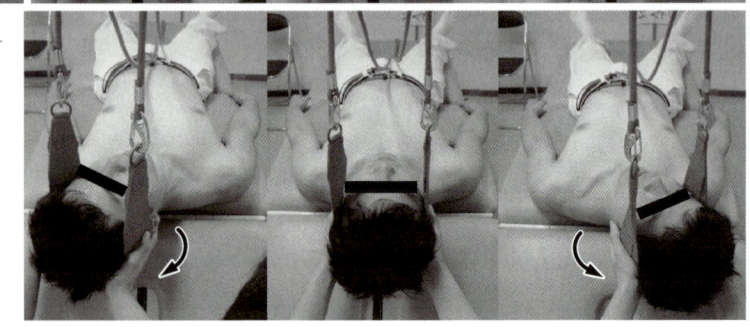

図4 頚部・肩甲帯の可動性訓練
aはモビライゼーション訓練．bは頚部の並進運動．cは頚部の側屈運動
頚部・肩甲帯の可動性訓練を行う場合には，患者がリラクセーションを自覚できるポジショニングより行う．疼痛などの症状が出現しない範囲で段階的に頚部の運動を改善する．

2. 頚部・肩甲帯の可動性訓練（図4）

　頚部・肩甲帯の改善は，頭部の安定性と可動性を獲得するためだけではなく，頭部の位置を制御する感覚器の働きにも影響を与える．頭部が前方に位置する姿勢では上位頚椎の屈曲制限と頭頚部筋群の低下，下位頚椎では伸展制限と頚部・肩甲帯周囲筋群の低下が生じていることが多い．頚部の可動性訓練を行う場合には，患者がリラクセー

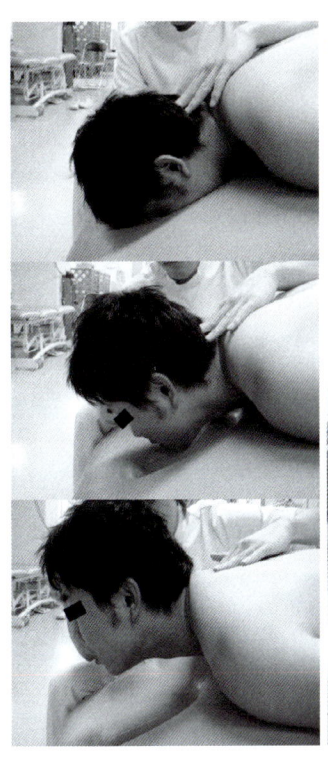

第6章 多関節運動連鎖からみた肩甲帯の保存的治療戦略

図5 筋機能訓練
a：頚部の伸展運動を上部頚椎から下位頚椎と段階的に促していく．
b：体幹を鉛直上に保持し肩甲骨の下制，内転運動を促していく．
a，bの運動開始時はそれぞれ徒手にて誘導を行い，自動運動に移行する．

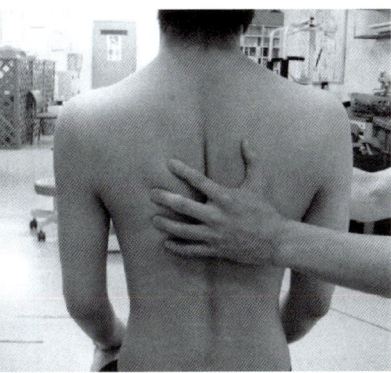

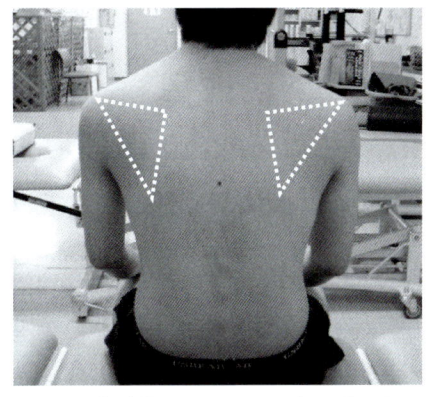

図6 代償的なアライメントによる肩甲骨の変位
頭部が体幹より前方に位置する姿勢・動作などでは挙上，外転，上方回旋など代償的なアライメント変化に対応して肩甲帯の可動制限が生じている．

ションを自覚できるポジショニングを設定する．そして上位頚椎から下位頚椎へと疼痛などの症状が出現しない範囲でモビリゼーション訓練，他動訓練から訓練をはじめ，筋機能訓練（図5）も行っていく．疼痛の軽減，可動域，筋機能の改善に伴い段階的に自動運動へと移行していくと効果的である．肩甲帯の可動性訓練を行う場合には，肩甲骨自体の可動域を獲得する必要がある．しかし肩甲帯は体幹上に浮遊する関節であることから，頭部が体幹より前方に位置する姿勢・動作などでは肩甲骨も挙上，外転，上方回旋など代償的なアライメント変化に対応して可動制限が生じていることが臨床上よくみられる（図6）．このため肩甲帯の可動性訓練を実施する場合には，頭部と体幹運動を連動して肩甲帯の働きやすさをいかに獲得できるかを目的にしている．

3. 頚部・肩甲帯の可動性改善に対する体幹・骨盤機能訓練

頚部・肩甲帯変性疾患患者の定型的な姿勢・動作から身体運動機能を再獲得するためには，体幹の可動性と骨盤運動の改善が重要になる．体幹の可動性と骨盤運動の連結は頭部を正中位に保持し，安定性と可動性を獲得する土台となる．また頚部・肩甲帯の可動性の改善につながる．さらに体幹の可動性と骨盤運動の効率的な連結による坐圧コントロールは運動パターン，動作のバリエーションの拡大にも重要な役割を担っていると考えている．体幹，骨盤それぞれの関節可動域，筋機能を改善することは必要ではあるが，個々の機能改善を行っても姿勢・動作は直接的に改善しにくく，改善がみられても持続性のある効果が得られないことがある．このため訓練では胸椎，腰椎の可動性獲得による体幹の可動性の改善と骨盤運動の改善による運動連鎖機能の改善をポイントとしている．

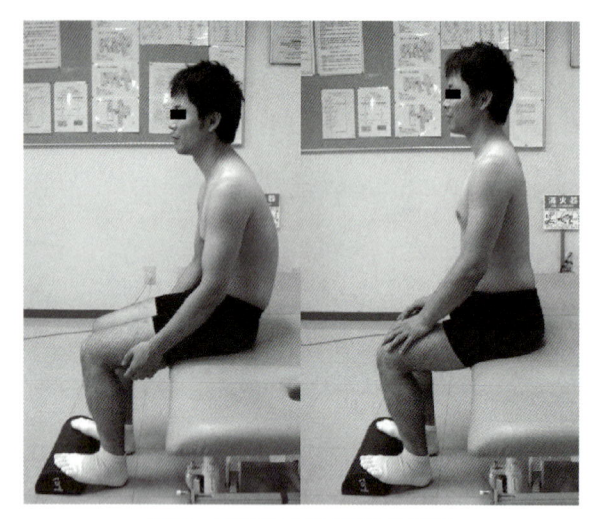

図7 骨盤に対する可動性訓練

ストレッチポールにて足関節背屈すると骨盤前傾が促しやすくなる．骨盤運動時は，坐骨の前後どちらに体重がかかっているのかを認識してもらう．訓練を行う場合には，頭部の位置をできるだけ動かさないようにして骨盤の運動を行う．

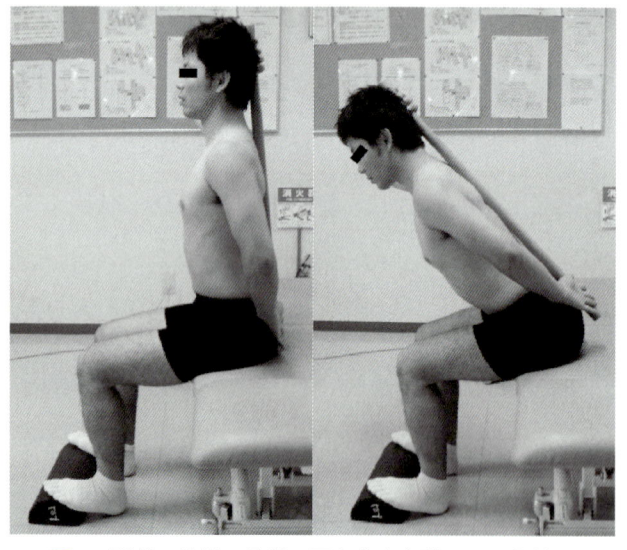

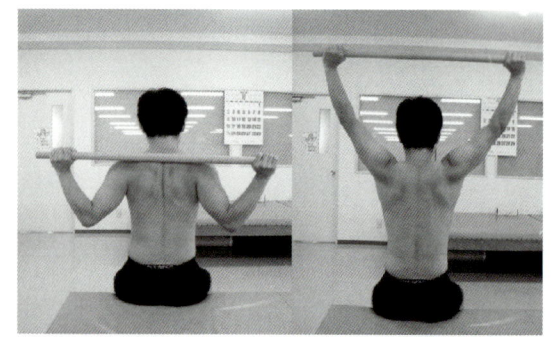

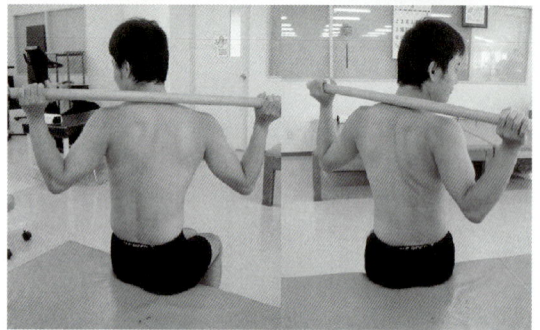

a
b

図8 体幹に対する可動性訓練

a は棒の上下移動により，上部体幹の伸展可動性改善を目的として行う．棒の上下移動に連動して肩甲帯の下制，内転運動を同時に促すことができる．

b は肩の位置で棒を保持し，上部体幹の回旋可動性改善を目的として行う．上部体幹の回旋と連動して，肩甲帯の内外転運動を同時に促すことができる．

図9 頭部，体幹，骨盤の正中位を意識しての体幹，骨盤機能訓練

運動中は頭部，体幹，骨盤が棒から離れないようにして体幹前屈を行う．

4．骨盤に対する可動性訓練（図7）

体幹・骨盤機能獲得に対する訓練では，骨盤運動の改善を基本とし訓練を展開していく．骨盤運動の改善は，腰椎による支持機構（大腰筋，多裂筋）と腹腔内圧によるバルーン機構（腹横筋，多裂筋深層部，骨盤底筋，横隔膜）による下部体幹の安定性の獲得にも重要である．また骨盤運動は運動連鎖の起点となり近位関節から遠位関節へと伝達され，上方へは腰椎から頭部まで，下方へは股関節から足部まで広がっていく[3]ことから運動パターンと動作のバリエーションを獲得するために重要

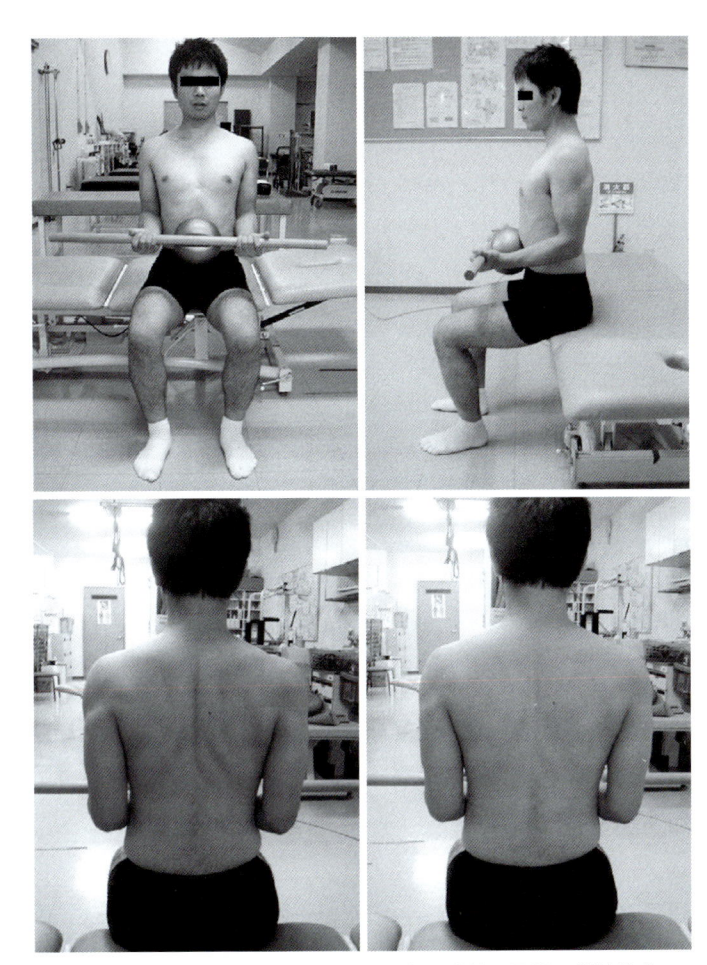

図 10 ボールを組み合わせての頭部，体幹，骨盤の機能強化訓練

頭部，体幹，骨盤を正中線上に保持する．棒でボールを下部体幹に押しつけるようにし，できるだけ胸椎を伸展させる．このとき両肘関節は屈曲しないように固定する．下部体幹の安定性改善と肩甲帯内転運動に伴い胸椎伸展を改善することができる．

である．骨盤運動の獲得には，股関節の可動性を高める必要があり，訓練前には腸腰筋による股関節屈曲運動の改善を十分に行っておく．

5．体幹に対する可動性訓練（図8）

体幹の可動性改善訓練では，上部体幹の可動性を引き出すことを目的としている．上部体幹の可動性改善は，頭部の安定性と可動性を獲得し体幹の質量中心をコントロールするために重要である．訓練では棒を用いた訓練が効果的である．棒を用いた訓練では上部体幹の可動性と肩甲帯の運動が連動して行われるため肩甲帯の可動性改善にも効果がある．また，棒を用いた訓練では頭部，体幹，骨盤の正中位を意識しての体幹，骨盤機能訓練（図9）．ボールを組み合わせての頭部，体幹，骨盤の機能強化訓練（図10）を行う．これらの訓練は，ホームエクササイズとしても取り入れ実施している．

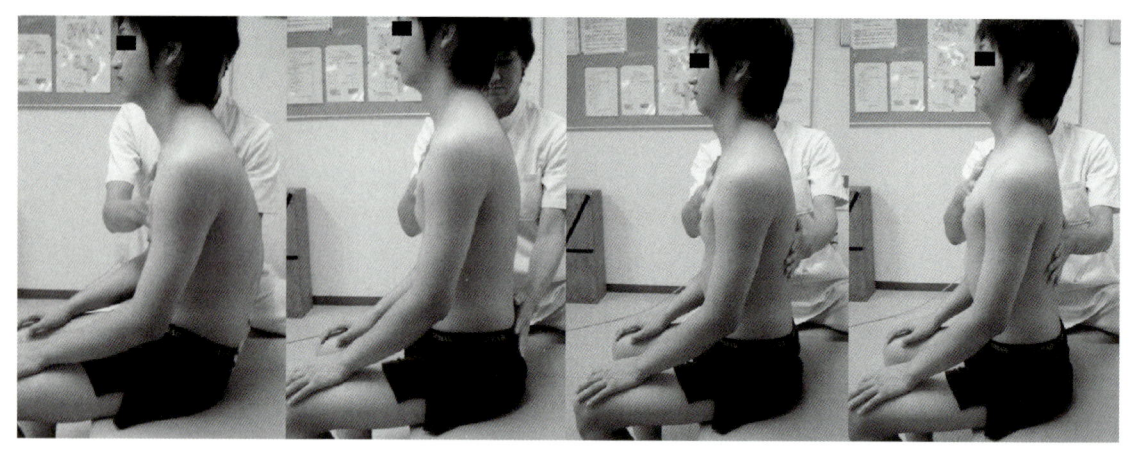

図11 頭部，体幹，骨盤の正中化訓練

リラクセーションしたポジションから骨盤，下部体幹，上部体幹を誘導し正中線上に近づけるように保持する．この運動を繰り返し行うことで，正中位から骨盤運動，下部体幹・上部体幹運動の多様な運動パターンを獲得することができる．また，同時に呼吸訓練を行っていくと効果的である．

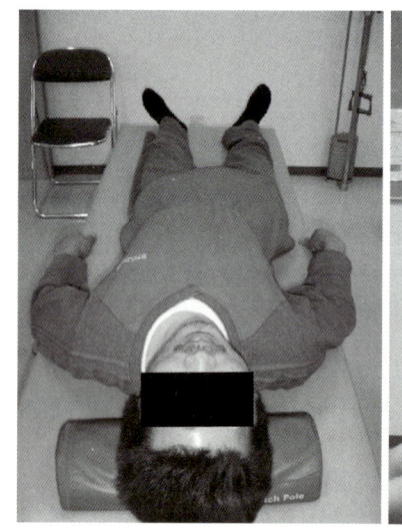

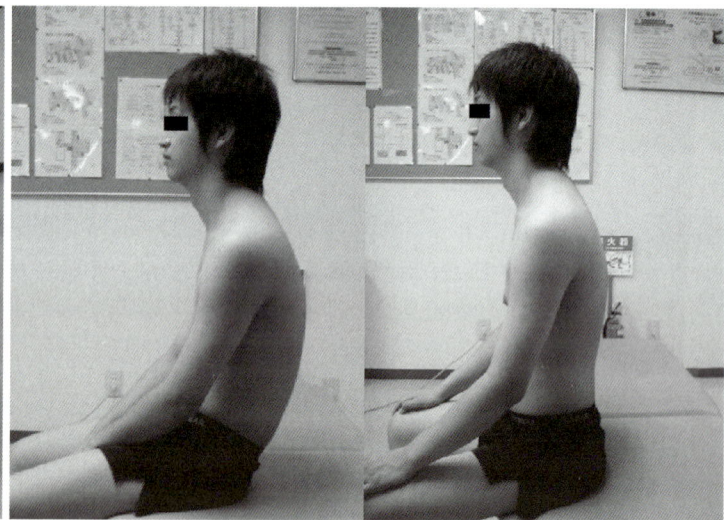

図12 頭部と体幹を正中線上に保持できない例 a|b
aは臥位で頭部と体幹を正中線上に認識できない例
bは坐位で頭部と体幹を正中線上に認識できない例

6．頭部，体幹，骨盤の正中化訓練（図11）

頸部・肩甲帯変性疾患の患者では，頭部と体幹の位置を認識できず，頭部と体幹を正中線上に保持した姿勢で違和感を感じる．また患者が普段とっている姿勢から頭部と体幹を正中線上に認識することができない患者も多い（図12）．このため頭部，上部体幹，下部体幹，骨盤をセラピストが繰り返し誘導することにより頭部，上部体幹，下部体幹，骨盤を正中線上に保持する認識ができるようになる．臨床的な経験であるが，患者自身が正中線上の認識を獲得することで頸部・肩甲帯周囲筋のリラクセーション，骨盤，脊柱の可動性

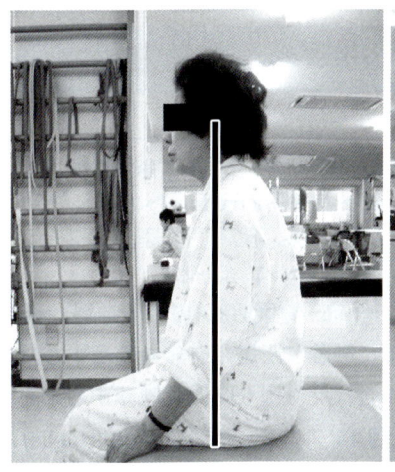

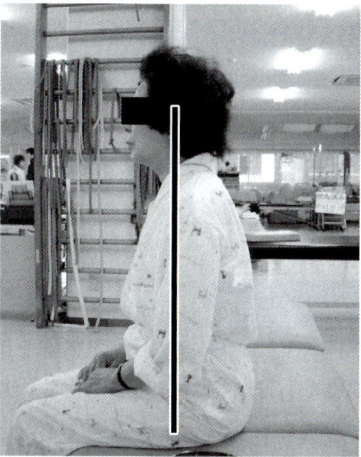

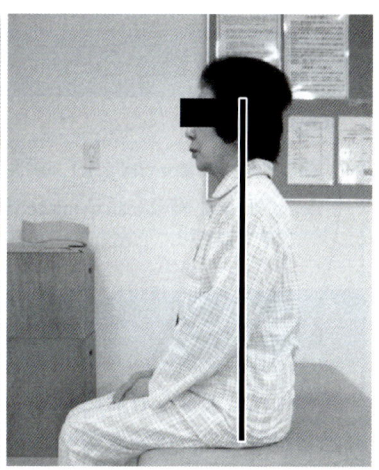

第6章　多関節運動連鎖からみた肩甲帯の保存的治療戦略

図13　訓練前後での姿勢変化
a：頚部・肩甲帯変性疾患患者の訓練前．b：1回目訓練後．c：退院前

が得られやすい．また訓練による姿勢・動作の臨床指標としても用いている．

7. ホームエクササイズ

　頚部・肩甲帯変性疾患の病態発生，症状進行は頚部・肩甲帯の機能障害だけではなく，患者個々の身体要因，生活要因，環境要因からなる姿勢・動作が関連し複雑化している．このため，マニュアル的な生活指導，ホームエクササイズでは理学療法により獲得した効果を維持することは難しく，再び症状が出現することが多い．ホームエクササイズの基本としては，具体的な病態発生・症状進行に関する内容と治療方法の必要性を認識してもらえるか，患者自身が治療を継続するためのモチベーションを維持できるか，実際の生活のなかで症状出現に対する注意を続けられるか，この3つをポイントにしている．この3つのポイントは，1回の説明では十分に患者に伝えることは困難であり，訓練ごとに患者との会話の中で繰り返し行うようにしている．また，患者自身が訓練によって「頭が軽くなった，痛みが減って楽に動かせるようになった」などの症状変化を実感すること，訓練前後での姿勢・動作（図13）をデジタルカメラで撮影し，視覚的に確認していただくなどの

工夫によりホームエクササイズが効果的に継続して行うことが可能である．

VIII　おわりに

　頚部・肩甲帯変性疾患の病態発症，進行は頚部・肩甲帯機能障害と姿勢・動作の問題が複雑に関連している．患者個々の病態発症，進行はさまざまであり，1つとして同じ経過を辿ることはない．このためマニュアル化した訓練を行うのではなく，患者が持つ複雑な問題に対して1つ1つを解釈し，頚部・肩甲帯機能が発揮しやすい身体機能の再獲得．そして患者個々の生活要因，環境要因に多様に適応できる姿勢・動作獲得に向けた治療展開が必要であり重要だと考える．

文　献

1) Kapandji IA, 荻島秀男, 嶋田智明(訳)：カパンディ関節の生理学　III体幹・脊柱, 医歯薬出版, 1995.
2) 田中　繁, 高橋　明監訳：姿勢とバランスの制御, モーターコントロール—運動制御の理論と臨床応用, 原著第1版, 117-139, 医歯薬出版, 2000.
3) 福井　勉：膝関節, 整形外科理学療法の理論と技術, 山嵜　勉(編), 84-114, メジカルビュー社, 1997.

4. 変形性肩関節症

X線学的に上腕骨頭，関節窩，肩峰下に骨棘形成を認め関節裂隙が狭くなったものをいうが，その原因はさまざまでピロリン酸カルシウム(CPPD)の沈着，外傷，関節の過度の使用，慢性腎疾患などが挙げられる．人工骨頭置換あるいは人工肩関節置換術で対処する．広範囲腱板断裂にも続発し，これを cuff tear arthropathy と称し腱板断裂の終末像ととらえられている．

5. 変形性肩鎖関節症

X線上肩鎖関節に関節症性変化が認められるもので，時にインピンジメント症候群を呈するが，外転120°以上で疼痛を発生することが多く鑑別点である．水平内転も疼痛を誘発する．消炎鎮痛剤の投与と関節内ステロイド注入で軽快することが多いが，疼痛改善をみないときは，鎖骨遠位端を切除する鏡視下 Mumford 法が施行される．

6. 頚椎症

頚椎疾患(頚椎症性神経根症，脊髄症，筋萎縮症など)で特に第5頚神経根障害があると肩関節挙上障害を引き起こすことがあり，必ず鑑別する必要がある．疑わしいときには頚椎MRIを行う．

Ⅳ 治療

1. 保存療法

1) 薬物療法

a) 内服薬：まず，消炎鎮痛剤の投与が行われる．種類により1日1回から1日3回の服用があり，その頻度と用途により使い分ける．また，夜間痛があると不眠にも陥りやすく，痛みの増幅もきたすので，睡眠導入剤や少量の抗不安剤，抗うつ剤の投与も考慮し，十分な睡眠が取れるように配慮してあげる必要がある．

b) 注射療法：肩関節内あるいは肩峰下滑液包内にヒアルロン酸の注入を行う．ヒアルロン酸は毎週1回，5週連続投与で効果がみられれば，その後は2週ごとに注射を行う方法が一般的であるが，筆者は痛みを速やかに取るために，1%キシロカイン3 mlを混注することを愛用している．炎症が強いときには，ステロイドの併用も有効である．拘縮を伴うときには，肩関節内に0.5%キシロカイン10 mlを注入し関節内容量の増加と疼痛改善を図っている．

2) 理学療法

腱板断裂における断裂部の自然治癒はないと考えられるので，保存療法の目的はもっぱら残存機能の回復にある．すなわち上腕骨頭の関節窩に対する求心性の改善を目的とする．まず，肩甲帯周囲筋の緊張を探すために入念に筋肉を触知する．同時にリラクセーションを指導する．このリラクセーションが最も重要で基本であるので，患者も施術者も徹底的にこのことを叩き込む．理学療法中に疼痛を引き起こすと疼痛性筋収縮を引き起こし，関節可動域の減少につながり機能障害の改善においてマイナスとなる．常に痛みを最小限にするよう指導することが肝要である．また，拘縮の有無を確認し肩関節のみならず肩甲胸郭関節，肩鎖関節，胸鎖関節の動きにも注目し健側と比較することも忘れてはならない．

a) 関節可動域訓練：上腕の挙上が得られていても肩甲骨や体幹が代償していることもあるので，この点の評価は必ず行う．その上で，肩甲骨の動きを抑えた状態で肩甲上腕関節のストレッチを行っていく．プーリー運動やCodman体操は，どこででも行える簡易な方法ではある(図24)が，これのみでは肩甲胸郭関節の過剰な動きを誘発し肩甲上腕関節の拘縮を助長する危険もある[8]．理学療法士による他動運動や介助運動を基本とし，その上でテーブルを利用したテーブルサンディング[9]や棒を使って健側と同時に肩を挙上する運動などを行わせるとよい(図25)．また鏡の前で行い視覚的にフィードバックさせることも，正常な肩甲上腕関節リズムを引き出すために重要であ

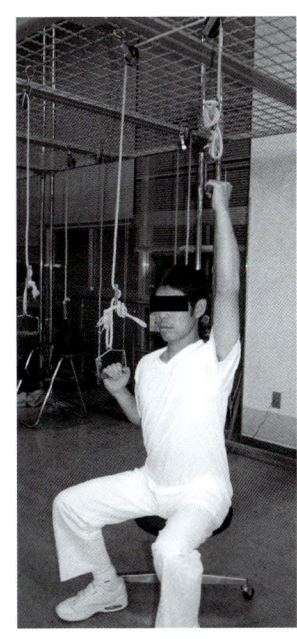

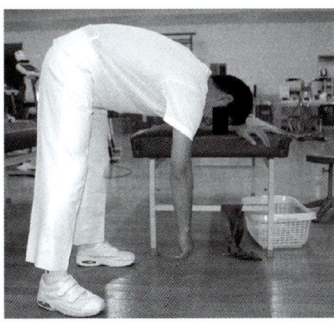

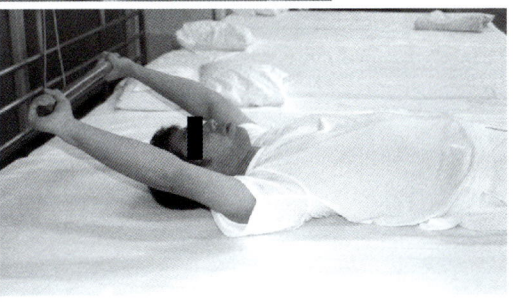

図24　肩関節機能訓練(1)
a：プーリー運動．滑車を用いて健側の腕を引き下げることにより患側を引き上げる運動である．上体が左右や後方に傾くと，肩関節の有効な運動ができないので，鏡を見ながら肩甲骨面上での運動を意識して行うことが重要である．
b：Codman体操．上体をほぼ90°に屈曲して行う．手を真下に垂らしておき，体をゆすりながら患肢が前後左右に振り子様に動かせる．健側の前腕に頭を乗せて行うと筋肉のリラクセーションがうまく働き，より有効な運動が行える．
c：自動介助運動．棒を用いた肩関節屈曲運動である．90°以上の挙上では上肢の自重を利用して行えるので，術後の訓練にも有効である．

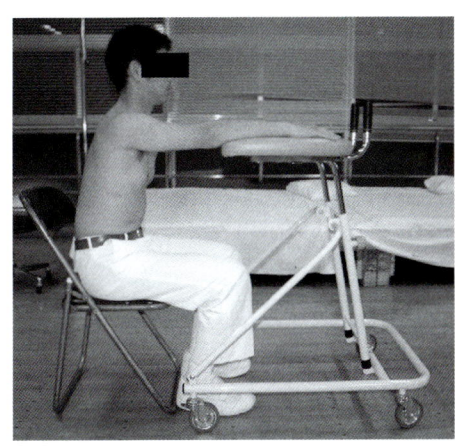

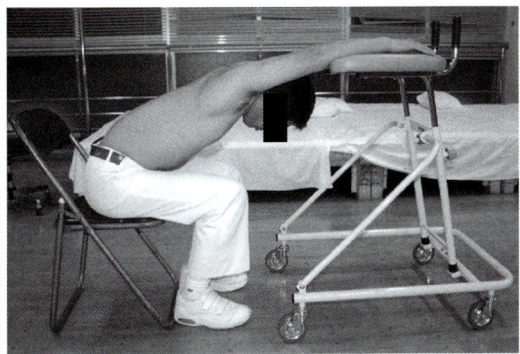

図25　肩関節機能訓練(2)
walker slide exercise．椅子に座った状態で，歩行器などのキャスター付きのものに前腕まで乗せて，上体を楽にしながら前かがみにしていく．このとき，肘はできるだけ屈曲しないように注意すると肩の屈曲が有効的に行える．左右同時に行うので，対称性の動きが引き出せる．肩甲胸郭関節のみならず肩甲上腕関節の運動も同時に行える複合機能訓練である．

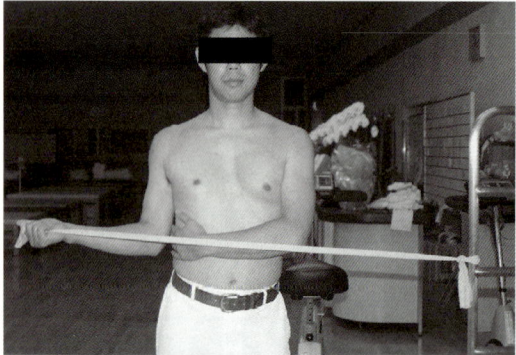

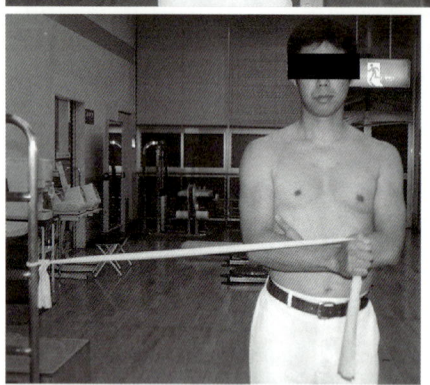

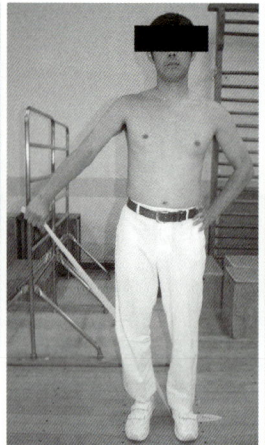

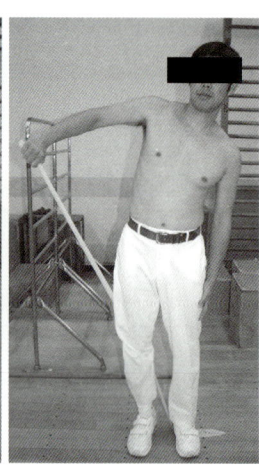

図26 腱板機能訓練

Thera-band（イエロー）による腱板機能訓練

a, b：内外旋筋訓練．脇が開かないように意識するために肘の内側の体幹に反対側の手をあてがう．bandをくくりつけて固定し，体を入れ替えることで内旋筋（肩甲下筋）と外旋筋（棘下筋・小円筋）の訓練ができる．

c：外転筋訓練．bandを反対側の足で踏みつけて患側の手で握り，前腕は回内位（あるいは中間位）で約45°肩甲骨面上で外転させて行う．

d：間違ったやり方を示す．体幹の側屈が入ったり45°以上の外転ではアウターマッスルを使ってしまう．

a, b, cともに腱板筋がだるくなるまで行う．通常20回前後行うが，腱板筋がだるくならなければアウターマッスル訓練になっており，やり方が間違っていることに留意する．

る．筋のスパスムを抑える意味で適宜温熱療法を併用する．

b）**腱板機能訓練**：各腱板回旋筋は収縮方向が異なるので，その方向をよく理解させる．腱板回旋筋はインナーマッスルでありその筋力はアウターマッスルに比し極めて小さい．したがって，筋力訓練においてはアウターマッスルが利かないように注意する（図26）．基本的方法としてはThera-bandを用いるが黄色が最適である（ベージュ，黄，赤，緑，青，黒，銀色の順に7色あり銀色が最も強い）．これ以上ではアウターマッスルが利いてくるといわれている．

c）**肩甲胸郭関節の機能訓練**（図27）：肩関節は肩甲骨関節窩に上腕骨頭を乗せて動くため肩甲骨の動きは重要になる．肩甲骨は胸郭に付着しているため体幹の姿勢により位置が変化する．したがって，肩関節機能を改善するためには姿勢の矯正から始め，その上で肩甲骨の動きをチェックし，改善を促していく必要がある．訓練の詳細は別項に譲る．

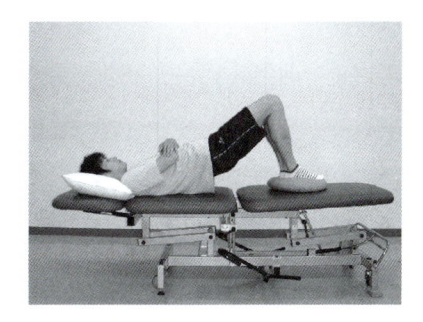

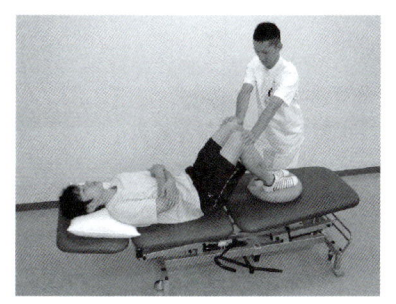

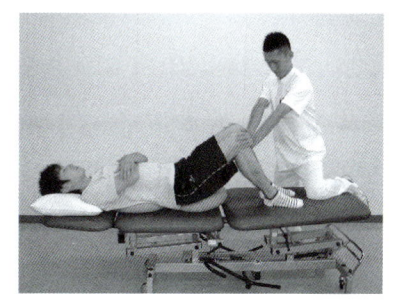

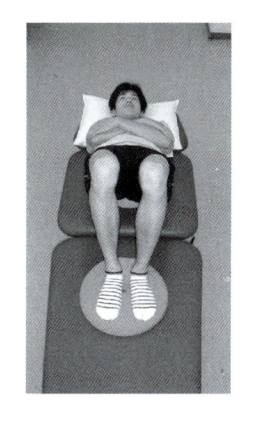

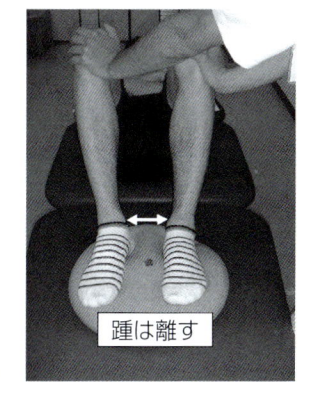

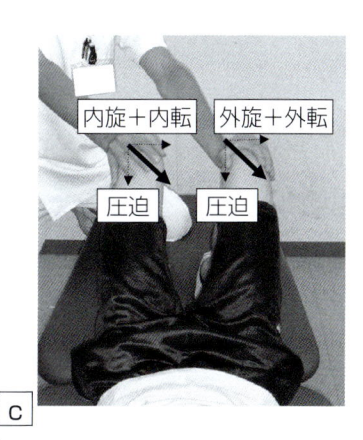

第7章 多関節運動連鎖からみた変形性股関節症の保存的治療戦略

図23 深層回旋筋群のトレーニング(背臥位)
a, b：足底部にエアクッションを使用
c：体幹部にエアクッションを使用

(右)を上にした側臥位を取らせる．そしてセラピストは，健側(左)下肢を支持して，患者に股関節を伸展するように指示し，その伸展運動に抗するように抵抗をかける．そうすると，患者の左股関節には伸展モーメントが作用するため，その力を打ち消すように右股関節には屈曲モーメントが誘発される．これが右大腰筋の筋収縮トレーニングとなる．大腰筋は多関節筋で起始・停止部は，それぞれ腰椎横突起(椎体外側面)と大腿骨小転子であり，丁度，起始・停止部は身体重心位置(身長の55〜56％の高さで仙骨前面)を跨ぐ位置に存在する．そのため大腰筋は，身体の姿勢制御において極めて重要な役割を担っている[17]．

2) 股関節深層回旋筋群の機能向上トレーニング (図23, 24)

深層筋群のトレーニングでは，セラピストの抵抗が大きすぎると，二関節筋による制御が優位になってしまうため抵抗の強さに注意する．まず，背臥位での方法を紹介する(図23)．患者は両膝を立て，セラピストは抵抗を大腿骨長軸に対して斜め方向から加える．このとき，患者の両膝・踵の内側同士が触れ合わないように適度な距離を取る．左股関節には大腿骨頭を臼蓋へ圧迫する力と内転方向(内旋作用も含む)に押す力が作用する．一方，右股関節には大腿骨頭を臼蓋へ圧迫する力と外転方向(外旋作用も含む)に押す力が作用する．よって左股関節は外転筋と外旋筋の筋張力が発揮され，右股関節は内転筋と内旋筋の筋張力が発揮される．これを左右交互に繰り返すことで深層回旋筋群の機能向上を図っていく．さらに，この運動に慣れてくれば，足底部や，背中にエアクッションなど不安定性のあるものを入れ制御の難易度を上げていく．次に側臥位での方法を紹介する(図24)．セラピストは患者の股関節を伸展・外

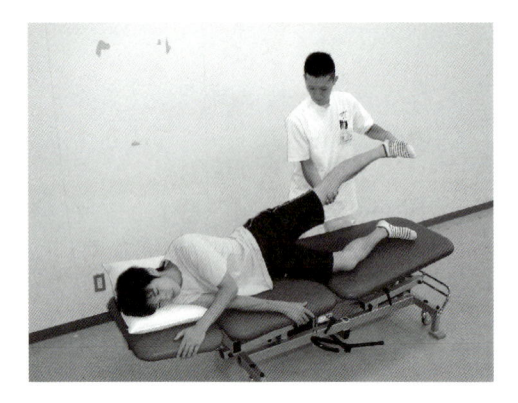

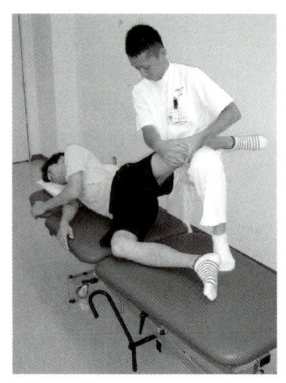

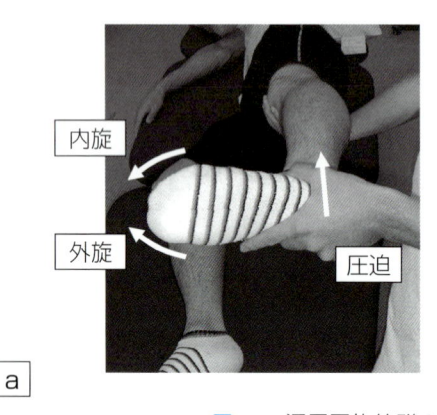

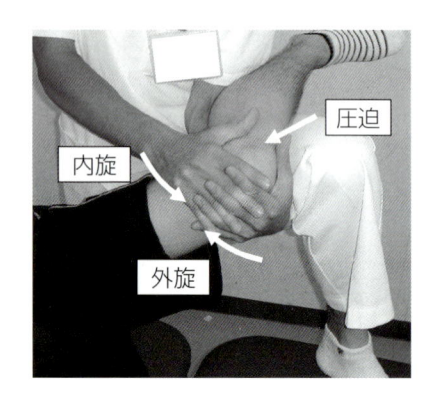

図24　深層回旋筋群のトレーニング（側臥位）
　　　a：足部からの抵抗
　　　b：膝部からの抵抗

転位，膝関節を伸展位で保持し，足底から抵抗を大腿骨長軸に対して加える．この力は片脚立位時を想定した擬似的な床反力に相当する．セラピストは大腿骨頭を臼蓋に圧迫しながら内旋，外旋方向の力を切り替えて，患者の深層回旋筋群の筋張力発揮の状態をみながら抵抗負荷を調節する．このときのポイントは，足関節周りの筋緊張の状態である．もし，足関節周りの筋緊張が高すぎると，股関節での制御に二関節筋が関与しやすくなる．そこで患者には，できるだけ股関節で回旋制御をするように意識させて行うことが重要である．足関節の筋緊張コントロールが困難な症例においては，膝関節を屈曲位で保持し，大腿骨から抵抗を加えるとよい．これにより足関節の緊張を緩めた状態で深層回旋筋群のトレーニングが行いやすくなる．

3）多関節運動を用いた機能向上トレーニング（図25）

近年，筆者らの研究グループは変股症患者を対象に神経生理学的アプローチ法の1つである固有受容器性神経筋促通法（proprioceptive neuromuscular facilitation：以下PNF）を用いて多関節運動を重視した筋の質的機能向上トレーニングに関する研究を行ってきた．PNFは重錘負荷トレーニングのような単一平面上の運動と異なり，対角線上で3次元の運動（らせん運動）要素から構成されるトレーニングであるため日常生活動作に近い筋収縮が得られると考えた．その結果，PNFを用いた多関節運動は，単一平面上での単関節運動と比較し，①股関節外転筋力の増加，②歩行時に

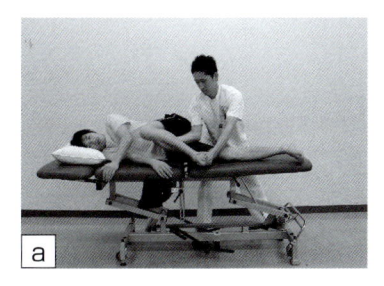

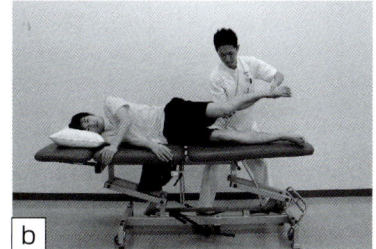

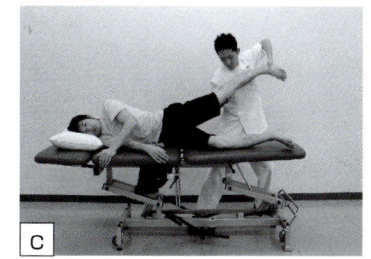

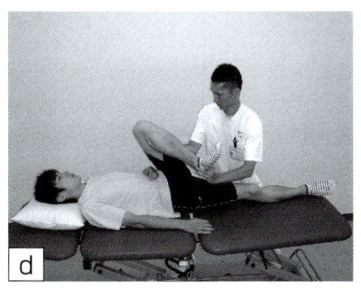

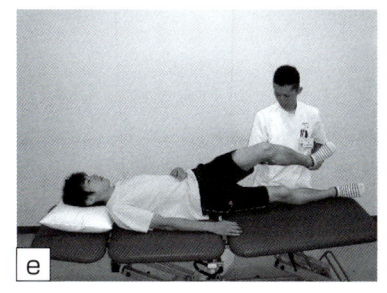

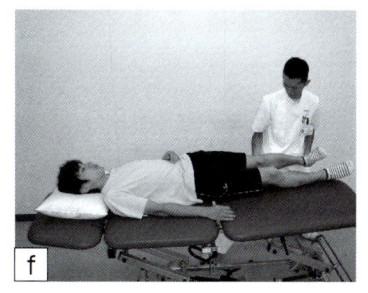

第7章 多関節運動連鎖からみた変形性股関節症の保存的治療戦略

図25 多関節運動を用いた筋の質的機能向上トレーニング
a～c：側臥位で股関節屈曲・内転・外旋位の状態から股関節伸展・外転・内旋運動の多関節運動を行う．
d～f：背臥位で同様の多関節運動を行う．体幹-骨盤の安定性が弱い患者では背臥位から始めるとよい．

おける中殿筋のEMG高周波帯成分の上昇（typeⅡ線維の活動性の有意な上昇），③歩行時における中殿筋，大殿筋筋活動の協調性の改善が認められた[18]．すなわち，このことは，多関節運動トレーニングは筋機能の強さの要素（筋力，筋パワー）および，空間の要素（筋の組み合わせ）の改善に有効であることを示していると考える．

4）スリングを用いた筋機能向上トレーニング（図26）

次にスリングを使用した筋機能向上トレーニングを紹介する．スリングは低負荷運動が可能であり，運動時の筋の収縮感覚をつかむトレーニングとして有効である．スリングロープの天井吊り位置は股関節の直上付近とする．この位置であれば，関節牽引や関節圧縮の力はほぼゼロでありMMT2レベルの筋力でも運動可能である．すなわち，患者は極めて小さな力で股関節の微細な複合運動（例えば，外転＋内旋＋伸展など）が行える．筋の収縮感覚のトレーニングで重要なことは，事前に筋が十分リラクセーションしていることである．つまり，痛みなどにより常に筋緊張が高い状態では，随意的に筋を収縮させてもその収縮感覚がつかみにくいからである．まず，安静時の状態で患者に自身の右手を右股関節外側部に当て軽く指先で圧迫させる．筆者らは第1指を大腿筋膜張筋，第2, 3指を中殿筋，第4, 5指を大殿筋に当てさせるように指導している．そして，そのときの筋の緊張度（硬さ）を確認させる．片側の変股症であれば健側の同部位の筋緊張と比較させるとわかりやすい．もし，特定の筋の緊張が高い状態であれば，筋緊張軽減アプローチを行い筋の緊張レベルを調整する．次に運動時の筋の収縮を意識しながら，ゆっくりと外転運動を行う．もしそのとき，大殿筋の収縮感覚が弱ければ，収縮感覚が高まるように運動方向を調整しながらトレーニングを進める．そして，1回の運動が終了したら，その都度開始肢位で安静位となり，筋の緊張が高まっていないかを確認する．この確認作業が極めて重要となる．変股症患者の場合，一度，運動を行うと，本人は力を抜いているつもりでも，筋の緊張が持続している場合がしばしばみられ，次の運動に影響する可能性があるからである．

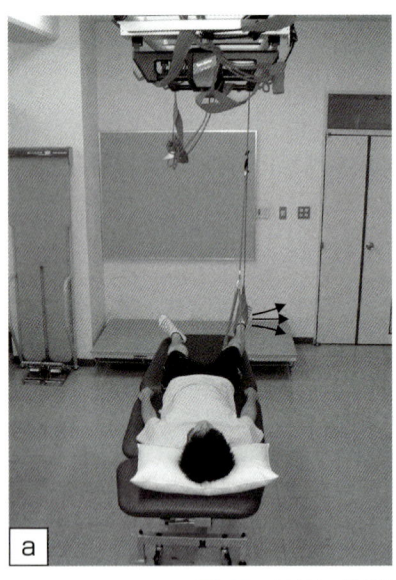

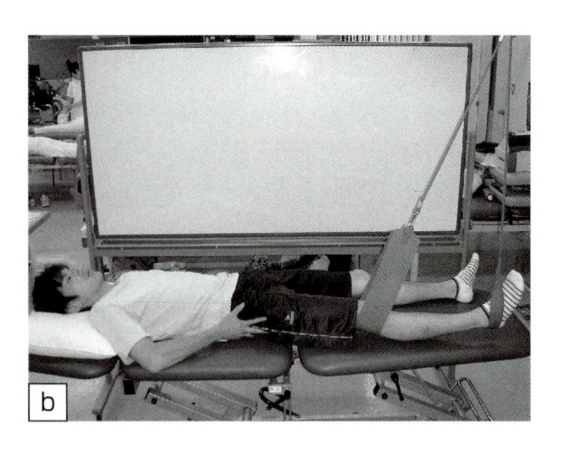

図 26 スリングを用いた筋の収縮感覚のトレーニング
低負荷での運動が可能であるため，運動時の筋の収縮感覚をつかむトレーニングとして有効
ａ：右股関節外転運動時の運動方向の微調整が可能．
ｂ：右外転筋群の収縮を自身の右手で確認している．

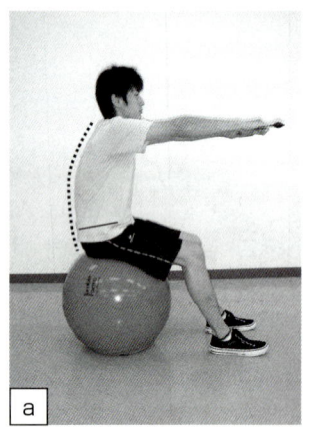

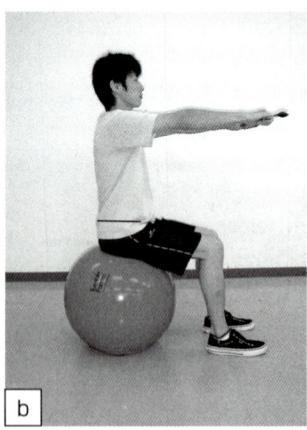

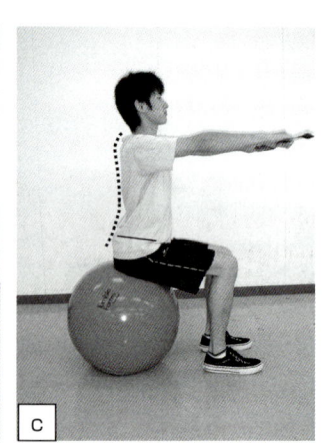

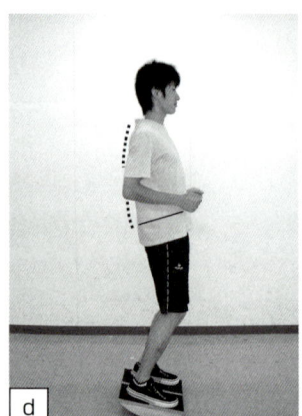

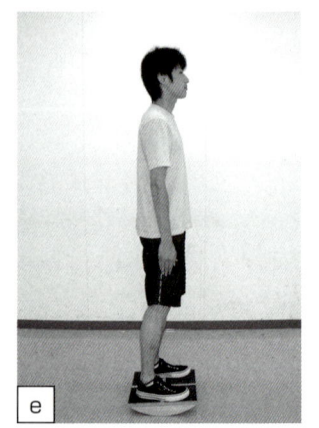

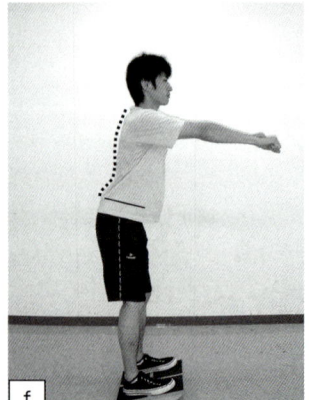

図 27 矢状面での運動連鎖トレーニング
ａ〜ｃ：坐位での運動連鎖　ｄ〜ｆ：立位でバランスボードを利用した運動連鎖

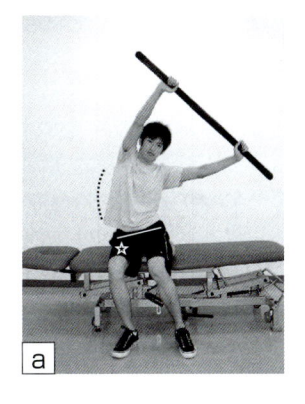

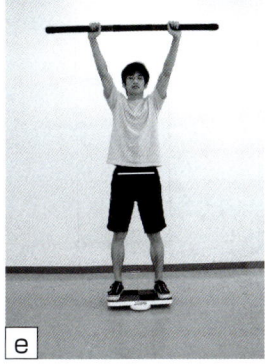

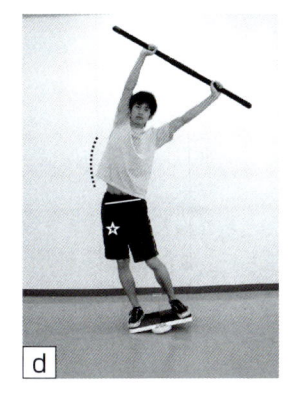

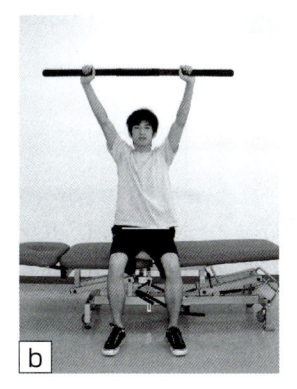

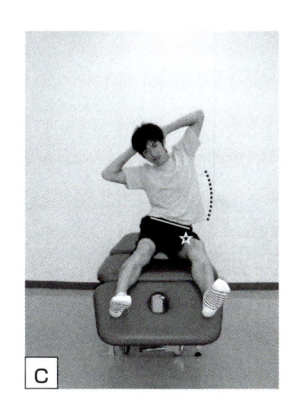

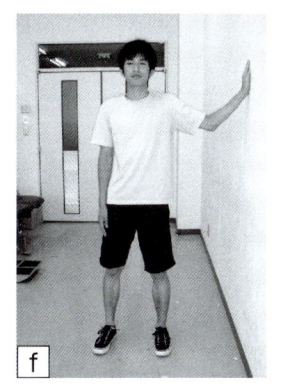

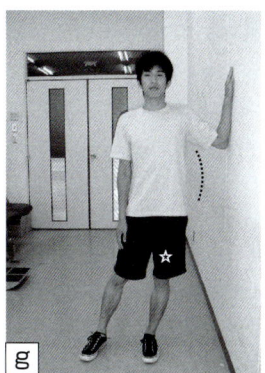

第7章 多関節運動連鎖からみた変形性股関節症の保存的治療戦略

図28 前額面での運動連鎖トレーニング
　a～c：坐位での運動連鎖
　d，e：立位でバランスボードを利用した運動連鎖
　f，g：壁を利用した運動連鎖
☆は体重支持側を示す．

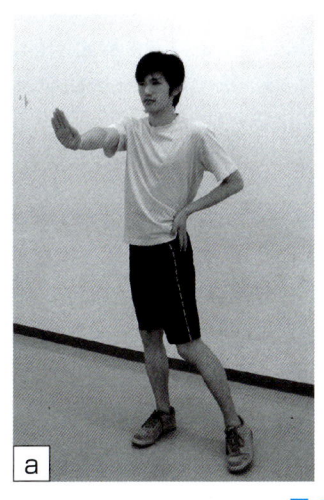

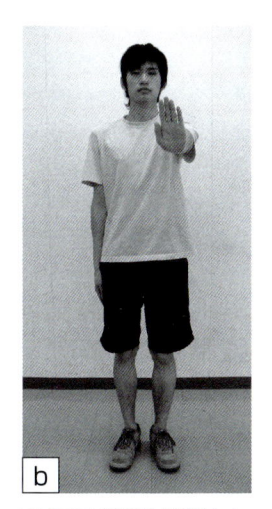

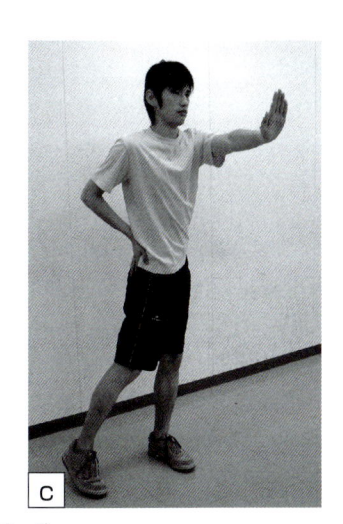

図29 水平面での運動連鎖トレーニング
手を前方に突き出し目視させることで，上部体幹の回旋が起きにくいようにしている．
　a：右回旋の運動連鎖
　b：中間位
　c：左回旋の運動連鎖

4. 実践的運動連鎖トレーニング

1) 矢状面における運動連鎖トレーニング（図27）

まず坐位での運動連鎖トレーニングから紹介する．患者を治療用ボールの上に坐らせ，足底は床にしっかりと接地させ，バランスを取らせる．このときのポイントは両坐骨に体重が均等にかかったポジショニングにすることである．坐位姿勢に問題がある症例では，図27に示すように棒を使用し，床面と棒が水平になるように支持させ，視覚から情報を入れてバランスを取らせるとよい．次に立位でバランスボードを利用した運動連鎖トレーニングについて紹介する．立位においてはつま先へ重心を移動させたときに骨盤後傾の運動連鎖を誘導する．そして，次に重心を踵へ移動させたときに骨盤前傾の運動連鎖を誘導する．

2) 前額面における運動連鎖トレーニング（図28）

左変股症患者の場合，左側屈するときは，重心も一緒に左側へシフトすることが多い．そこで，坐位で運動連鎖トレーニングを行う場合，エアクッションを使用すると重心の移動が誘導しやすい．次に立位でバランスボードと壁を利用した運動連鎖トレーニングについて紹介する．バランスボードを利用する場合は坐位と同じである．もし，立位で患側下肢への重心移動が困難な症例では壁の利用が有効な場合がある．壁側の上肢で荷重負荷をある程度調整できるため患者にとっては比較的行いやすい．

3) 水平面における運動連鎖トレーニング（図29）

右変股症患者の場合，体幹を右回旋するときは，左股関節の外転筋と外旋筋を意識して，しっかりと右下肢へ重心をシフトさせる．同時に右の股関節の内旋筋を意識して骨盤の回旋を行うようにする．逆に，体幹を左回旋するときは，右股関節の外転，外旋筋を使ってしっかりと左下肢へ重心を押し出すようなイメージで運動を連鎖させる．

文　献

1) 福井　勉：膝関節．整形外科理学療法の理論と実際，山嵜 勉編，84-114，メジカルビュー社，2002．
2) 中村泰裕：Hip-spine syndrome—日本人立位X線2方向像からみた高齢発症の股関節症—．第18回股関節研究セミナー記録集，35-41，2003．
3) 中村泰裕ほか：腰椎骨盤alignmentと高齢発症の股関節症．整・災外，**46**：939-949，2003．
4) 姫野信吉：剛体バネモデルによる股関節骨頭合力の推定について．関節の外科，**18**：1-6，1991．
5) 中村泰裕ほか：立位2方向X線計測からみた高齢者の一次性股関節症．関節外科，**23**：46-55，2004．
6) 後藤英司：腰部変性後弯と股関節症—股関節周囲筋活動の測定から—．関節外科，**23**：56-61，2004
7) 津村　弘ほか：股関節の3次元接触圧分布について．Hip Joint，**83**：159-162，1983．
8) 姫野信吉ほか：股関節の求心性と接触圧分布について．臨整外，**16**：835-845，1981．
9) 加藤　浩ほか：股関節疾患患者における股関節中殿筋の組織学的・筋電図学的特徴—筋線維タイプと筋電図パワースペクトルとの関係—．理学療法学，**29**：178-184，2002．
10) 加藤　浩ほか：中殿筋の働きを探る．理学療法のとらえかた Clinical Reasoning PART2，74-94，2003．
11) 江原義弘ほか：ボディダイナミクス入門歩き始めと歩行の分析，152，2002．
12) 対馬栄輝ほか：変形性股関節症患者の歩行時立脚期における股関節外転筋活動様式について．理学療法科学，**14**：73-77，1999．
13) 加藤　浩ほか：歩行解析による股関節中殿筋の質的評価の試み—wavelet変換による動的周波数解析—．理学療法学，**26**：179-186，1999．
14) 長崎　浩：急速な力発生のタイミング．リハ医学，**30**：413-417，1993．
15) 福井　勉：スポーツ傷害の治療（下肢）．理学療法科学，**13**：151-155，1998．
16) 加藤　浩ほか：変形性股関節症．理学療法，**23**：338-349，2006．
17) 福井　勉：力学的平衡理論，力学的平衡訓練．整形外科理学療法の理論と実際，山嵜 勉編，172-201，メジカルビュー社，2002．
18) 加藤　浩ほか：股関節周囲筋の廃用性筋力低下に起因した歩行障害に対する筋の質的トレーニングの有効性．健康医科学，**20**：47-55，2005．

医師の立場から　　　　　　　　　　　　　　　　　　　　　　　　　　神宮司誠也

Key words

変形性股関節症（hip osteoarthritis），股関節骨切り術（hip osteotomy），人工股関節全置換術（total hip arthroplasty），hip-spine syndrome，変形性脊椎症（spondylosis deformans）

I　はじめに[1]

　変形性関節症は身体各部の関節に発生する疾患であるが，下肢と体幹をつなぐ大きな関節である股関節に起こった変形性股関節症は，中でも症状が顕著で患者の苦痛も大きい疾患であり，進展すると歩行障害や多くの日常生活活動作の障害につながりやすい．股関節疾患の中で最も頻度の高い疾患の1つでもある．関節軟骨の変性に始まり，軟骨基質蛋白消失，線維化や亀裂，菲薄化などの退行性変化と，骨棘形成などの増殖性変化がみられる．関節軟骨には痛みのセンサーとなる感覚神経終末枝が分布していないこともあり，早い時期にはしばしば疼痛などの症状が認められない．発症しても，腰椎疾患や膝関節疾患などの隣接関節疾患と間違われることも少なくない．また，その隣接関節疾患が関連して発症することや，隣接関節へ影響を及ぼす場合もあり，診断や治療において注意が必要である．

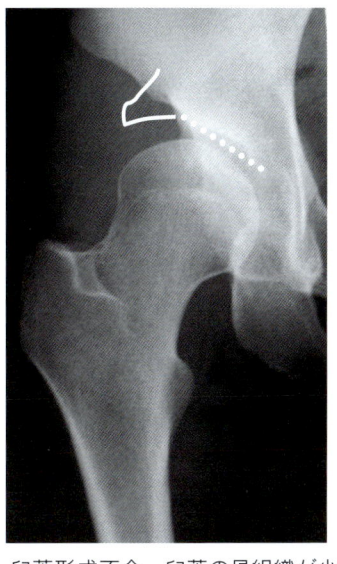

図30　臼蓋形成不全．臼蓋の骨組織が少なく，骨頭の被覆や支えが不足している状態．上外側だけではなく，前後方向の骨性被覆が不足している．荷重面が斜めになり，放置すると骨頭は上外方へと亜脱臼を呈しながら関節症が進行していく．

II　分類と病態

　原因が明らかでない1次性と，なんらかの原因によって起こる2次性がある．本邦における変形性股関節症の多くは先天性股関節脱臼や臼蓋形成不全などの股関節の構造異常による2次性関節症である．股関節の骨格は10代後半には成熟するので，股関節の構造異常があれば，厳密にいえば，その頃より関節軟骨変性が始まっていることになる．その疾患進行は，構造異常の程度，通常は臼蓋形成不全（図30）という骨頭を支える骨盤側受け皿である臼蓋骨組織の不足の程度によるが，変形性股関節症と診断される年齢は若年者から高齢者まで幅広い[2]．

III　診　断

1．症　状

1）疼　痛

　初期には起居時の股関節部，殿部や下肢の疲労感を訴える程度である．少し進行すると，長時間

歩行時や重いものを運んだときのように股関節に負担をかけた後に鈍痛を感じるようになり，その後，次第に荷重時痛や運動時痛を呈するようになる．しばらくは休息すると改善しているが，疾患がかなり進行してくると安静時でも痛みを感ずるようになり，夜間痛を伴う場合もある．疼痛部位としては，鼠径部やや遠位，殿部，大腿部，膝関節部がある．これらの部位は腰椎疾患や膝疾患にても起こりうる疼痛部位であり，痛みの部位だけでは必ずしもその由来は決められない．膝関節の，特に前方やや近位部における疼痛は，股関節疾患由来の関連痛の場合がある．

2）歩行障害

疼痛，可動域制限，筋力低下，脚長差によって跛行を生じる．高齢者では腰椎脊柱管狭窄症などの腰椎疾患による歩行障害などと鑑別する必要がある．

3）日常生活動作制限

しゃがみこみ，あぐら，正座，爪切り，靴下着脱，階段昇降が障害されやすい．

2．理学的所見

1）跛　行

疼痛性跛行や股関節外転筋力低下によるTrendelenburg跛行などがみられる．脚長差や関節拘縮によっても跛行が起こる．疼痛性では，患肢立脚期が短縮する場合と，逆に急激な動きを制限するために患肢立脚期が延長する場合がある．Trendelenburg跛行では，患肢立脚期に反対側骨盤が下がる場合と逆に患側に傾く場合がある．経験的には2cm未満の脚長差だけでは跛行の原因とはなりにくい．複数の原因によって跛行を呈することも多い．

2）脚長差や下肢筋萎縮

臼蓋形成不全により骨頭が亜脱臼位になると脚長が軽度短縮する．また，先天性股関節脱臼に対する治療などにより成長時の発育障害をきたし，骨頭の扁平化や頸部短縮（ペルテス様変化）によっても短縮していることがある．さらに内転拘縮により，みかけ上，脚長差を呈する場合もある．変形性股関節症は慢性的な経過をとりやすく，廃用性筋萎縮をしばしば認める．大腿周囲長や下腿周囲長にて評価される．筋萎縮の程度から，逆に発症後から長期間経過していることを確認することにもなる．ただし，両側性の場合には筋萎縮があっても左右差を認めない場合がある．

3）関節可動域制限

屈曲，内転，外旋拘縮をきたしやすい．股関節拘縮が進行すると可動域制限が強くなり，動きを代償するために，腰椎や膝関節の関節症変化をきたす場合がある．

4）圧痛や疼痛誘発テスト

股関節の運動時痛とともに，腰椎や膝関節などの隣接関節由来の症状と鑑別するのに重要である．

a）Scarpa三角の圧痛：上前腸骨棘と恥骨結合を結ぶ線上にある鼠径靱帯，縫工筋内縁，長内転筋外縁にて囲まれる三角形の部位をScarpa三角といい，そのやや遠位の部分が股関節部となる．やせている人では骨頭が触れる．同部の圧痛陽性は股関節由来の症状であることを示唆する．

b）大転子部叩打痛や足底部介達痛：股関節部痛が誘発されることがある．

c）Patrick test：FABERE signと呼ばれるように，屈曲flexion，外転abduction，外旋external rotationした肢位にて伸展extensionを強制すると股関節由来の疼痛が誘発される．

d）Stinchfield test：仰臥位にて下肢を挙上させておき，足関節前方から力を加えると股関節由来の疼痛が誘発されやすい．疾患が進行していると下肢挙上だけでも疼痛が誘発され，困難な動作となる．大腿直筋を含む股関節挙上に関与する筋群が収縮し，骨頭が寛骨臼に押し当てられるため，荷重時の疼痛が再現される．膝関節伸展位にて下肢を挙上するだけで，股関節に歩行時の1/3荷重がかかる．

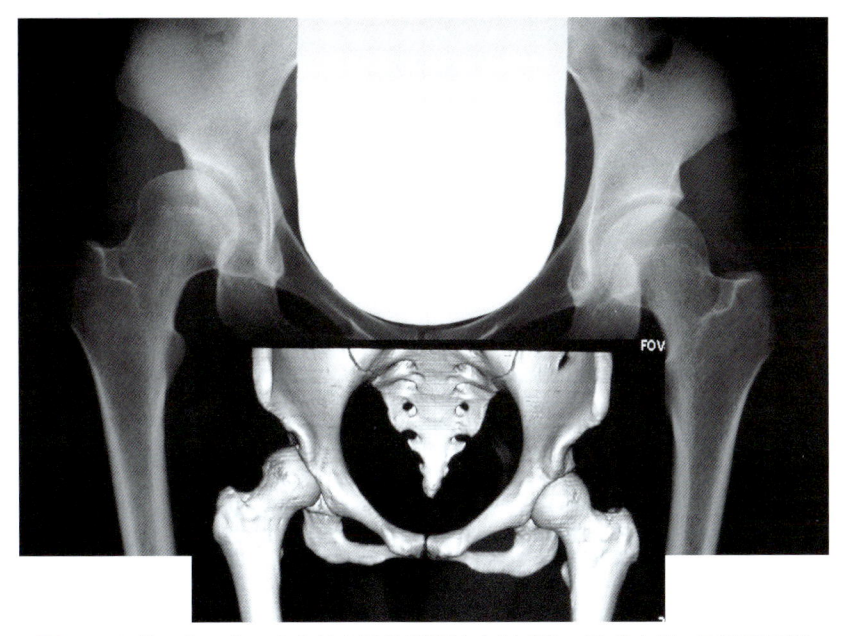

図31 臼蓋不全による2次性変形性股関節症(右側). 28歳女性. 両股正面単純X線写真前後像と3D-CT. 軽度の関節列隙狭小化と骨硬化像が認められる. 左側(健側)にも軽い臼蓋形成不全はあるが, 右側の骨頭被覆は明らかに少ない. 3D-CTにて被覆が不足している様子や亜脱臼の程度がよく把握できる.

3. 画像所見

1) 単純X線写真

関節裂隙狭小化像, 骨硬化像, 骨囊胞像, 骨棘形成像等の所見がみられる. 本症では関節軟骨が次第に菲薄化するため関節裂隙が狭くなり, 進行した症例では関節裂隙が消失する(図31, 33, 36). しばしば骨頭は上外方に亜脱臼している. 単純X線所見により変形性股関節症の病期が分類される(図33). 関節裂隙, 骨構造の変化, 臼蓋および骨頭の変化について評価するが, 特に関節裂隙の評価を重視して判定する. 初期：関節裂隙狭小化がみられる状態. 進行期：部分的な消失があり, 軟骨下骨組織の接触がみられる状態. 末期：広範に関節裂隙が消失している状態. また, 臼蓋形成不全などの骨構造異常があるが, 関節裂隙狭小化を含む単純X線所見が認められない状態を前関節症と呼ぶ.

2) 関節造影検査

関節軟骨面レベルにおける関節適合性を評価できる. 外転位や内転位での撮影は関節温存手術の適応を考慮するのに有用である.

3) 3D-CT(図31)

臼蓋形成不全や骨頭亜脱臼の様子などを立体的に把握でき, 術前プランニングにも有用である.

IV 治療

1. 保存療法

体重のコントロールを含めた生活指導, 運動療法, 装具療法, 温熱療法, 非ステロイド剤投薬, ステロイド剤の関節内注入などの対症療法がある. 股関節外転筋を含む股関節周囲筋の筋力増強を図る運動療法は, 股関節安定性を改善することにより症状軽減が期待される. 大転子を外から押

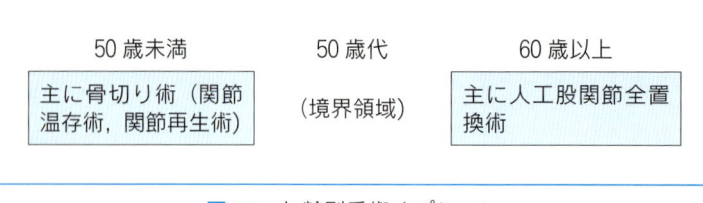

図32 年齢別手術オプション

- 50歳未満：主に骨切り術（関節温存術，関節再生術）
- 50歳代：（境界領域）
- 60歳以上：主に人工股関節全置換術

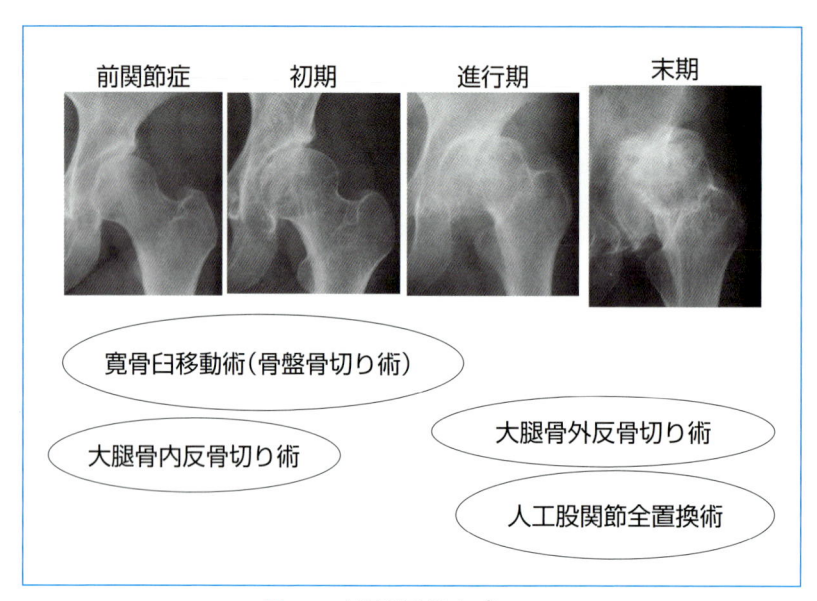

図33 病期別手術オプション

- 前関節症
- 初期
- 進行期
- 末期

寛骨臼移動術（骨盤骨切り術）
大腿骨内反骨切り術
大腿骨外反骨切り術
人工股関節全置換術

さえて外転筋を補佐するような装具も使われる．肥満症例では体重を減少させることで，症状が軽減したり，単純 X 線所見が改善されたりすることがある．肥満が強い場合には，手術の適応がある場合でも術前にコントロールしたほうがよい．

2．手術療法

関節温存手術と人工関節置換術などの関節を温存しない手術がある．関節温存手術には，病期の早い時期に行う，関節症進行予防を主な目的とする手術と，病期が進行した時期に行う，関節軟骨再生を期待する手術がある．それぞれに適応が異なる．適応があれば患者の同意を得た上で手術となる．

1）適応を決める主な因子

a) **年齢**（図32）：50歳未満であれば関節温存手術を優先して検討する．60歳以上であれば主に人工股関節全置換術を検討する．50歳代は境界領域である．

b) **病期**（図33）：関節進行予防を主な目的とする関節温存手術（寛骨臼移動術，大腿骨内反骨切り術）は主に前関節症や初期関節症を対象とする．関節軟骨再生を期待する関節温存手術（大腿骨外反骨切り術）は若年の進行期や末期関節症を対象とする．人工股関節全置換術は末期股関節症を対象とする．高齢であれば進行期でも行う．

c) **可動域制限の程度**：進行期以上で可動域制限が強い場合には関節温存手術は困難となる．

d) **単純 X 線写真における動態撮影の結果**（図34, 35）：関節温存手術では最大外転位や最大内転位での単純 X 線写真を撮影し，関節の求心性や整合性改善が認められるか検討する．

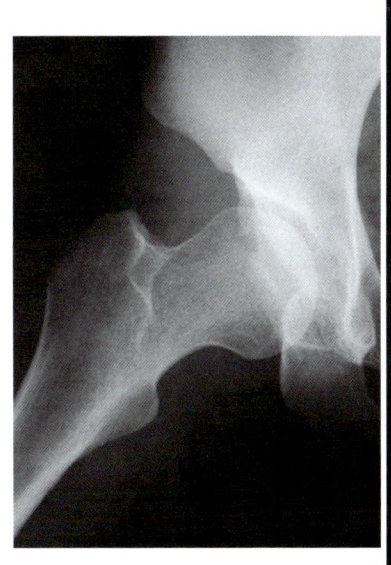

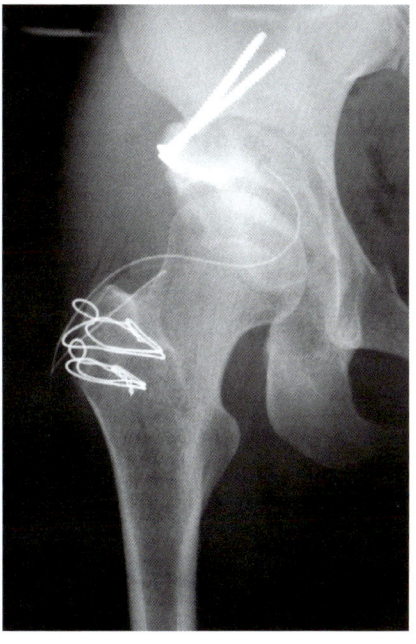

a|b 　図34　寛骨臼移動術．図31と同じ症例．最大外転位により骨頭が寛骨臼に十分収まり，関節の求心性および整合性が改善される（a）ので寛骨臼移動術の適応となる．術後，骨頭の被覆が改善されており，荷重面は水平化している（b）．骨頭と寛骨臼の位置関係は術前最大外転位とほぼ等しい．

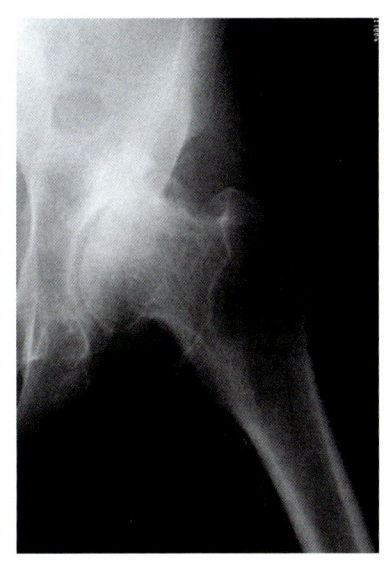

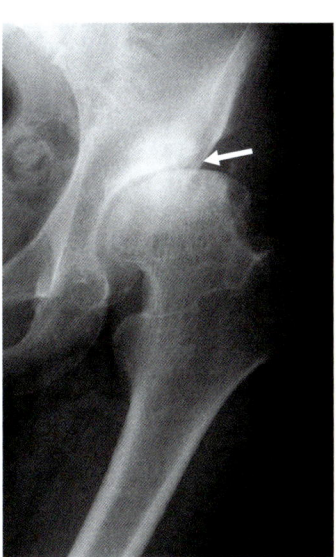

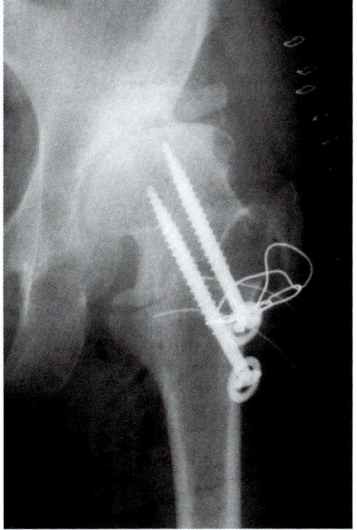

a|b|c 　図35　大腿骨転子部外反骨切り術．進行期変形性股関節症．50歳女性．最大外転位にて骨頭が臼蓋上外側縁にあたり，骨頭内側が臼底部より離れるようになり（hinge abduction）（a），最大内転位で，このhinge abductionが解消され，上外側の関節裂隙が開大し，荷重面が内側に広がるような関節（b）が適応となる．臼蓋形成術を加えた大腿骨転子部外反骨切り術が行われた（c）．

他には性や職業なども考慮する．

2）関節温存手術

前述したように本邦における変形性股関節症のほとんどは臼蓋形成不全による2次性である．特に若年症例であったり病期が比較的早い時期だったりする場合には，原因となっている臼蓋形成不全などによる骨の構造異常を改善することが根治的治療となりうるので，まず関節温存手術を考慮する．関節安定性や整合性を改善することで，変形性関節症の進行を予防し，ひいては症状軽減が期待できる．関節軟骨損傷は一般に非可逆的な変化であり，損傷の進んだ，すなわち進行した病期では関節温存手術の適応が困難となっていく傾向がある．また，病期が進行するまでは症状が軽いことが多く，早期に診断を受けても，患者の同意が得られがたく，保存療法を行いながら経過観察する場合がある．術後長期のことを考えれば，時期を失することなく，適応のある間に適切な手術を行うことが大切である．

a）寛骨臼移動術[3]（骨盤骨切り術）（図34）：臼蓋形成不全や亜脱臼による変形性股関節症に対して，寛骨臼を球状に掘り出して主に外側へ，軽度前方へ移動させることにより，骨頭の被覆を改善し関節の安定性を得ることを目的とする手術である．術前最大外転位単純X線写真において骨頭が寛骨臼内に十分に収まり，関節求心性や適合性が改善することが必要である．寛骨臼を関節軟骨面とともに移動させることにより，骨頭は良好に被覆され，支持性を獲得し，関節症進行の予防が得られる．

b）大腿骨内反骨切り術：上外方に亜脱臼した骨頭を内反することにより求心性，適合性が改善される．骨盤骨切り術に比べて侵襲が少ないという利点がある．

c）大腿骨外反骨切り術（図35）：青壮年期の進行期，末期変形性股関節症を対象とする術式である．関節荷重面の内方化および接触面積拡大や荷重均等化を目的として行う．外転していくと骨頭が臼蓋上外側縁に当たり，骨頭内側が臼底部より離れ

るような動きをhinge abductionと呼び，病期が進行した症例における荷重時痛と関連が考えられる．術前に最大内転位単純X線写真にて，このhinge abductionが解消され，上外側の関節裂隙が開大し，荷重面が内側に広がるような関節が適応となる．杉岡は関節後方を展開し，後方から転子間稜を確認して，転子部にて切骨を行う転子部外反骨切術を考案し，従来の外反骨切り術に比べてさまざまな利点を持つ術式であると報告している[4]．線維性軟骨による関節軟骨修復が誘導され，関節再生が起こってくる．50歳未満の片側罹患例に対して良い適応がある．

3）関節を温存しない手術

a）人工股関節全置換術（total hip arthroplasty：THA）（図36）：高度な変性や変形をきたした股関節を寛骨臼側ソケットと大腿骨ステムおよび骨頭からなる人工股関節に置換し，疼痛や可動域制限を改善し，股関節機能や歩行能力を回復させることを目的とする．単に人工関節に置換するだけではなく，股関節の位置の異常や変形を可及的に矯正することも目的の1つとなっている．

寛骨臼側および大腿骨側両方とも骨セメントにて固定するタイプと骨セメントを使わないタイプがある．また，寛骨臼側はセメントレスとし，大腿骨側にはセメントを用いるhybrid型もある．しかしながら，バイオマテリアル，特に人工関節表面構造の進歩を背景にして，手技の簡便さなどからセメントレス型人工股関節が増えている．セメントレス人工股関節はソケットの骨組織との接触面やステムの近位部表層にポーラス構造が施されており，挿入後に周囲骨組織が入り込んでくることにより人工関節の固定性が完成される．

THAでは術後以下のような合併症に注意すべきである．

(1) 深部感染症

＜1〜10％の頻度で発症するといわれる．人工関節は異物であるため，一端発症すると保存的には治癒困難な場合も多く，最終的に抜去を要する場合すらある．

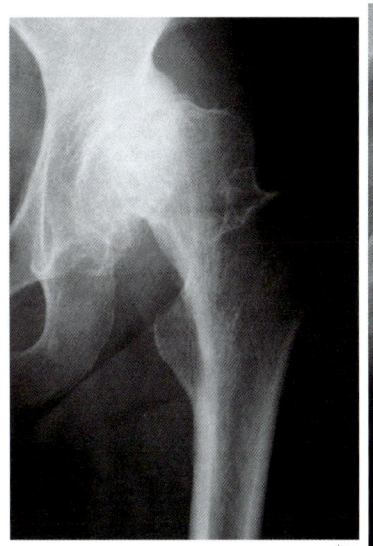

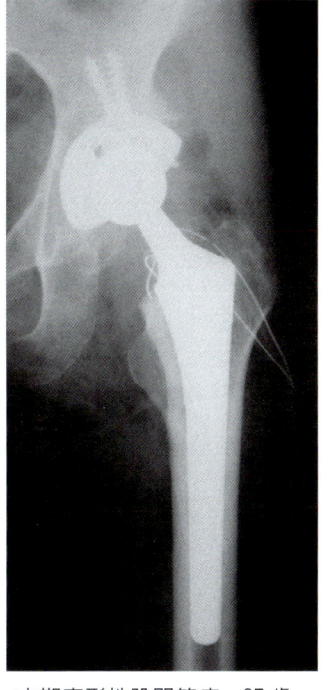

第 7 章　多関節運動連鎖からみた変形性股関節症の保存的治療戦略

図36　人工股関節全置換術．末期変形性股関節症．65歳女性．臼蓋形成不全による2次性股関節症であり，関節裂隙の広範な消失，臼蓋および骨頭には骨硬化像や骨囊胞像が認められ，骨頭は上外方へ亜脱臼している(a)．セメントレス人工股関節による人工股関節全置換術が行われた(b)．

(2) 脱　臼

多くは股関節を屈曲，内転，内旋することにより後方へ脱臼するが，伸展，内転，外旋することで前方へ脱臼することもある．術前の手術の既往，手術アプローチの種類，骨頭の大きさ，可動域，オフセット，人工関節設置位置，大転子切骨の有無などが頻度に関与する．

(3) オステオライシス

早い場合には手術後数年で人工関節周囲に骨吸収（オステオライシス）が起こってくる．摺動面からの磨耗粉が関与して骨吸収が起こるといわれている．人工関節周囲のオステオライシスが広がると人工関節のゆるみの原因となる．特に若くて活動性の高い症例や肥満の症例では磨耗粉量が多くなり，人工関節の寿命を減らす原因となる．

(4) 人工関節ゆるみ

人工関節が母床骨との固定性を失うことである．非感染性ゆるみと感染性ゆるみがある．ほとんどは非感染性ゆるみである．人工股関節再置換術の適応として最も頻度が高い．人工関節のゆるみは同周囲の骨欠損を伴う．オステオライシスやストレスシールディング，そしてゆるみのために人工関節が骨内で動くことによっても，人工関節周囲の骨欠損は次第に広がっていく．骨欠損が大きくなると新たな人工関節の設置が困難となり，初期固定性が得られにくくなる．また術中骨折などの合併症の頻度も高くなる．一方，骨欠損の程度に比べ，人工関節のゆるみによる疼痛や歩行困難の程度は比較的軽いことが多く，必ずしもゆるみが診断されたからといってすぐに再置換術が行われているわけではない．人工股関節再置換術は

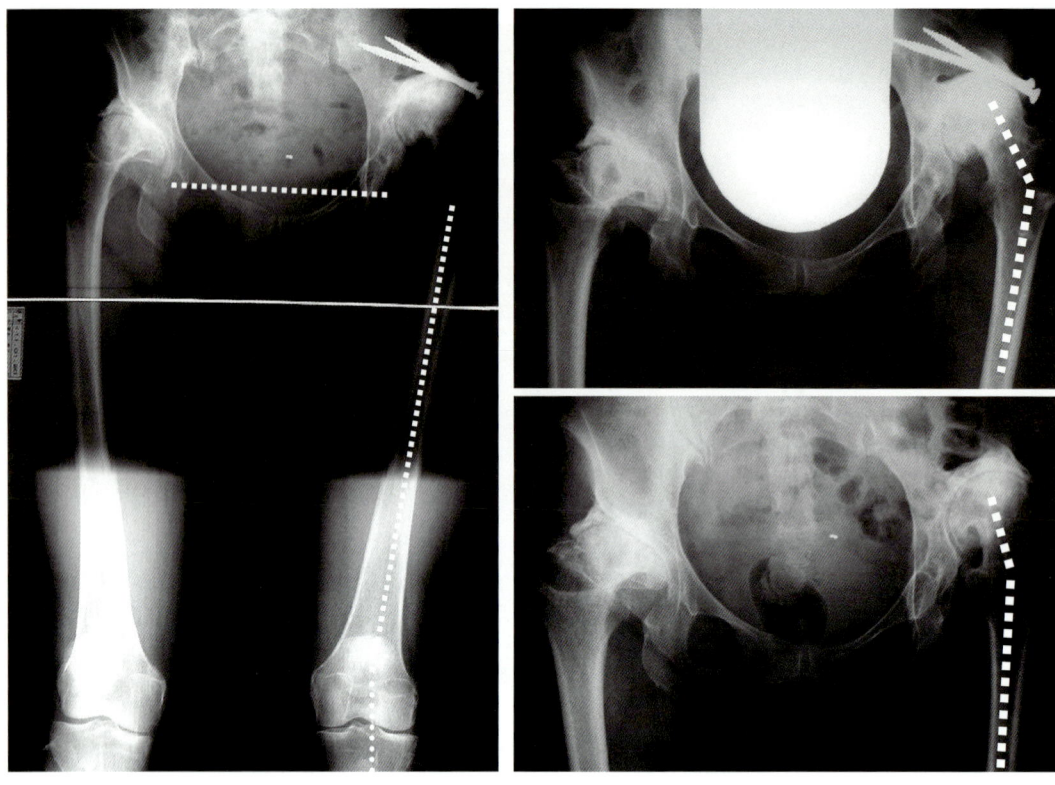

図37 股関節内転位拘縮による同側膝関節痛発症例．49歳女性．左末期変形性股関節症による股関節内転位拘縮あり（a, b）．同側外反膝となり荷重時膝関節痛発症．大腿骨転子部外反骨切り術を行い，下肢アライメントを矯正することにより膝関節痛改善．さらに同股関節の関節症も改善し，関節裂隙の開大や硬化像減少などが認められた（c）．

初回人工関節置換術に比べて，一般に侵襲が大きくかつ合併症の可能性の高い手術となり，特に高齢者については再置換術施行のタイミング決定に苦慮することが少なくない．

b）股関節固定術：進行期や末期変形性股関節症に対して稀に行われる．固定肢位は屈曲20〜30°，内外転中間位もしくは軽度外転位，そして軽度外旋位とする．50歳未満の若い症例で，かつ反対側股関節，腰椎や患側膝関節にも変形性関節症変化を認めない症例で，特に重労働を職業とする場合に適応がある．

V 隣接関節との関連

特に高齢者における変形性股関節症では，隣接関節にも関節症変化をきたしている場合が少なくない．脊椎や膝関節にも関節症所見が認められた場合には，症状の主な由来について鑑別することが，治療方針にもかかわってくるので，重要である．特に変形性腰椎症を合併することが多く，hip-spine syndrome[5]と呼ばれる．既往歴や理学所見から，股関節あるいは脊椎のどちらが主であるということが明らかな場合を simple hip-spine syndrome，不明な場合を complex hip-spine syndrome と分類している．また，他方の関節症が原因で，関節症の発症や増悪が起こっている場合には secondary hip-spine syndrome と呼ぶ．ここでは変形性股関節症が隣接関節へ影響を与える場合と隣接関節の状態によって変形性股関節症が発症する場合について述べる．すなわち，hip-spine

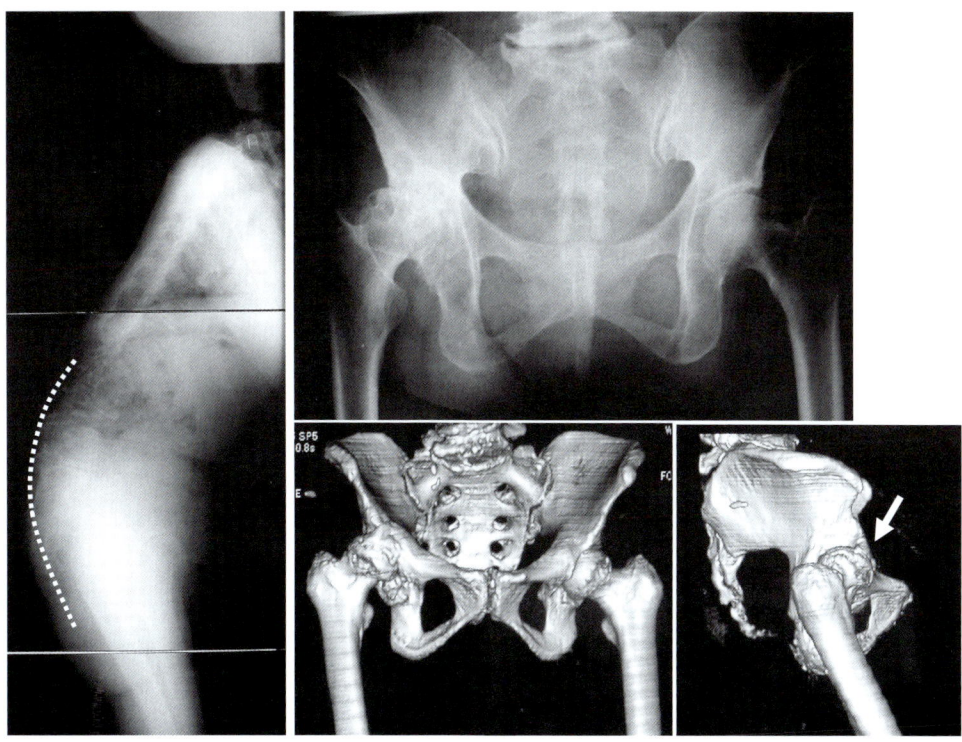

a	b
c	d

図38 骨盤後傾による2次性末期変形性股関節症．66歳女性．腰椎後弯変形(a)のため，骨盤が後傾となっている．相対的に臼蓋形成不全が強くなり，特に骨頭前上方の被覆が不足し，変形性関節症に至ったと思われる症例．両股正面単純X線写真(b)では骨盤後傾のため，閉鎖孔が大きく写り，骨盤内腔がほとんど認められない状態となっている．右股関節の関節裂隙は全く消失し，骨頭は上外側に亜脱臼している．3D-CT(c, d)では，骨頭の亜脱臼の方向が前方に偏っており(矢印)，骨盤後傾により，特に前上方の被覆が不足することで関節症変化が進行したことが推察できる．

syndromeではsecondaryのものとなる．

1. 変形性股関節症によって隣接関節へ影響を与える場合

変形性股関節症により関節拘縮が起こるが，増悪すると強い可動域制限をきたすようになる．前述したように屈曲拘縮や内転拘縮をきたしやすい．屈曲拘縮が強いと立位では骨盤前傾となり，腰椎の前弯が強制されることになる．また内転拘縮により脊椎側弯をきたす場合もある．これらは変形性腰椎症やすべり症を増悪させる原因となる．さらに内転拘縮は同側の外反膝変形をきたし，変形性膝関節症の原因となることがある．こ

のような場合に内転拘縮に陥った股関節の外転可動域を広げ，下肢のアライメントを矯正する目的にて股関節外反骨切り術を行うと膝関節の症状が改善することがある(図37)．内転拘縮による，みかけ上の下肢短縮を含めて，脚長差が強くなると，反対側の膝関節に疼痛が発症する場合もある．

2. 隣接関節の疾患により変形性股関節症を発症，増悪させる場合

腰椎後弯により立位で骨盤が後傾した状態では，臼蓋の前方における骨頭被覆が少なくなり，相対的な臼蓋形成不全を呈することになる．軽度の臼蓋形成不全でも，その程度が相対的に強くな

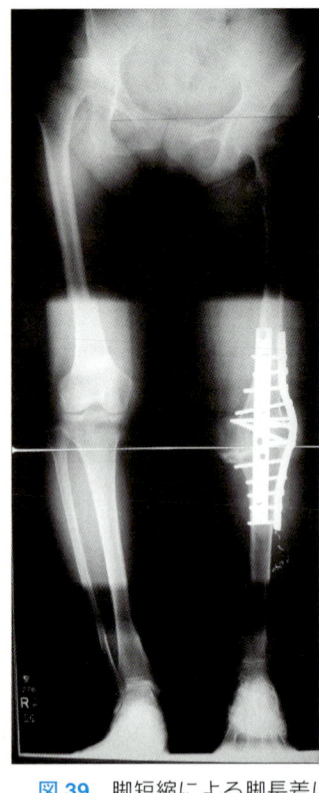

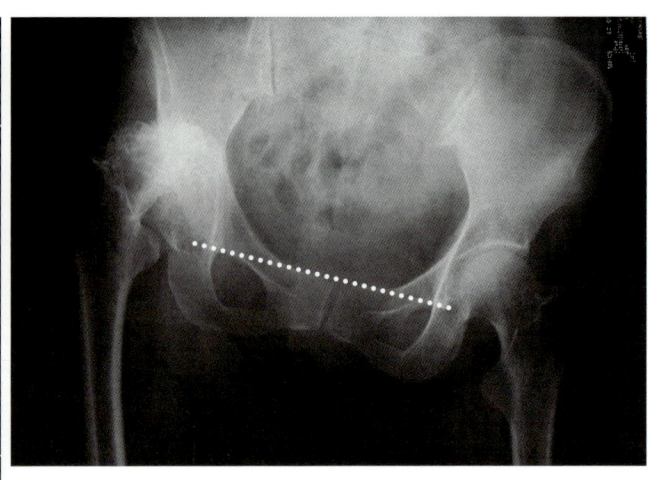

図39 脚短縮による脚長差により骨盤傾斜し，反対側に2次性変形性股関節症を発症した症例．64歳女性．膝関節疾患により膝関節固定と脚が短縮し(a)，骨盤が立位時傾斜することにより，反対側の相対的な臼蓋形成不全となり(b)，2次性変形性股関節症をきたした．

り，骨頭の上方，前方への亜脱臼を伴う，変形性股関節症を発症することがある(図38)．また，反対側の下肢長が短いと，立位時に骨盤が前額面にて傾斜し，やはり相対的に臼蓋形成不全を呈することになって，変形性股関節症を発症することがある(図39)．

文献

1) 神宮司誠也：変形性股関節症．神中整形外科学，杉岡洋一，岩本幸英編，802-825，南山堂，2004．
2) 林　靖人ほか：股関節症の疫学．Hip Joint，**27**：194-197，2001．
3) 西尾篤人：先天性股関節脱臼に対する髀臼移動による観血的整復術．日整会誌，**30**：483，1956．
4) 杉岡洋一ほか．Transtrochanteric valgus osteotomy．中部日本整形災害外科学会雑誌，**27**：1506-1509，1984．
5) Offierski CM, et al：Hip-Spine Syndrome．Spine，**8**(3)：316-321，1983．

多関節運動連鎖からみた変形性関節症の保存療法―刷新的理学療法―

第8章 多関節運動連鎖からみた変形性膝関節症の保存的治療戦略

理学療法士の立場から　　　　　　　　　　　　　　　　　石井慎一郎

Key words

変形性膝関節症(gonarthrosis)，保存療法(conservative treatment)，多関節運動連鎖(multi-linkage system)，足底挿板(insole)，ヒアルロン酸(hyaluronic acid)，早期診断(early diagnosis)

I　はじめに

　変形性膝関節症の発症には，機械的ストレスの果たす役割が大きい．特に膝関節の内側関節面に荷重応力が集中することが，関節症変化を引き起こす原因の1つであると考えられている[1]．

　変形性膝関節症の保存療法例に対する理学療法の主目的は，疼痛の軽減と症状進行の防止である．変形性膝関節症は機械的ストレスによって発症する一次性の関節症が圧倒的に多い．立位や歩行という荷重動作は日常的に繰り返される動作であり，関節症変化を引き起こす誘引となっている可能性が高い．関節症変化は，荷重動作時の姿勢制御方略が膝関節の生理的許容範囲を超えてしまった結果として引き起こされると考えるべきである．したがって，症例の姿勢制御方略の問題点を是正して，関節機能の改善を図らなくては根本的な問題解決には至らない．

II　膝関節内反変形の発生機序

　膝OAにおける膝関節内側関節面への荷重応力の集中化は，どのようにして引き起こされるのであろうか．その鍵を握るのは，歩行立脚初期の下肢アライメントの制御である．歩行立脚初期には，全歩行周期中で，最も大きな外力が負荷され，下肢関節においては外力負荷に対する動的安定化が最も要求される時期であるといえる．正常歩行における立脚初期の外側安定性は，主に大腿広筋群と前脛骨筋，大殿筋下部線維，大内転筋によってもたらされる．これらの筋活動によって，下腿，大腿は前額面内で直立化しながら，単脚支持へと向かう(図1)．

　一方，膝OA例は，これらの筋活動が著しく減弱しており，荷重負荷に対抗して，下肢アライメントを直立化するだけの関節モーメントが発揮できない．そのため，立脚初期に膝関節の外側不安定性を制御できず，膝関節が大きく外側へ動揺するlateral thrustが出現し，膝関節の内反アライメントが構築されてしまうのである(図1)．これが，膝関節内反変形を作り出す引き金となっていると考えられている[2)3)]．

　立脚初期の膝関節外側不安定性によって作られた膝関節内反アライメントは，その後の歩行周期において決定的な影響を及ぼす．本来，単脚支持期は矢状面，前額面内において力学的ストレスが最も小さくなるように身体アライメントが形成される時期である．下肢の理想的なアライメントによって，床反力ベクトルが膝関節と股関節の回転軸に最も接近した位置を通過するようになる．このため，正常歩行における単脚支持期は，膝関節に加わる内反ストレスが最小となる(図2)．

　ところが，膝OA例の歩行では，膝関節が内反位になった状態で単脚支持になるのに加え，身体重心の側方移動が十分に行われず，遊脚側へ上体が倒れるような単脚支持となるため，正常歩行と

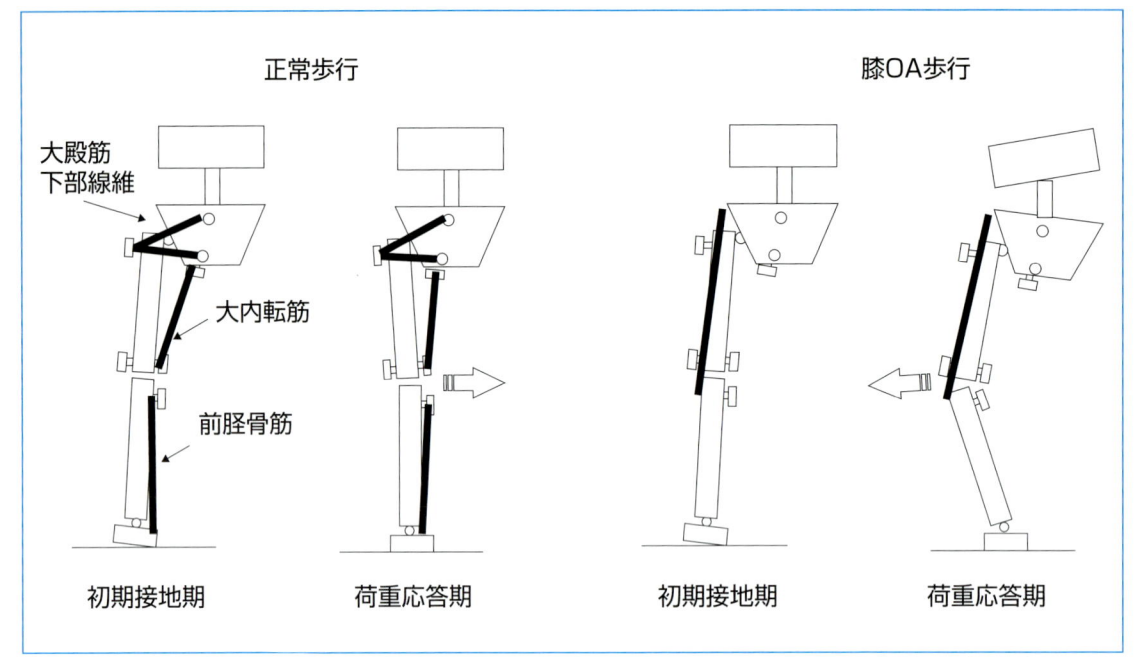

図1 立脚初期の外側不安定性とその制動

正常歩行では，大腿広筋群と前脛骨筋，大殿筋下部線維，大内転筋によって脛骨-大腿骨は鉛直に配列され，単脚支持へと向かう(左図).

膝OA歩行は，大腿筋膜張筋による膝関節側方制動が行われる．膝関節の外側不安定性を十分に制御できず，lateral thrustが出現し，膝関節の内反アライメントが構築されてしまう(右図).

は逆に単脚支持期の膝関節内反ストレスが歩行周期を通して最大となってしまうのである[2]（図3）.

以上のような原因によって，膝OA例では歩行中の膝関節内反ストレスが増加し，関節面の磨耗，変性を引き起こしていくものと考えられる.

III 理学療法戦略

1. lateral thrustの制動

歩行中の膝関節内側面への応力集中を軽減させるためには，立脚初期に出現するlateral thrustを制動しなくてはならない．立脚初期は体重レベル以上の大きな外力が急激に負荷されるため，下肢関節にとっては，歩行周期を通して最も大きなストレスにさらされる時期である．立脚初期の膝関節の安定性は2つの動的安定化機構によって得られている[4]．1つは筋によるもので，主として大腿四頭筋，特に中間広筋が主導的な役割を有する．もう1つが，前十字靱帯(ACL)と後十字靱帯(PCL)による中心靱帯系安定化機構[3]である．ACLとPCLは関節内において交差性配列であるため，膝関節の内旋によって，十字靱帯はお互いの周りで捻れ，関節面を接合させ膝関節を安定化させる．これに対して膝関節が外旋すると十字靱帯の捻れがほぐれ，関節面が離開し関節面の安定性は失われてしまう.

正常歩行における立脚初期の膝関節は内旋位をとることで，中心靱帯系安定化機構が生み出す関節面の接合力によって動的安定化を図っている．この時期の膝関節内旋は，大殿筋と大内転筋の活動による大腿骨の外旋と前脛骨筋により制御された後足部の外反による脛骨の内旋によって，膝関節が相対的に内旋位になることで実現されるので

第8章　多関節運動連鎖からみた変形性膝関節症の保存的治療戦略

Initial Contact　　　　　Loading Response　　　　Mid Stance

身体重心

身体重心の移動　　股関節外転モーメント

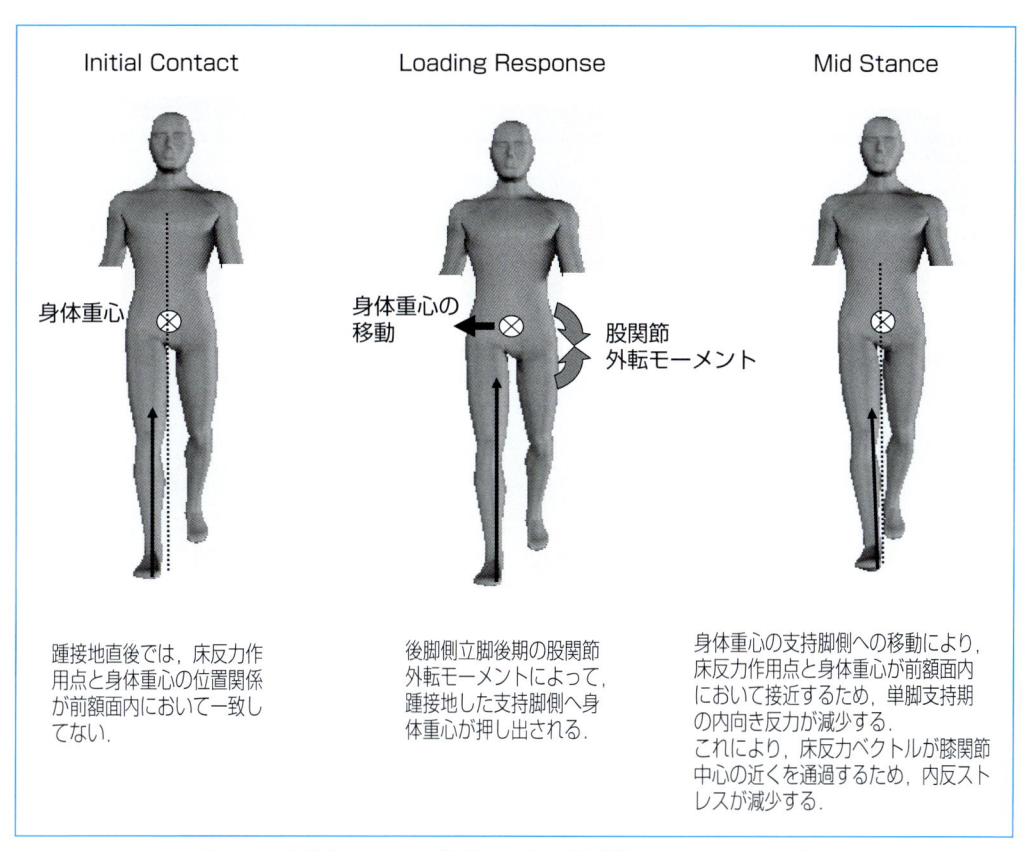

踵接地直後では、床反力作用点と身体重心の位置関係が前額面内において一致してない．

後脚側立脚後期の股関節外転モーメントによって、踵接地した支持脚側へ身体重心が押し出される．

身体重心の支持脚側への移動により、床反力作用点と身体重心が前額面内において接近するため、単脚支持期の内向き反力が減少する．これにより、床反力ベクトルが膝関節中心の近くを通過するため、内反ストレスが減少する．

図2　正常歩行における単脚支持期の膝関節内反ストレスの減少

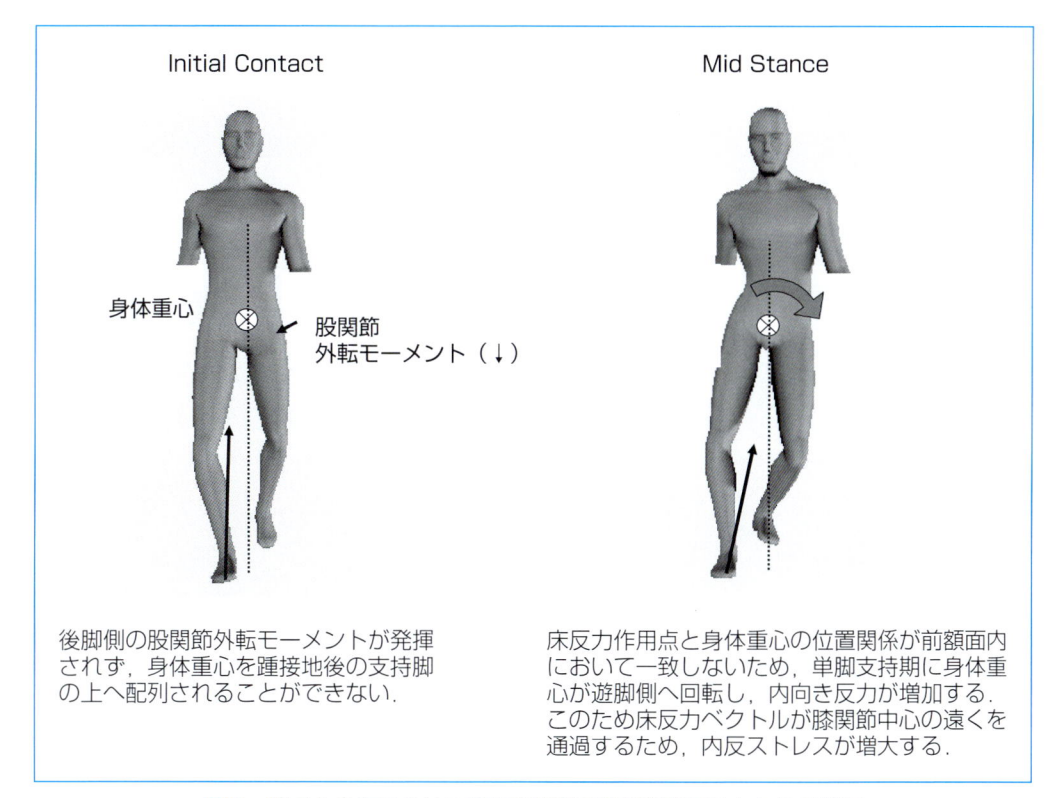

Initial Contact　　　　　Mid Stance

身体重心　　股関節外転モーメント（↓）

後脚側の股関節外転モーメントが発揮されず、身体重心を踵接地後の支持脚の上へ配列されることができない．

床反力作用点と身体重心の位置関係が前額面内において一致しないため、単脚支持期に身体重心が遊脚側へ回転し、内向き反力が増加する．このため床反力ベクトルが膝関節中心の遠くを通過するため、内反ストレスが増大する．

図3　膝OA歩行における単脚支持期の膝関節内反ストレスの増加

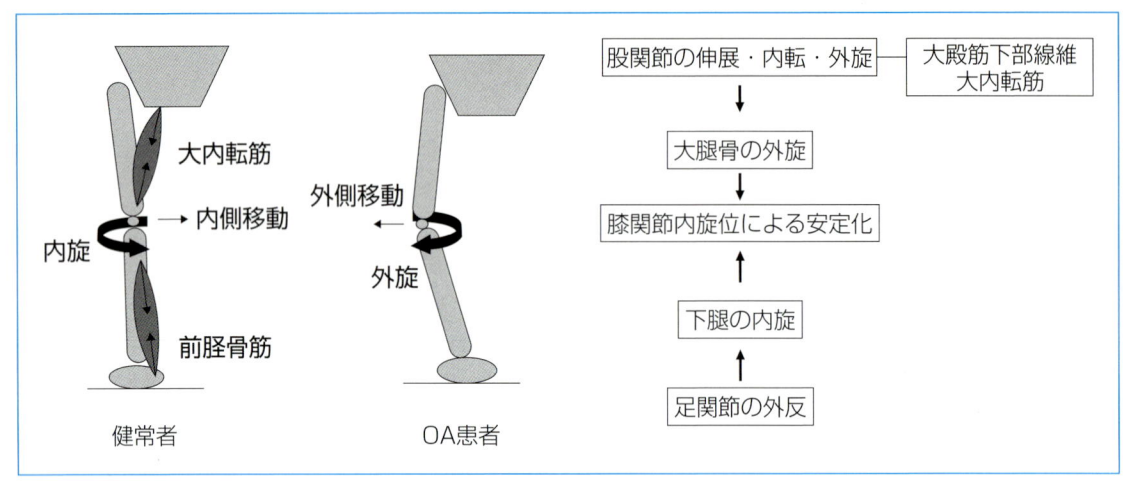

図4 立脚初期の下肢アライメントの形成

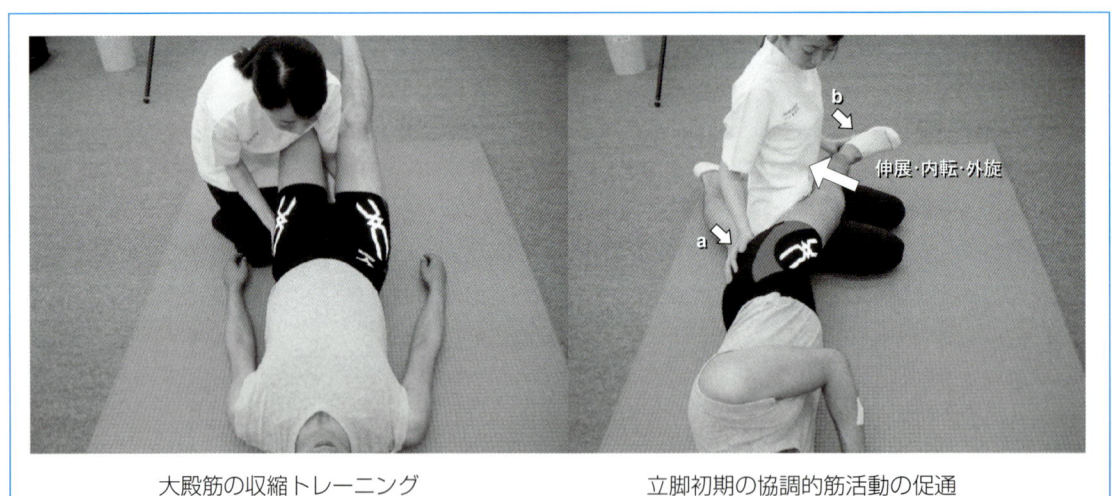

大殿筋の収縮トレーニング
セラピストが筋の収縮による筋腹の膨隆に抵抗をかけ，筋の収縮感覚を患者に認識させる．

立脚初期の協調的筋活動の促通
患側を上側にした側臥位で，股関節の伸展・内転・外旋運動を行わせる．
(a) セラピストは大殿筋を把持して，収縮を促通する．
(b) 膝関節の伸展，足関節の背屈を同時に誘導する．

図5 lateral thrust の制動

ある（図4）[5]．

変形性膝関節症例では，立脚初期に前脛骨筋や大殿筋，股関節内転筋の活動が低下する．大殿筋や大内転筋，前脛骨筋の活動の低下は，中心靱帯系安定化機構にとって重大な影響を及ぼし，膝関節を不安定な状態にしてしまう．また，前脛骨筋や股関節内転筋群は，中心靱帯系安定化機構にとって主導的な役割を有するのみならず，膝関節の内反角度の増加を制動することにも大きく寄与している．したがって，立脚初期に出現するlateral thrustを制動し，良好なアライメントを維持するためには，立脚初期の前脛骨筋や大殿筋，股関節内転筋の活動を高めることがポイントとなる（図5）．

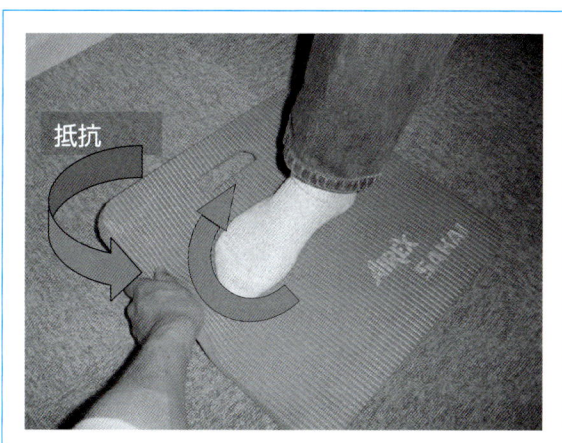

踵の下に引いたマットや板の歪みを踵で感じながら修正させる.	異なる硬さのボールを患者の足底に置いて,患者自身が足部を動かしながら,ボールの大きさや硬さを識別する.

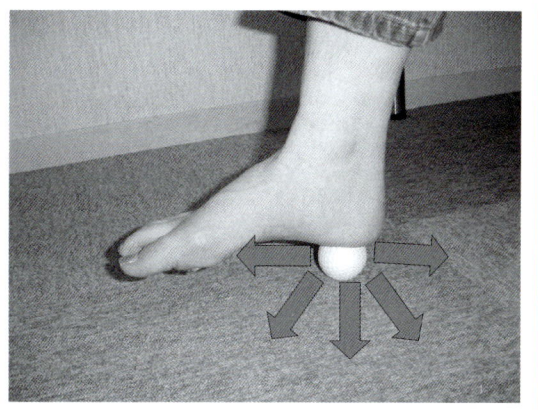

図6　足部へのアプローチ

2. 足部の機能改善

前述したとおり,中心靱帯系安定化機構を作動させるためには,後足部の外反による脛骨の内旋が起きなくてはならない.立脚初期の脛骨の内旋は,足部から脛骨へ波及する運動連鎖によって生じる.

足部と脛骨の間の運動連鎖が正常に行われるためには,距腿関節,距骨下関節のアライメントが正常な状態になくてはならない.変形性膝関節症例では,アーチ構造の破綻や足部外反によって,距腿関節,距骨下関節のアライメントが崩れ,足部から脛骨へ波及する運動連鎖は生じなくなる[6].したがって,足部の機能を改善し,足部内の骨アライメントの正常化が重要となる.

足部ユニットのアライメントを徒手的に再配列させるように操作し,足関節や足指の能動的な運動を行わせる.下腿三頭筋や前脛骨筋は踵骨と距骨のアライメントに影響を及ぼす筋であり,粘弾性を回復させておく必要がある.足指,足底,踵に,歪みや圧刺激を使った探索課題を行わせ,足底の固有受容器のファシリテーションを行う.患者自身が足部を動かしながら,能動的に探索できる課題を用いることが重要である(図6).また,足部アライメントの破綻している症例には,足底挿板などが効果的である場合が多い.

3. 膝OAにおける拘縮

関節が正常に動くための必要条件は,①回転中心軸の形成が適切に行われること,②関節面の並進運動と回転運動が正常に遂行されること,③静的安定性が確保されること,④動的安定性が確保できることなどが挙げられる.

これらの条件を満たすためには,関節包や靱帯などの関節周囲組織の粘弾性が至的状態にあり,各組織の緊張のバランスが適切な状態になくてはならない.また,関節周囲筋が機能的秩序を持って作用できることも重要な条件である.それでは,こうした関節の機能的条件が,膝OA例でどのようになっているのだろうか.

膝OA例に認められる膝関節の可動域制限は,0〜10°の最終伸展域と120°以上の屈曲域である場合が多い.このような関節可動域制限には,膝関節回旋運動の中心軸(回旋中心軸)の外側変位と関節包内運動の異常配分が深く関与している.

膝OA例では,回旋中心軸が,健常者に比べて

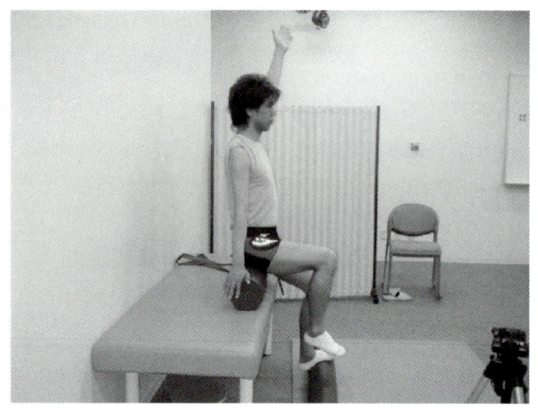

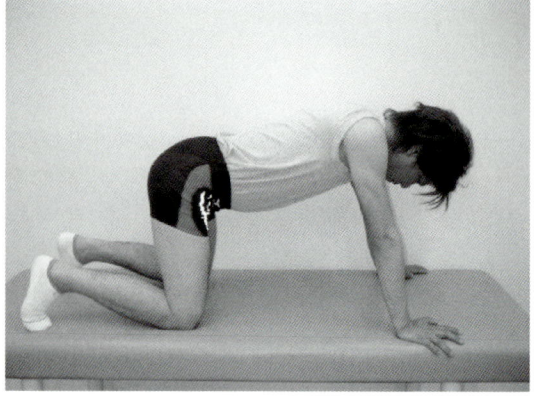

図10　多裂筋，大殿筋，腹横筋の協調的筋活動

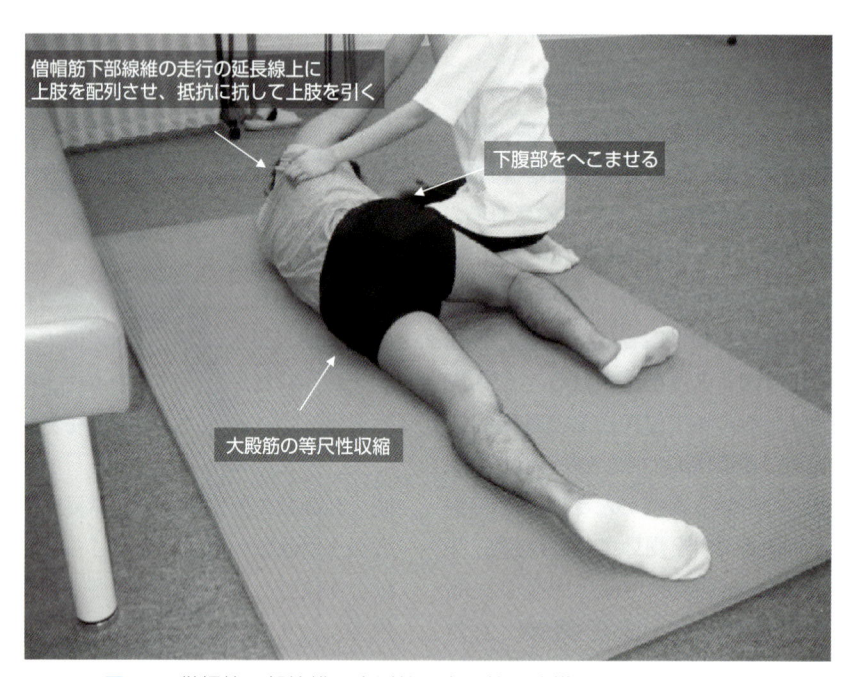

図11　僧帽筋下部線維，多裂筋，大殿筋，腹横筋の協調的筋活動

(図中ラベル：僧帽筋下部線維の走行の延長線上に上肢を配列させ，抵抗に抗して上肢を引く／下腹部をへこませる／大殿筋の等尺性収縮)

　大内転筋は，坐骨結節から大腿骨遠位内側に走行し，停止部において内側広筋と連結を有している．このため立脚期において骨盤を膝関節の上へ配置させる作用を持つ．また，大内転筋は，殿筋群によって骨盤の側方安定化が図られている場合に，膝関節が骨盤に対して外側へ変位することを制動する．

　これらの筋群の活動を立位場面で体重移動を伴いながら促し，下肢と骨盤の動的アライメントを再構築していく（図12）．

3）膝関節屈曲肢位での安定化

　膝関節の回旋と内外反の組み合わせは，膝関節の安定化に重要な複合運動である．外旋と外反は，お互いの運動を制限し合う[4]．内反と内旋も同様である．したがって，与えられた屈曲肢位で外反と外旋，内反と内旋を組み合わせることで，膝関節を固定することができるのである．

　内外反と回旋の組み合わせで，動的安定化状態

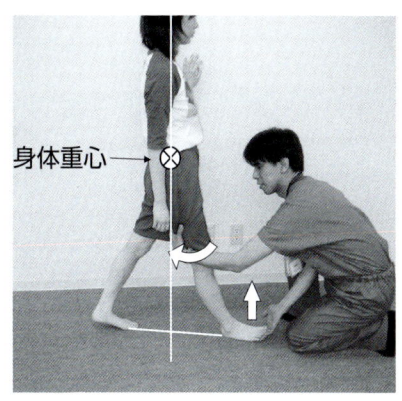

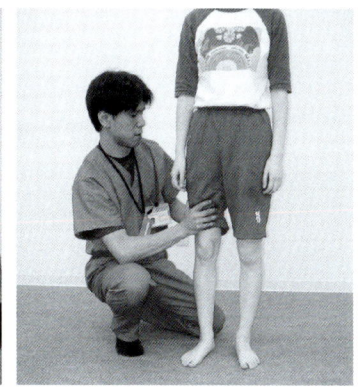

図12 立脚初期の前脛骨筋や大殿下部線維，大内転筋などの股関節内転筋群の再教育

患側の踵と反対側のつま先が，身体重心をはさんで前後左右方向で等距離になるようにする．患者にこの姿勢を保持させながら，セラピストは足関節の背屈と大殿筋の収縮を促通するようにハンドリングを行う．大腿を外旋させながら荷重をさせると大殿筋が促通される．

を生み出せるのは，屈曲-外反-外旋肢位，もしくは屈曲-内反-内旋肢位の2つの肢位のみであり，内外反と回旋とを同時に絶えず変化させることで，平衡肢位を保っているといえる．これら2つの肢位は，椅子からの立ち上がりや，階段昇降などの日常生活動作で用いる膝関節0〜60°の屈曲範囲で多用される肢位である．

ところが，変形性膝関節症例などの屈曲荷重位を観察してみると，膝関節は屈曲-内反-外旋という運動の組み合わせになっている場合が多い．これは，足部機能の低下によって脛骨の内反傾斜が強まると，脛骨が外旋してしまうためである．膝関節の屈曲-内反-外旋位では，大腿骨と脛骨の機能軸が同一線上に配列されなくなるため，関節の安定化は図れなくなり不安定性が助長されることになる．

膝関節に最も負担のかかる60°以上の屈曲位では，大殿筋による股関節伸展モーメントが膝関節を安定化させるのに役立つ．股関節伸展モーメントは，大腿を鉛直にするのに関与し，間接的に膝関節の伸展を補助するからである．さらに，大殿筋によって発生した股関節伸展モーメントによる股関節を中心とした大腿の回転作用は，大腿脛骨関節面に接合力を生じさせる（図13）．このため膝関節深屈曲位から，関節の安定化を得つつ伸展筋力を発揮するためには，大殿筋による股関節伸展作用が不可欠な要素である．一方，前額面においても内・外側の関節面にバランスよく接合力が加わるためには，大殿筋や内転筋の収縮が必要となる．

このような状態は股関節，足関節の運動の影響を受け，大腿骨と脛骨の理想的配列の実現には下肢関節の協調的な動きが必要となる．膝関節屈曲荷重位で，脛骨軸と大腿骨軸を鉛直配列できるように屈伸運動を行い，骨盤の傾斜角度と下腿の傾斜角度が平行になるように運動を誘導すると大殿筋の活動を促すことができる（図14）．

5．関節周囲筋の再教育

膝関節の適合性を直接的に高める筋は，いうまでもなく大腿四頭筋である．中でも，中間広筋，内側広筋，外側広筋の3つの広筋群は単関節筋であり，膝関節の安定性に重要な役割を有している．

変形性膝関節症では，内側広筋，中間広筋の筋萎縮を伴う症例が大半を占める．変形性膝関節症では膝関節内反ストレスに拮抗する腸脛靭帯の緊

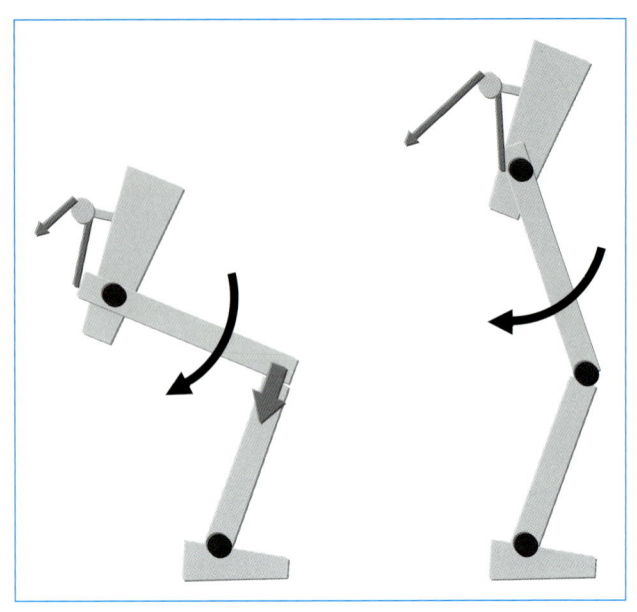

図13 屈曲位での膝関節の安定化は，股関節によってもたらされる．

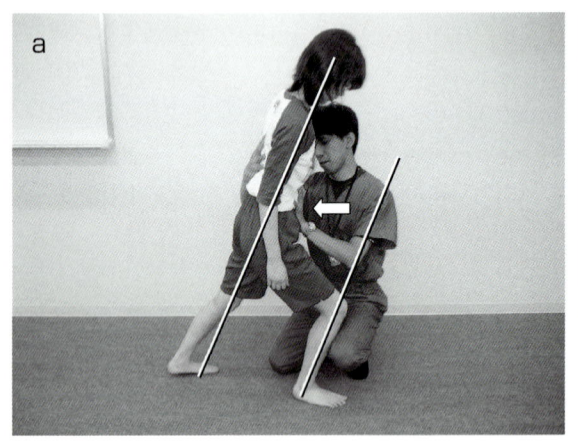

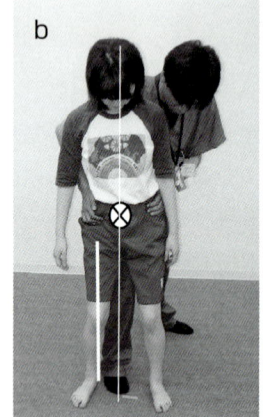

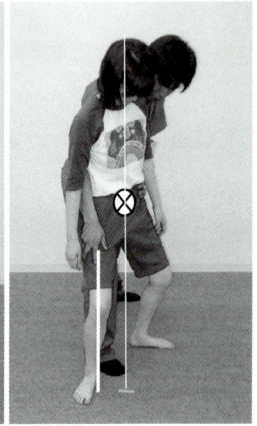

図14 膝関節屈曲荷重位でのトレーニング
a：骨盤と下腿の傾斜角度が平行になるようにした一歩踏み出し位でスクワット．セラピストは体幹のアライメントが崩れないように，体幹の支持メカニズムの活動を促す．
b：大腿-下腿の長軸アライメントが一線上に配列されるようにしたまま，骨盤を後方へ回旋し，90°ターンをさせる．身体重心位置が常に両足間の中心になるようにすること．下肢のアライメントは，セラピストの右手と右下肢を使ってコントロールする．

張が，外側膝蓋支帯を介して膝蓋骨を外側に牽引する．このため，内側広筋の収縮不全が存在すると，膝蓋骨の外方変位が助長され，膝蓋大腿関節面の障害を引き起こしてしまう．また，中間広筋は，その起始部が大腿骨の広い範囲に存在し，内側広筋，外側広筋を上に載せて土台を提供している．中間広筋の収縮不全は膝関節の安定化に重篤な問題を生じさせる．

大腿広筋群の選択的筋収縮を促す方法として，patella settingが効果的である．このとき，股関節

と足関節とを結ぶ線上の方向へ踵を押し付けると大腿広筋群が優位に活動する(図15).

IV まとめ

本稿では変形性膝関節症例に対する臨床プロセスについて論じた．関節機能障害に対する理学療法では，病態の詳細な把握と関節機能解剖に則した治療プログラムの立案がなされることが重要である．本稿は疾患別の詳細なプログラムを論じるものではなく，治療戦略の大枠を示したにすぎない．関節機能障害は多種多様な疾患により起こりうる障害であり，各疾患の各論について教科書を参照されたい．

望ましい運動形態とそれを可能にする筋骨格系による関節運動を公理性のある力学を背景に論理的に推測できれば，より効果的な理学療法を構成できるはずである．

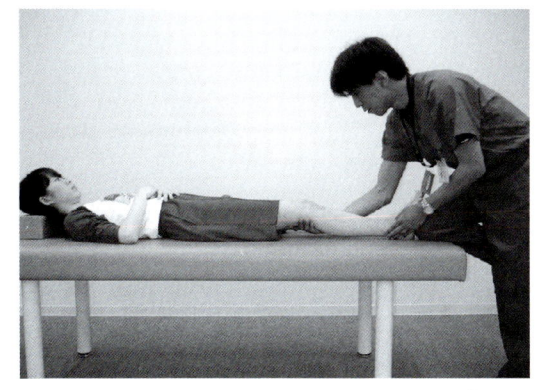

図15 大腿内側広筋の収縮トレーニング
足底から外力を加え，各関節周りの筋が反応しながら外力に釣り合うモーメントが発揮できるようにする．必要以上の筋活動を誘発しないようにすること．外力の方向や大きさを変化させながら，下肢の反応を誘導する．

文 献

1) 津村 弘：大腿脛骨関節症の形態学的因子について．膝，**15**：29-32，1989.
2) 石井慎一郎，佐保美和子：前額面内下肢関節モーメントからみた変形性膝関節症例の歩行パターン．日本臨床バイオメカニクス学会誌，**19**：481-485，1998.
3) Bauer GCH, Insall J, Koshino T：Tibial osteotomy in gonarthrosis (osteoarthritis of the knee). Bone and Joint Surg, **51-A**：1545-1563, 1969.
4) G. Bousquet(弓削大四郎訳)：膝の機能解剖と靱帯損傷，1版，50-89，協同医書出版社，1995.
5) Perry J：Gait Analysis, SLACK Inc, 1992.
6) 佐々木奈央，石井慎一郎，山崎 敦：歩行時の踵骨傾斜角度について—変形性膝関節症患者と健常者の比較—．理学療法学，**28**(学会特別号)：380，2001.
7) 鈴木禎広：内側型変形性膝関節症の運動解析—立脚初期における脛骨回旋中心の評価について—．日整会誌，**70**：s1416，1996.
8) 古賀良生：変形性膝関節症の運動解析．関節外科，**16**：79-85，1997.
9) Vleeming A, et al：The posterior layer of the thoracolumbar fascia；its function in load transfer from spine to leg. Spine, **20**：753-758, 1995.
10) Richardson C, et al：Therapeutic exercise for spinal segmental stabilization in low back pain, Churchill Livingstone, U. K., 1999.

医師の立場から　　　　　　　　　　　　　　　　　　　　　井原　秀俊

Key words

変形性膝関節症(gonarthrosis)，保存療法(conservative treatment)，多関節運動連鎖(multi-linkage system)，足底挿板(insole)，ヒアルロン酸(hyaluronic acid)，早期診断(early diagnosis)

I　変形性膝関節症の外来比率

　変形性膝関節症患者の外来および病院データを筆者が勤務していた施設例で示す．整形外科単科の急性期対応の民間病院での1か月間の統計である．新患に占める変形性膝関節症の割合は16％であり，うち60歳以上が3/4を占めていた．一方，通院患者に占める変形性膝関節症の割合は33％で，これは新患での割合の2倍にも当たり，変形性膝関節症の患者が治療のためにいかに頻回に通院しているかが推定できる．変形性膝関節症の新患1,500名の治療推移を1年間でみると，91％が保存療法で通していた（図16）．一方，変形性膝関節症の手術内訳は約半数が鏡視下手術で，通常手術（人工関節置換術，高位脛骨骨切り術）と同程度の割合を占めていた．変形性膝関節症の9割は保存的に治療している疾患なのである．

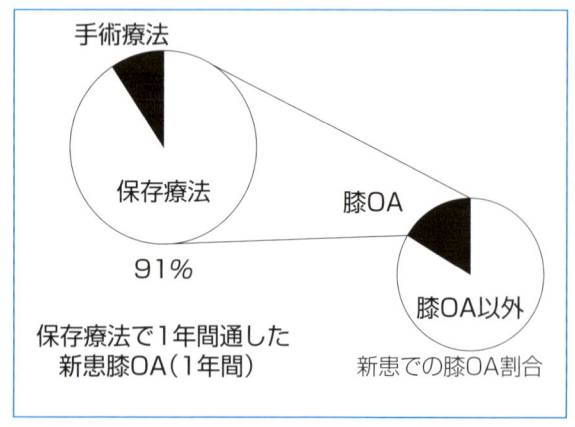

図16　新患の変形性膝関節症（膝OA）において，9割が1年間を保存療法で通していた．

II　変形性膝関節症と他疾患との関連性

　変形性膝関節症の患者では，多関節運動連鎖も綻び始め，代償能力が若い時ほど適切には作動しなくなる．膝が悪くなれば近隣・対側の関節，体幹はその影響を免れ得ない．例えば，正座が困難となる結果，腰椎への負担が増加する．手をついて起立すれば肩や肘に負荷が増加する．そのため腰，股，足関節，肩，肘，頚などに支障が生じやすくなる．膝拘縮が胸腰椎後弯の増強をもたらし，逆に前屈姿勢が骨盤前傾，股や膝の軽度屈曲位を誘発する[1]．そのため変形性膝関節症の治療においては，破綻しかけている多関節運動連鎖の一員を治療するという認識を持つべきである．

　多関節運動連鎖のみならず多臓器連鎖にも加齢的な影響が忍び寄ってくる．高血圧症や糖尿病の合併がある患者には，運動療法として歩くことが勧められる．しかし，変形性膝関節症の患者は，程度によってはそう長くは歩けない．したがって，糖尿病も悪化しがちとなる．食生活が欧米型になって久しく，肥満，下腿腫脹，静脈血栓塞栓症なども含めて，多臓器連係の中で膝を治療する必要にも迫られている．また下腿静脈瘤や心疾患を有する患者は，手術による静脈血栓塞栓症などの合併症を危惧するあまり，保存療法に頼らざるを得ない場合も稀ではない．

III　早期診断が保存療法を永続させる

　いったん，変形性膝関節症が発症すると，関節裂隙は年に0.06～0.6 mm減少すると報告されている[2]．X線での進行度では，おしなべて8年の

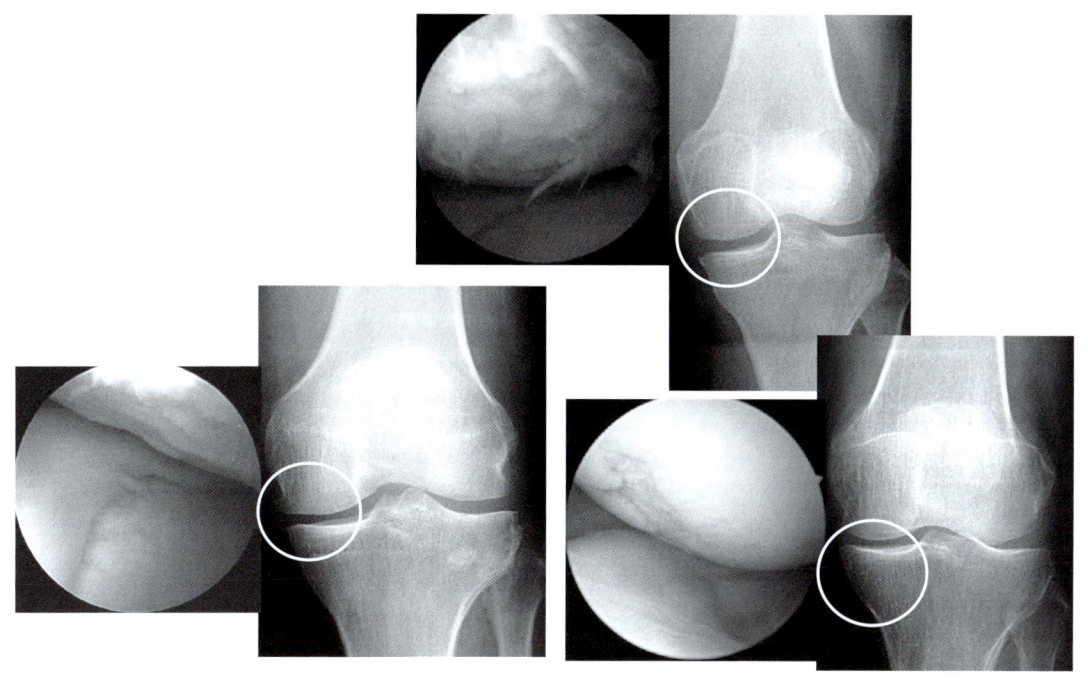

図17 X線で正常にみえても，軟骨がすでに摩耗しだしている例も少なくない．

経過で約40％に進行がみられるという[3]．このような状況の中で，保存的に粘るにはどういう戦略をとるべきか．それは，早期に診断し，早期に治療を開始することを徹底することである．そのためには膝からの情報を，X線，症状，疫学，徴候，多関節運動連鎖の観点から，早期に読み取ることが必要である．

1. X線から読み取る

一見正常に見えるX線像も，関節鏡で見ると軟骨がすでに摩耗していることが少なくないという認識を持つべきである（図17）．軟骨摩耗が気づかないうちに進行している危険性への早期認識である．骨棘はその膝にとって異常な力学的負荷が作用し，それに膝が対応したことを示すretrospectiveな時間要素を含む情報の足跡である（図18）．臥位X線像では読み取れない力学的情報が，膝軽度屈曲での立位X線像では示される（図19）．脛骨の軟骨下骨の硬化像を内外側で比較する．毎回X線を取り出すわけにはいかないのであるから，X線やMRIを撮ったときは線画でその所見をカルテに描くようにすれば，その描画を見ながら患者と話すことで情報量が格段と向上し，治療効果がこの患者で上がっているのかのおおよその判断ができる．

2. 症状から読み取る

遠心性収縮と多大なエネルギーを要する始動動作，片足での身体支持が必要な階段下降での痛みが特徴的である．初期症状として正座困難も多い訴えである．

3. 疫学から読み取る

女性の片側変形性膝関節症の場合，2年以内に34％，さらに11年の経過で92％に，対側膝の変形性関節症が出現すると報告されている[4]．このことから，健側として見ていた対側膝も時々点検する必要がある．

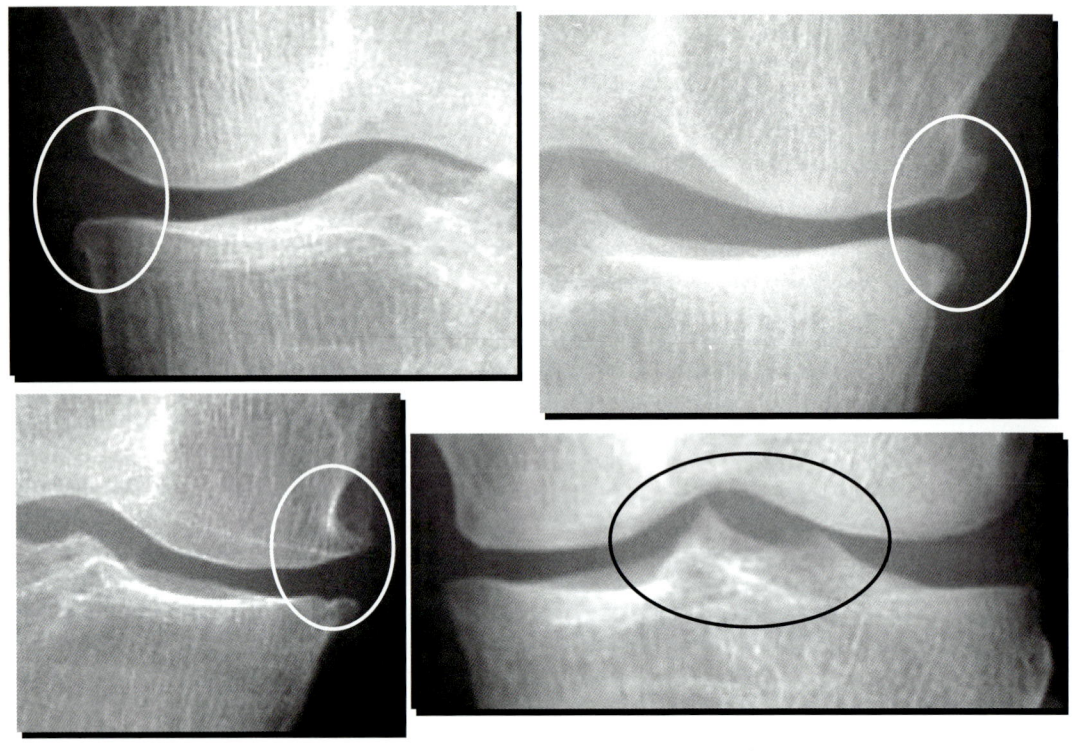

図18 X線像から膝の涙ぐましい努力を推し量ることが重要である．

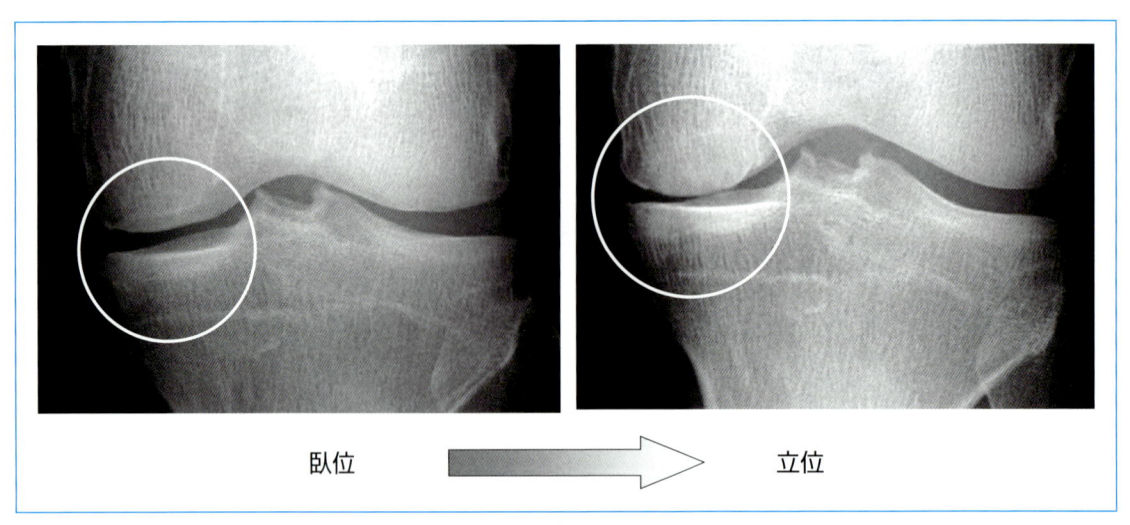

図19 臥位よりも立位でのX線像が，実生活での膝をより表現している．

臥位 → 立位

4. 徴候から読み取る

　通常，左右比較するため，Apley テスト（図20）を両側に実施するが，もし健側と思われた側の膝で内側に疼痛を生じたならば，立位X線を撮影する．このとき隠されていた関節症が往々にして見つかることがある．

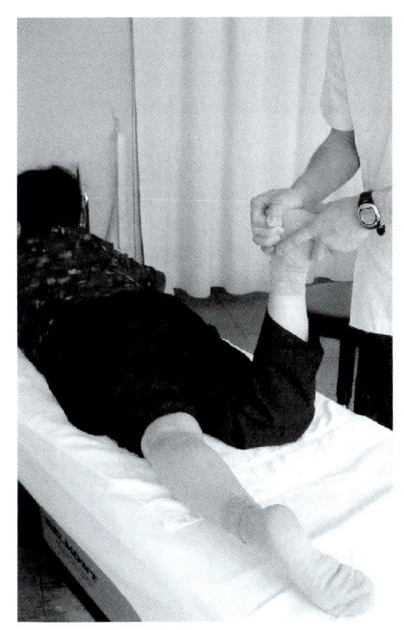

図20 Apleyテストは，半月損傷だけでなく軟骨摩耗による病変にも鋭敏である．

5. 多関節運動連鎖の破綻から読み取る

 日常動作は，多関節による運動連鎖で成り立っている．もし腰，股，足関節に異常が出れば，多関節運動連鎖が破綻しないように，膝には過度の役割分担が課せられることになる．例えば，高齢者で腰痛がある場合，膝にも異常負荷が作用してはいないかと推測する．

IV 早期治療が保存療法を永続させる

 変形性膝関節症の大部分を占める内側型の，保存療法三原則は，運動療法，足底挿板装着，ヒアルロン酸注入である．それに加えて，栄養指導による減量も患者によっては大切になる．初診の患者には特に時間を割いて説明する．

1. 運動療法

 自宅で行えるセラバンドなどの訓練用バンドを用いた筋訓練を，初診時に診察室にて実際に指導する．訓練用バンドはすぐに購入できるように外来の近くで販売する．これは肝心なことで，訓練用バンドが手に入らないと，実際に自宅での訓練が開始できないからである．再来時に足指把握訓練を指導し，それに関する説明書を渡す．タオルたぐり寄せは難しいという患者のために，それに代わる訓練や，壁に向かっての爪先立ち・踵立ちなど姿勢制御にかかわる訓練の説明書を渡す．水中での歩き方や，自転車ペダリングの効用も随時説明する．運動療法を励行させるために，再来の度に各種の説明書を順を追って渡し，訓練の必要性に対する理解を深めていく．

2. 足底挿板

 内側型変形性膝関節症の徴候がみられたら，できるだけ早期から足底挿板を製作する．材質はソルボセインなどの衝撃吸収能に優れる素材を用いる．装着後は，適切に装着しているのか，裏表，左右逆に装着していないのかを，しばしば診察室でチェックする．足底挿板の有効性の根拠として，踵骨の外反による下肢直立化[5]，足底圧外側移動[6]，側方動揺性減少[7]などが示されているが，いずれも内転モーメント減少[8]による効果である（図21）．また距骨下関節固定付き足底挿板の有用性も報告されている[9]．半月処置時，関節鏡で大腿骨内側顆の軟骨摩耗が初めて認識された場合は，遅滞なく足底挿板を処方する．

3. 薬物療法

 薬物療法としては，ヒアルロン酸注入，非ステロイド系消炎鎮痛剤・漢方薬，サプリメントなどが挙げられる．ヒアルロン酸の軟骨に対する効果はすでに多く報告されている．臨床的に興味深いのは，3回の注射で症状緩和が6か月間得られたという報告[10]や，関節拘縮予防[11]，半月修復[12]にも有利に作用するという研究である．関節液を穿刺する理由の1つは，関節に液がたまり内圧が上昇すると，筋活動が抑制されるからである．特に内側広筋で著明になる[13]．変形性膝関節症における

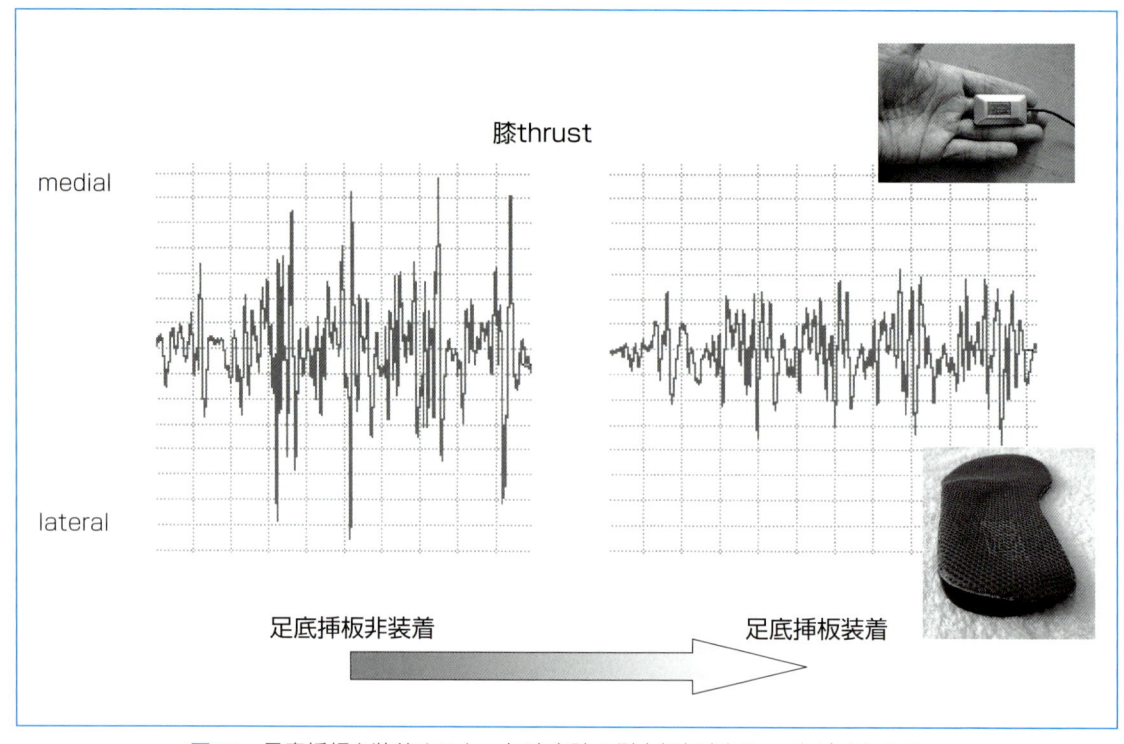

図21 足底挿板を装着すると，加速度計の側方振幅（膝 thrust）が減少する．

グルコサミンとコンドロイチンについては，メタアナリシスによる報告例にて，対症的効果が認められている[14]．関節裂隙減少を食い止め得るということも示されている[15]．単なるサプリメントの位置に留めおくには惜しい印象であるが，現況は扇情的で誇大広告があまりにも多いといわざるを得ないのが残念である．

V 治療オプション

膝への経時的負荷積算，疼痛・障害の増大が手術に向かう引力になるが，これに抗する反力は，保存的な手段をどれだけ早期から尽くしたかにかかっている．

治療決定するのは決してX線所見ではない．今まで受けた治療の内容はどうか，その治療に反応しているのか，症状はどのような程度か，症状の経過は，日常動作・仕事・スポーツ遂行時にいかに困っているのか，基礎疾患や合併症は存在するか，近い将来はどのような活動を思い描いているのか，杖はついているのかなどを総合的に判断して，経験的に治療オプションを決めるのである．そのため，手術側の立場を取りがちな病院勤務医からみた重症度は，保存療法を行う際にはあまり役に立たない．

著明な膝変形を矯正でき，疼痛改善に劇的効果をもたらす人工膝関節置換術は魅力ある手術で，多くの患者の ADL および QOL 向上に寄与している．本人が希望すれば保存療法の域から離れていく．しかし，人工膝関節置換術が適応と思われる患者でも，保存療法で満足している患者も少なからず存在することも認識しておいたほうがよい．

内側の軟骨下骨が露出している例も含めて，高位脛骨骨切り術は，中年者や初期高齢者における優れた手術法である．しかし，内側の軟骨下骨が露出していると思われる膝でも機能的にそう悪くない患者も少なくはない．

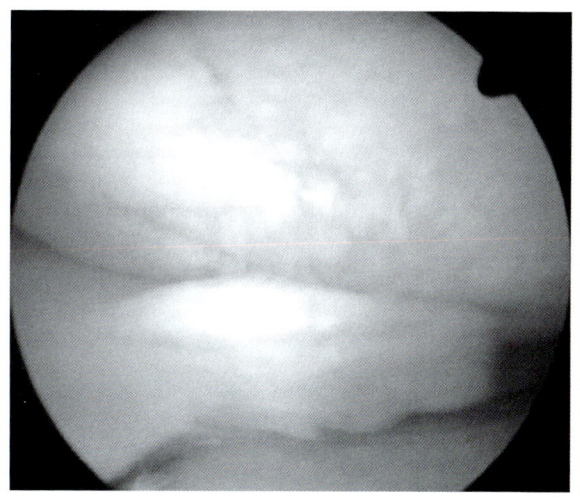

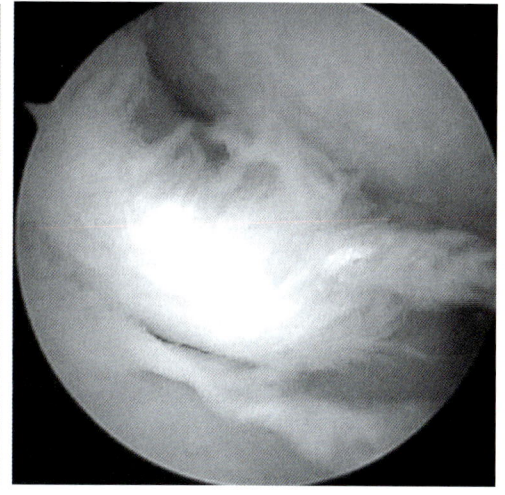

第8章　多関節運動連鎖からみた変形性膝関節症の保存的治療戦略

図22　変形性膝関節症において，損傷半月が症状の大きな要因と考えられる場合は，保存療法の流れの一環として鏡視下半月処置も考慮する．

　保存療法と観血的療法という構図から，鏡視下手術を保存療法の拡大域に取り込んだ拡大保存療法と，通常手術という対比も必要であろう．通常手術に対して，鏡視下手術＋保存療法という構図である．軟骨摩耗による症状よりも半月損傷などによる症状が強いと判断した例や，半月断端があたかも束子のように軟骨を擦っていると思われた場合には，保存療法の一環として，鏡視下半月処置が選択肢として浮上する（図22）．

　半月損傷であまり知られていないのが，内側半月後角横断裂である（図23）．急激な疼痛発症で歩行困難なほどの症状を呈する場合は，第一に，内側半月後角横断裂を念頭に置く必要がある．50歳以上で関節鏡を行った内側半月損傷302例の筆者例のうち半数近くは横断裂であり，横断裂の3/4が後角横断裂であった．大腿骨内側顆の軟骨が摩耗している例が多く，変形性膝関節症の中での急性変性断裂である．痛みが強いからといって通常手術を考える必要はない．そのためにも後角横断裂の特徴を覚えておくことは有益である．非外傷性発症が約6割，激痛・夜間痛が約半数にあり，歩行困難で発症後2日以内に20％が受診している．ほぼ全例に，関節可動域制限が存在する．MRIにおいて，後十字靱帯近傍の内側半月後角全体が高輝度に描出される特徴的な所見であるホワイトメニスカスサイン[16]を示す．

　半月横断裂に合併する膝壊死も，鏡視下手術＋保存療法で対応できる場合が少なくない．外側型変形性膝関節症の場合，往々にして，損傷半月が症状を惹起している例を念頭に置くべきである．その場合，鏡視下手術も選択肢に含まれてくる．

　変形性膝関節症に対して，内側半月の鏡視下処置を行った例のその後の経過では，90％が保存治療で対応できている．追加手術を必要としたのはわずか10％である．

　今まで述べてきたように，治療にかかわる幅広い情報を確実に利用することが必要である．その上で，治療効果をフィードバックし，治療戦略を再検討する．

VI　保存療法の限界

　運動療法，足底挿板，ヒアルロン酸を主体とした保存療法を行った例の症状経過として，症状がほぼ改善する例，ある程度まで改善したらそれからは一定の状態を保つ例，いったん改善したのが再燃する例など，数々のパターンをとるが，概して満足できるものが多い．

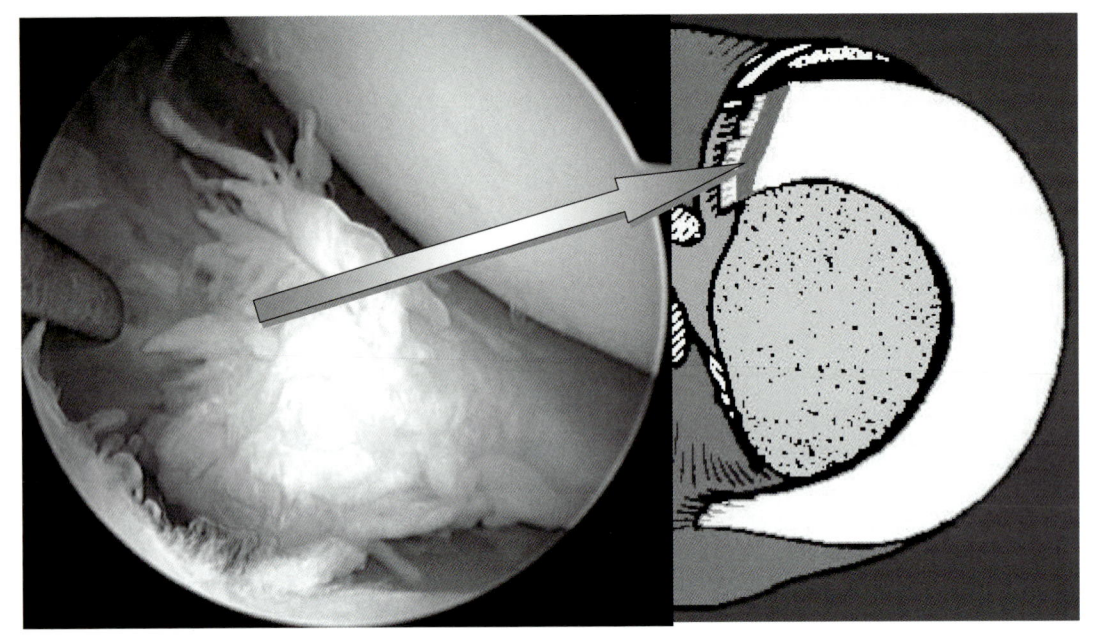

図23 膝窩部に(音がして)激しい激痛が突然生じた場合は，内側半月後角の横断裂を考える．

データも少なく極短期の特殊例かもしれないが，1年間の立位X線像と比較した筆者例100膝の内側関節裂隙の経過は，1年でさらに狭小した例14膝，不変または改善した例86膝であった．進行する例が多い傾向の中で，前述の自然経過としての進行をいかに抑えるかが，保存療法にかかっている．

治療経過は良いものばかりではない．治療に反応しなくなったと思われた時点で，一度立ち止まって，治療法を再検討する必要がある．保存療法をさらに継続すべきなのか？ 保存療法の枠に閉じこもっていないか？ 手術が必要なのか？ 手術に安易に丸投げしていないか？ 保存療法の治療三原則を忘れていないか？

具体的には，治療に反応しているか，早期診断・早期治療を開始したか，疼痛・機能障害などの愁訴はどの程度か，平地歩行時痛・寝返り時痛が出現していないか，X線上の進行程度を定期的にチェックしているか，QOL向上の希望の強さは，裏を返せば寝たきりになる不安を強く持っているのか，基礎的合併症や起こり得る合併症はどうか．

これらが保存療法の限界を考える上での判断材料となろう．

文 献

1) 小野澤敏弘：変形性膝関節症における膝周囲筋の動作筋電図学的研究．日整会誌，**60**：929-939, 1986.
2) Muzzuca SA, et al：Is conventional radiography suitable for evaliation of a disease-modifying drug in patients with knee osteoarthritis? Osteoarthritis Cartilage, **5**：217-226, 1997.
3) Felson DT：Risk factors for osteoarthritis. Clin Orthop, **427S**：S16-21, 2004.
4) Sharma L：Local factors in osteoarthritis. Curr Opin Rheumatol, **13**：441-446, 2001.
5) 安田和則ほか：変形性膝関節症に対する楔状足底板の効果：その静力学的機序に関する検討．臨整外，**14**：677-682，1979.
6) 古賀良生：変形性膝関節症の保存療法．整・災外，**34**：1533-1538，1991.
7) 野見山宏ほか：膝関節における側方加速度の再現性とinsoleの効果について．整外と災外，**42**：1041-1047，1993.
8) 嶋田誠一郎ほか：変形性膝関節症に対する足底板

療法：歩行分析による検討．理学診療．**6**：86-90, 1995.

9) Toda Y, et al：A six-month followup of a randomized trial comparing the efficacy of a lateral-wedge insole with subtalar strapping and an in-shoe lateral-wedge insole in patients with varus deformity osteoarthritis of the knee. Arthritis Rheum, **50**：3129-3136, 2004.

10) Brandt KD, et al：Efficacy and safety of intraarticular sodium hyaluronate in knee osteoarthrirtis. Clin Orthop, **385**：130-143, 2001.

11) Amiel D, et al：Value of hyaluronic acid in the prevention of contracture formation. Clin Orthop, **196**：306-311, 1985.

12) Sonoda M, et al：The effects of hyaluronan on tissue healing after meniscus injury and repair in a rabbit model. Am J Sports Med, **28**：98-102, 2000.

13) Kennedy JC, et al：Nerve supply of the human knee and its functional importance. Am J Sports Med, **10**：329-335, 1982.

14) Richy F, et al：Structural and symptomatic efficacy of glucosamine and chondroitin in knee osteoarthritis：a comprehensive meta-analysis. Arch Intern Med, **14**：1514-1522, 2003.

15) Reginster JY, et al：Long-term effects of glucosamine sulphate on osteoarthritis progression：a randomised, placebo-controlled clinical trial. Lancet, **357**：251-256, 2001.

16) 井原秀俊ほか：内側半月後角横断裂のMRI診断．整形外科，**53**：501-505, 2002.

多関節運動連鎖からみた変形性関節症の保存療法―刷新的理学療法―

第9章 多関節運動連鎖からみた高齢者の胸椎・胸郭の保存的治療戦略

柿崎　藤泰

Key words

姿勢(posture)，インナーユニット(inner unit)，胸郭(thorax)，胸椎(thoracic vertebrae)，呼吸運動

I 高齢者に対する理学療法

　高齢者の代表的な姿勢として，著明な胸腰椎後弯変形が挙げられ，体幹部での退行変性は力学的観点から身体各分節に多大な影響を与える．それに至る原因はさまざまあるが，現象として動作では動きに利用しやすいところと利用しにくい分節が明確に分かれ，身体の動きとしての流暢性は失われる．その結果，脊柱のみの機能障害にとどまらず，下肢の各関節や肩関節などに機能障害を呈する可能性が高くなる．

　したがって，局所と全身との問題の関連性を注意深く評価することが重要となり，個人に見合った姿勢動作の再構築に結びつけることが根本的治療になり得る．

II 姿勢とインナーユニット

　インナーユニットは腹横筋，多裂筋，横隔膜，骨盤底筋群などで構成される[1]（図1）．これらの筋群では，各々が拮抗関係にあり，相互に作用し合っている．したがって，インナーユニットに機能的な障害が生じた場合，構成する1つ1つの筋の機能障害としてとらえるのではなく，インナーユニット全体の機能障害としてとらえる必要がある．

　身体活動におけるインナーユニットの重要な機能として，腹腔内圧をコントロールし，運動遂行時の選択的な体幹，骨盤の安定に寄与する[2]．しかし，この部に持続的な曲がり，伸び，捩れなどが加わると容易にインナーユニットの機能低下が生じる．例えば，体幹の長軸方向の位置関係が崩れると，このインナーユニットの機能破綻が生じる[3]（図2）．インナーユニットを適切に働かせるためには，その筋群の張力や長さの適正化が重要である．したがって，この機能を高める理学療法では姿勢と関連づけて考えていく必要がある．

　臨床上，姿勢の改善により横隔膜呼吸が容易に行えるようになる例を多く経験することから，姿勢と横隔膜の働きには深い関連性がある．骨盤が前方移動した姿勢(sway back 姿勢)（図3）でみら

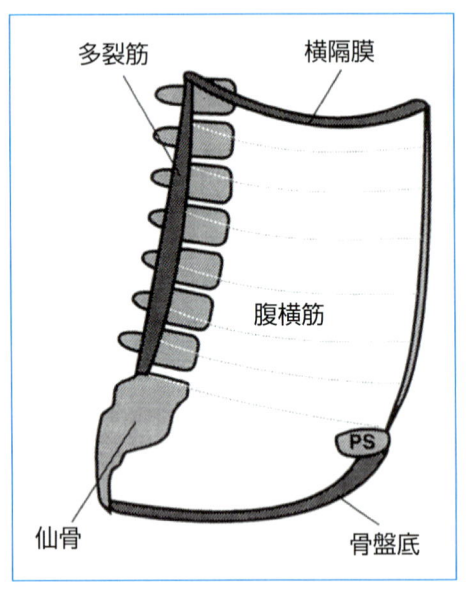

図1　インナーユニット
　　　（文献1より引用）

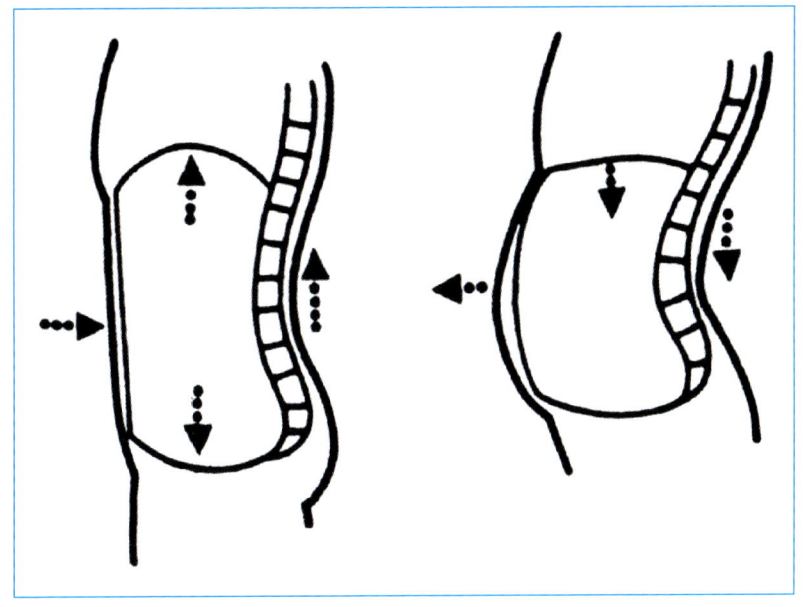

図2　体幹上部と下部の長軸方向の位置関係
（文献2より引用）

れるような著しい胸椎部の後弯を呈する例では，横隔膜のアライメントに影響を及ぼす（図4）．理想的な姿勢において横隔膜のアライメントは，横隔膜の付着する心臓下部の前方部分が脊柱への付着部より高く位置する．不良な姿勢では，肋骨の傾斜は垂直に近づき，横隔膜前方は垂れ下がる．また下位胸郭の前後径は減少し，腹壁は弛緩する[3]．要するに，胸椎後弯の悪化した不良姿勢において横隔膜の働きは低下することになる．

III　胸郭の動き

　胸郭は肋骨の集合体であり，内臓を保護するための籠として形成されている．籠としての胸郭には，呼吸時に拡張し，弛緩する動きを持つ．その柔軟な拡張性を持つ理想的な胸郭アライメントは，体幹の正中化により胸郭可動性が高まることから[4]，左右対称（脊柱の変位を伴わない）であるといえる．また，端坐位での体幹回旋運動時の胸郭形態変化を観察したところ，胸郭に歪みが生じていない状態から運動に伴い歪みを大きくするこ

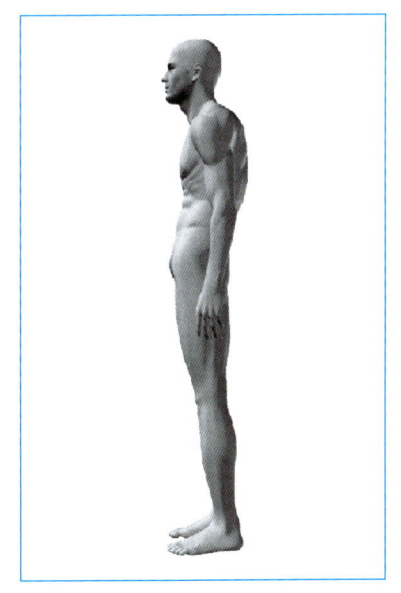

図3　骨盤が前方移動した姿勢

とのできる回旋運動ができた場合，体幹の回旋量は大きくなる[5]．このような結果から調和のとれた身体運動を行うためには胸郭の柔軟性は重要であるといえる．

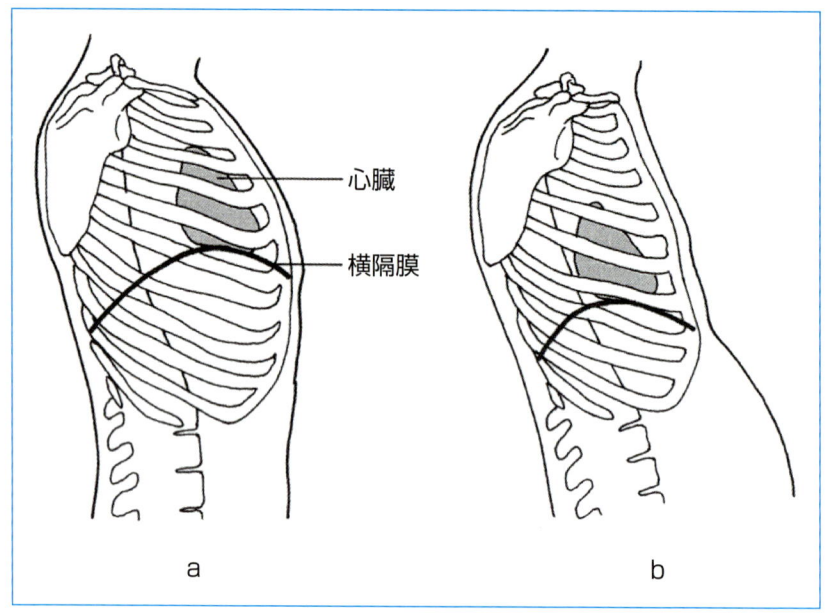

図4 横隔膜の位置変化
aのような良好な姿勢では横隔膜の付着する心臓下部の前方部分が脊柱への付着部より高くなり，bのような不良姿勢では肋骨の傾斜は垂直に近づき，横隔膜前方部分は垂れ下がる．

(文献3より引用)

　臨床上，上背部筋群の過活動に伴い，胸郭や肩甲帯は挙上し，胸郭が吸気位で固定されている例をよく観察する．また，片側的な外肋間筋の過活動により一側の肋骨挙上を呈している例も多い．これらでは，肋骨の下制運動が困難となる．それに加え，下位胸郭には腹部前面筋や横隔膜などが付着しており，これらの筋の活動にも影響を及ぼし，下部体幹での運動のコントロールは失われる．また逆に，腹部前面筋や横隔膜などの機能低下が生じた場合，胸郭形態に歪みをきたすことも考えなければならない．

　胸郭の評価では以下のようなポイントを押さえる．

- 胸郭アライメントの観察
- 胸郭可動域
- 呼吸運動

　呼吸運動では，呼吸したときに胸郭全体での調和のとれた拡張，および弛緩する動きの有無を観察することが重要である．特に，呼気終末における下位肋骨の下制する動きが優れている場合，訓練上，腹横筋などの活動を誘発しやすく，より一層「息を吐ききることができる」という感覚が生じやすい．反対に呼息時に表層の腹部前面筋群が過剰に働いた場合，訓練上腹腔内圧の上昇により，この下位肋骨下制運動はみられない．

Ⅳ 肋椎関節と体幹運動

　胸椎と肋骨は肋椎関節で連結されており，胸椎運動に伴い肋椎関節での回旋運動が生じる[6]（図5）．具体的な運動連鎖は，胸椎伸展時に肋骨の後方回旋が生じ，胸椎屈曲時に肋骨の前方回旋が生じる．また，胸椎回旋時には回旋側の肋骨は後方回旋し，対側では前方回旋が生じる．胸腰椎部に側弯を呈している場合，胸椎の伸展，および屈曲運動で左右異なった回旋が肋椎関節に生じること

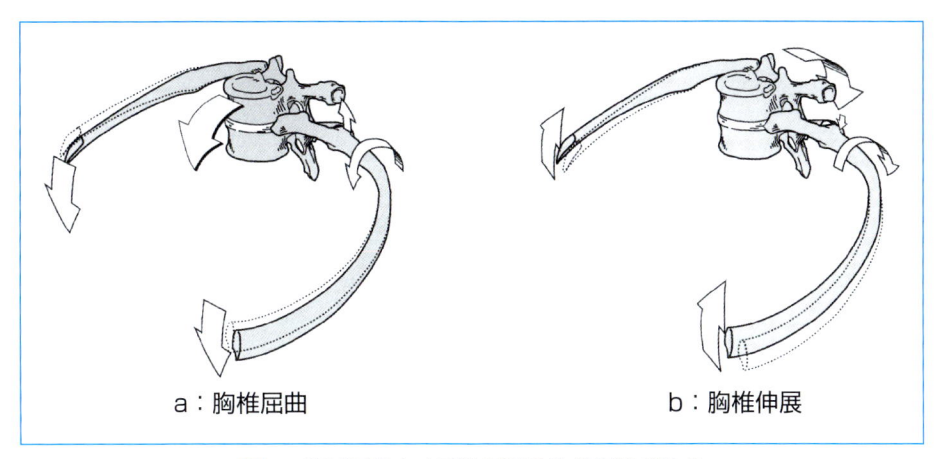

第 9 章　多関節運動連鎖からみた高齢者の胸椎・胸郭の保存的治療戦略

図 5　胸椎屈曲および伸展時の肋椎関節の動き
a：胸椎屈曲時に肋骨の前方回旋が生じ，b：胸椎伸展時に肋骨の後方回旋が生じる．
（文献 7 より引用）

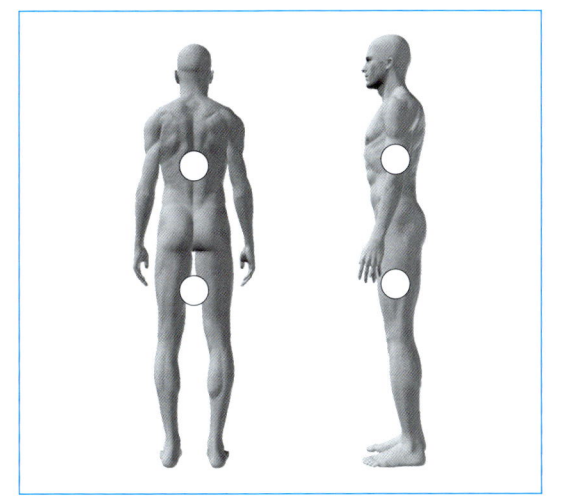

図 6　上半身重心と下半身重心から身体重心を推定する方法
第 7 から 9 胸椎レベルにある上半身重心と大腿部中上 2/3 点と中点の間のレベルにある下半身重心の空間上の中点を身体重心位置と推定することができる．

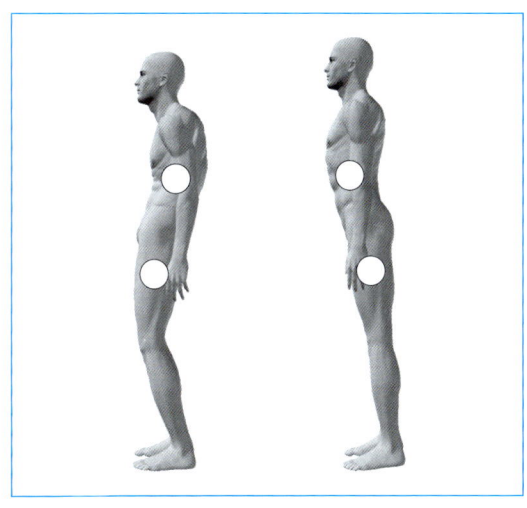

図 7　矢状面上での上半身重心位置と下半身重心位置の関係
立位で，上半身重心が下半身重心よりも後方に位置する姿勢では，足圧中心位置は後方に位置し，上半身重心が下半身重心よりも後方に位置する姿勢では，足圧中心位置は前方に位置する．

をよく観察する．これは，胸椎の伸展，および屈曲運動で胸椎の回旋運動が伴うために起こる現象である．したがって，脊柱の機能的および構築的問題が生じることにより，肋椎関節に影響を与えることから，体幹運動や呼吸運動の障害程度を十分に観察する必要がある．

V　身体重心観察点

臨床的に身体重心を観察する方法は福井ら[7]により提唱されている．上半身重心は第 7〜9 胸椎に存在し，また下半身重心は大腿 1/2 と中上 1/3 に分けた間に存在する．身体重心観察点は上半身

重心と下半身重心の中点を身体重心の観察点とするものである(図6).

安静立位で,矢状面上上半身重心が下半身重心よりも後方に位置する姿勢では,足圧中心位置は後方に位置し,上半身重心が下半身重心よりも前方に位置する姿勢では,足圧中心位置は前方に位置する(図7).したがって,下半身重心位置に対し,上半身重心位置が相対的に前後,または左右に位置することで,足圧中心位置は決まることになる.

胸椎後弯が増強している患者で,比較的膝関節の屈曲拘縮を呈している例は多く,ほぼ上半身重心位置は後方にある.よって,胸椎の後弯減少を考慮したエクササイズを行わない限り,上半身重心位置は前方に移動しないため,膝関節屈曲拘縮の改善も期待できないことになる.

VI 前額面上での体幹姿勢からの動作予測

体幹を立方体で示すと台形的対応と平行四辺形的対応に大別することができる(図8).

前額面上で体幹を4分割した場合,台形的対応例では一側の上下部分が身体中心に向かって短縮が生じやすい.また,平行四辺形的対応例では,一方での上方部分,対側での下方部分が身体中心に向かって短縮が生じやすい.

側方へのリーチ動作を行った場合,台形的対応例では非短縮側への動作では有利となり,平行四辺形的対応例では対角線延長方向への椎間板に対する側方剪断応力が加わりやすいため対角線延長方向への動作で有利となる.

VII 座圧中心移動と腰椎運動

福井らは頭位を可及的に垂直に保った座圧中心移動と腰椎の動きには密接な関係があるとしている[8].座圧中心位置を上方からみて4象限に分割し,比較的生じやすい腰椎の動きを図9-aに示す.

座圧中心移動が制限されない象限と制限を受け

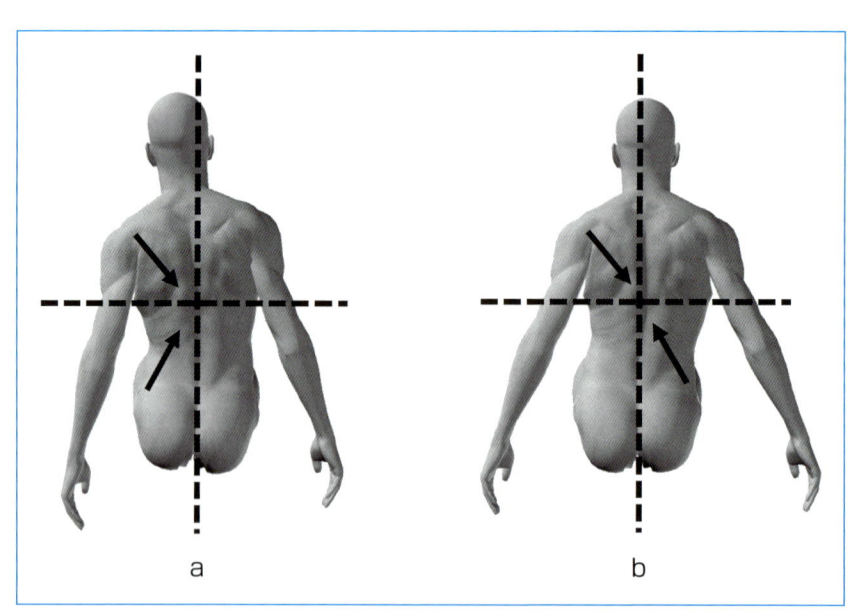

図8 前額面上での体幹の形態
矢印は短縮を示す.この場合,側方へのリーチ動作では両者ともに右側方への運動が有利となる.
a:台形的対応.b:平行四辺形的対応

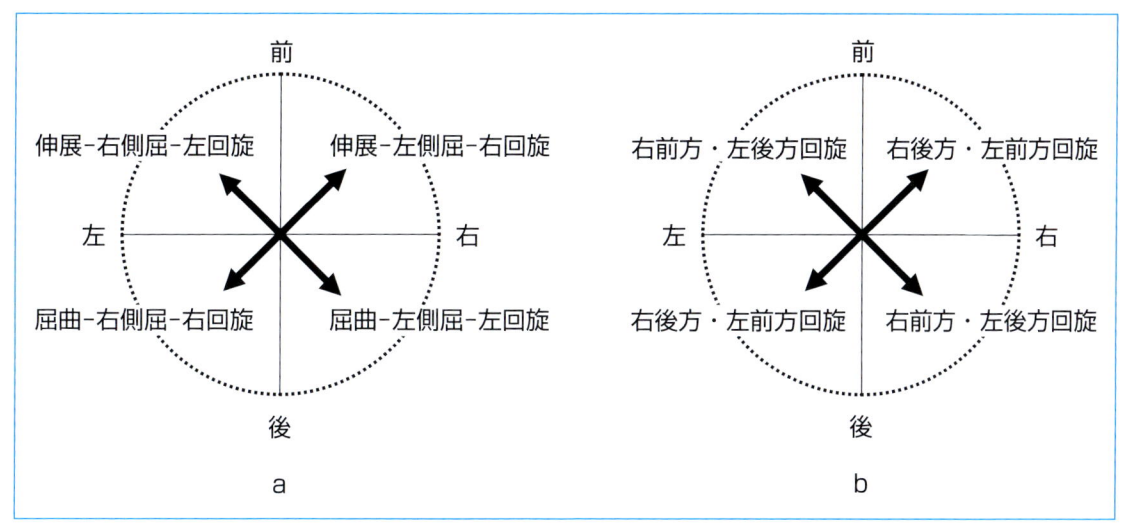

図9 上半身重心位置と生じやすい腰椎，肋骨の運動連鎖
a：腰椎運動連鎖．b：肋骨運動連鎖

る象限が明確に観察できる例では，腰椎運動においても明確な違いが観察できる．

また，中位肋骨で観察される肋骨の回旋運動も座圧中心移動と関係がある．その回旋運動を図9-bに示す．

VIII 動作観察でのポイント

1. 前屈動作

前屈動作は，上半身重心が前下方に移動してくる動作で，同時に下半身重心を後方に移動し，身体重心を支持基底面内に保たせる必要がある．これは骨盤の後方移動を観察することで確認できる（図10-a）．しかし，骨盤の後方移動が伴わない場合，脊柱で屈曲可動域の比較的大きい頸椎部や腰椎部を主体に屈曲させ，上半身のアーム長を短くし，重心を支持基底面内に保とうとする（図10-b）．したがって，股関節の屈曲運動（骨盤の前傾運動）が減少し，腰椎部での折り曲がりでの力学的ストレスが大きくなる．このような動きの習慣化は椎間板変性をきたす可能性が高くなる．ハムストリング筋群の短縮例や，脊柱起立筋群の弱化

している例などでこのような動きのパターンが生じやすい．

また，寛骨の回旋運動を伴う例では，仙腸関節の機能低下や脊柱の不良なアライメント（脊柱の構築性および機能性の側弯）を呈していることが多い．それに加え，荷重関節，特に足部の機能的問題からも同部の回旋運動も起こることも念頭に置く必要がある．

2. 後屈動作

後屈動作は前屈動作とは対照的で，上半身重心が後方へ移動する動作で，同時に下半身重心を前方に移動する必要があり，骨盤は後傾し前方に移動する．その際，胸椎レベルでの伸展運動が上半身重心の後方変位に寄与することにより，骨盤の前方移動をより容易にする．胸椎後弯変形をきたしている例では，脊柱の分節的な伸展運動が生じ難いため，骨盤の前方移動が起こり難い．その場合の代償として，脊柱の後弯変形患者の立位で，体幹の引き起こしに膝関節伸展モーメントを高める例でみられるように，膝関節を屈曲し，頸部から上胸椎の背部にて身体を引き起こしてくる（図11-a）．

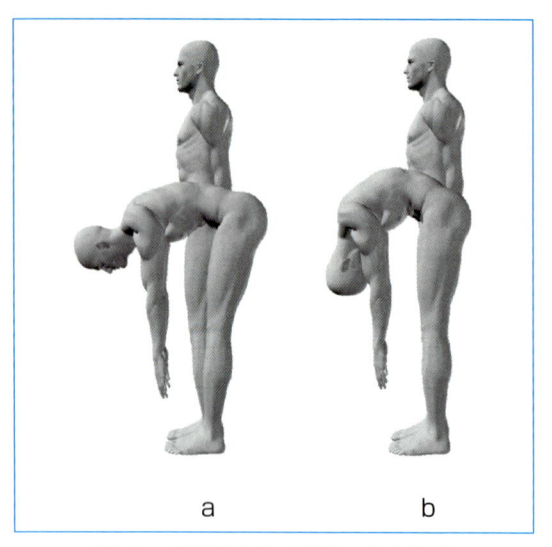

図10 前屈動作時の骨盤の後方移動
a：骨盤の後方移動がみられる場合
b：骨盤の後方移動がみられない場合．上半身のアーム長を短くする必要があり，頸椎および腰椎部を大きく屈曲させる．

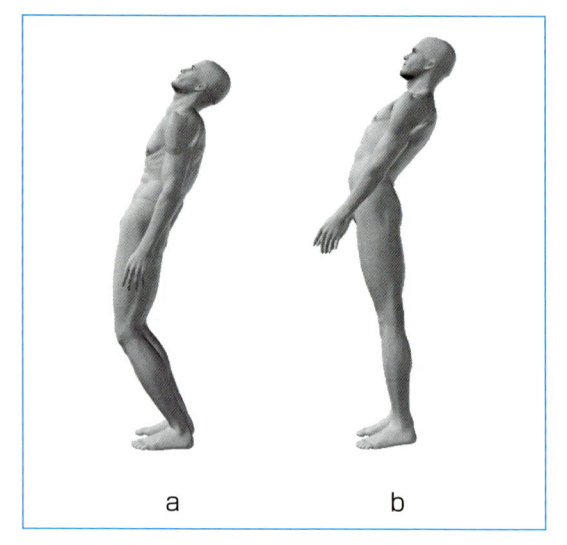

図11 好ましくない後屈運動
a：胸椎後弯が強い場合に比較的生じやすい後屈運動パターン
b：股関節伸展制限が認められる場合に比較的生じやすい後屈運動パターン

　また，股関節の伸展制限が認められる場合，十分な骨盤後傾運動を行うことができず，骨盤は前傾位のままか，より骨盤の前傾を増強させ，脊柱で最も可動性のある腰椎部を支点にし，体幹を伸展してくる（図11-b）．支点となる椎間関節での運動が繰り返し行われることにより，矢状面上での剪断応力ストレスが椎間に加わりやすい．

3．側屈動作

　一般的に，体幹の側屈動作に伴い，骨盤の側方移動と傾斜運動が同時に生じる．骨盤の側方移動に関しては，側屈した方向に対し反対側への移動が生じる．骨盤移動が十分に生じない側屈では（図12-a），下位の腰椎運動が主となる傾向にあり，胸郭側方部分の伸張性に欠ける．また，過剰に骨盤移動が生じる側屈では（図12-b），胸腰椎移行部の運動が主となり，側腹部の伸張性に欠ける場合が多い．

　骨盤の傾斜運動については通常側屈した方向と同側の骨盤が下制する．しかし，この傾斜運動に

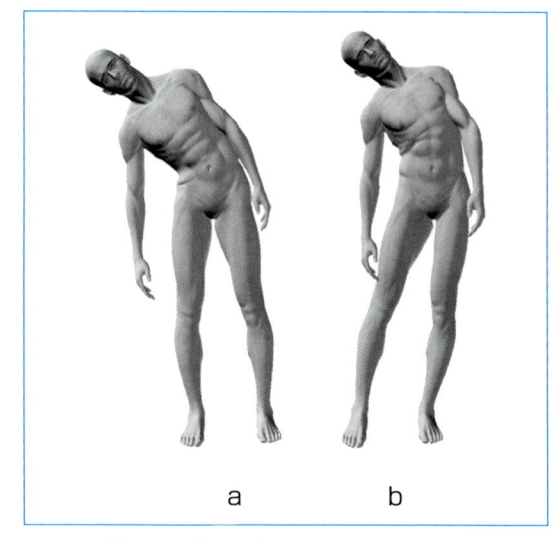

図12 側屈運動時の骨盤の側方移動
a：骨盤の側方移動が十分に生じない側屈
b：過剰に骨盤の側方移動が生じる側屈

関しては次に挙げる要素に依存する．1つはスタンス位置による影響，もう1つは股関節内外転可動域による影響である．スタンス位置を極端に狭くした立位姿勢で側屈動作を行うと，側屈方向と

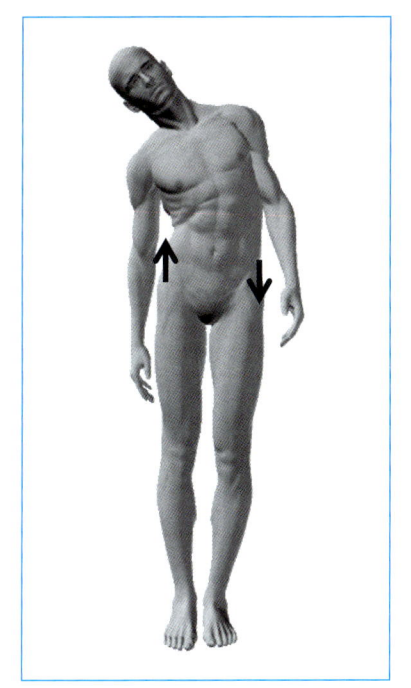

図13 足幅を狭くした側屈運動
右側屈した場合，同側の骨盤挙上が認められる．

同側の骨盤挙上が生じる（図13）．それは身体重心が支持基底面から外へ出ようとする力に対する大腿外側での防御が必要となるためである．

また，股関節の内外転可動域による影響では，右側屈する場合，右側の股関節内転筋，左側の股関節外転筋に短縮を呈することで，右側への骨盤の下制運動は制限される．

4．回旋動作

通常の体幹回旋運動では，動作に伴い寛骨の回旋運動が生じる．体幹回旋側の寛骨は後方回旋，対側では前方回旋の運動が同時に起こる．回旋動作の評価では，これらの微細な動きは重要な指標となる．例えば，左回旋運動が著しく制限されている場合，腰椎での伸展，右側屈の各運動の制限を呈していることが多く，上半身重心は左側に移動せず，左寛骨後方回旋，右寛骨前方回旋の動きも減少する．

また，回旋運動が胸椎レベル，腰椎レベルのどちらで優位に行われているのかも大まかに観察することが必要である．

5．スクワット動作

スクワット動作は静止立位より下方へ沈み込み，伸展から屈曲の要素に切り替わる動作である．特に上半身と下半身を連結している骨盤の制御を観察することで，動作における上半身重心の移動方向とそれに対する下半身重心の制御を理解することが可能となる．胸椎後弯の強い例では，胸椎を屈曲する傾向にあり，上半身重心は後方に移動する．その結果，下半身重心を前方移動する必要があり，膝関節伸展モーメント，足関節底屈モーメントをそれぞれ高め，骨盤を後傾し対応する．

IX 治療

1．体幹の正中化

1）台形的対応に対して

側臥位や立位にて，短縮している胸部，および腹部の側方部分にストレッチを加え伸張性を図る．

2）平行四辺形的対応に対して

背臥位で対角線の延長が確認できる肩甲帯と骨盤帯の後方部にエアスタビライザーを挿入する．延長した対角線を短くすることができ，体幹形状を長方形に矯正できる（図14-a）．

また椎間板に剪断応力を加えるため傾斜台に寄りかかった端坐位で矯正する（図14-b）．

3）体幹伸展（図14-c）

ストレッチポールを体幹長軸と重なるように背臥位になる．バランスよく背臥位がとれたとき胸郭の運動性は高まる．

2．前胸部のストレッチ（図15）

十分な肩甲骨の内転および下制方向への運動を確認し，吸息しながら後方に組んだ両上肢を伸展していく．特に，前胸部での肋骨挙上運動が優位になるよう息を吸い込む．

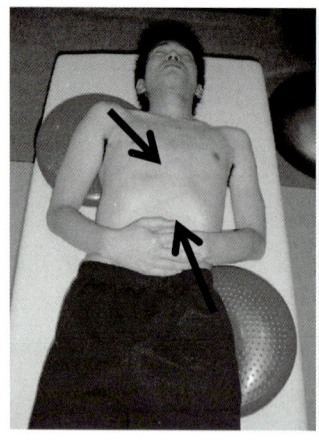

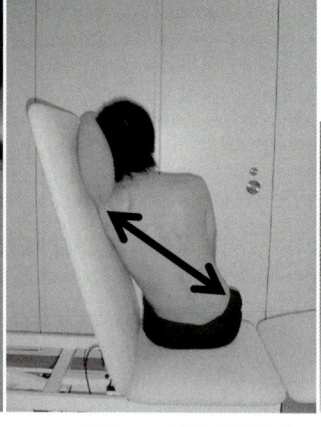

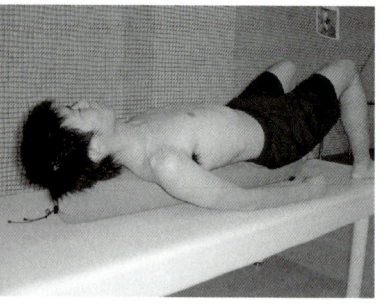

図 14　体幹の正中化　　　　　　　　　　　　　　　　　　　　　　a│b│c
a：前額面上体幹の対角線が延長した肩と骨盤部分にエアスタビライザーを挿入し矯正する方法
b：短縮した左肩-右骨盤の対角線の延長を坐位で図る方法
c：ストレッチポールを利用した方法．徐々に一側の下肢を挙上させ，支持基底面を減らし体幹の伸展性を高める．

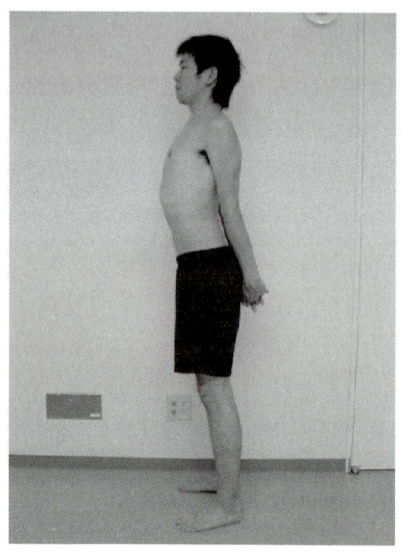

図 15　前胸部の運動性を高める方法

3．胸椎屈曲エクササイズ（図 16）

頚椎から上胸椎の背部に過剰な収縮が観察される場合，脊柱での適切な伸展が生じないため，胸椎を屈曲させ背部のリラクセーションを獲得し，胸椎の伸展性を図るエクササイズである．

4．呼吸筋ストレッチ

1）吸息筋のストレッチ（図 17-a）

上背部筋と上胸部の吸息筋をストレッチする．ストレッチする主な吸気筋は，脊柱起立筋，僧帽筋，および上位肋間筋などである．

2）呼息筋のストレッチ（図 17-b）

腹部前面の呼息筋をストレッチする．その主な呼息筋は腹直筋である．

5．肋骨の下制運動（図 18）

肋骨を下制させることが困難な例では，横隔膜の吸息時における活動準備も不十分となり，またインナーユニットとしての機能低下を助長する可能性がある．呼息時にみられる実際の現象として，表層の腹部前面筋群を過剰に収縮させるが，肋骨の十分な下制が生じない．呼息時に深層の腹部前面筋，すなわち腹横筋をうまく使わせるには，表層の筋を過剰に活動させないよう注意深く観察していかなければならない．実際には，鳩尾に圧迫を加えながら同部に過活動を起こさせないよう誘導し，呼息させる．結果表層の筋活動は抑制され，胸横筋と腹横筋の連携した活動を起こすことが可能となる．

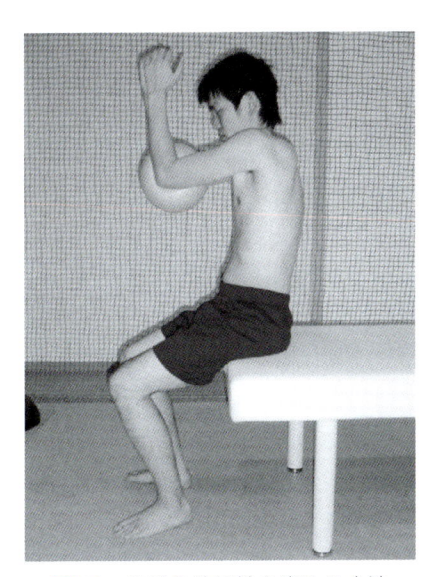

第 9 章　多関節運動連鎖からみた高齢者の胸椎・胸郭の保存的治療戦略

図 16　胸椎の伸展性を高める方法

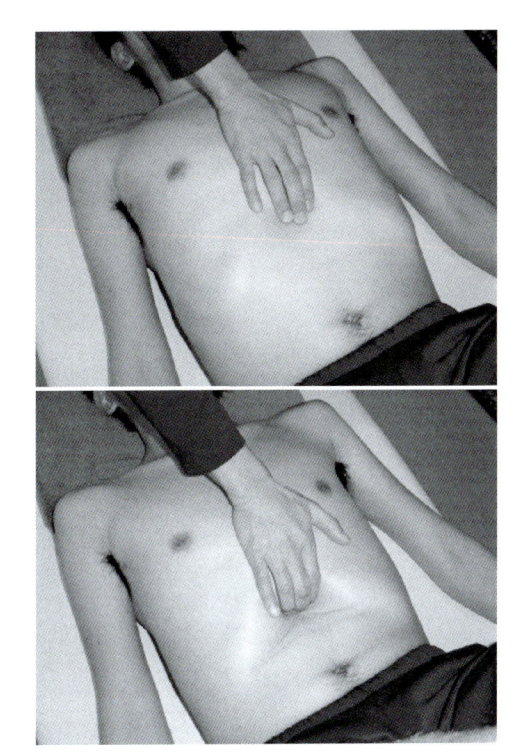

図 18　肋骨の下制運動
鳩尾部分を痛みの出ない程度に圧迫し，腹部前面筋の過活動を抑制する．

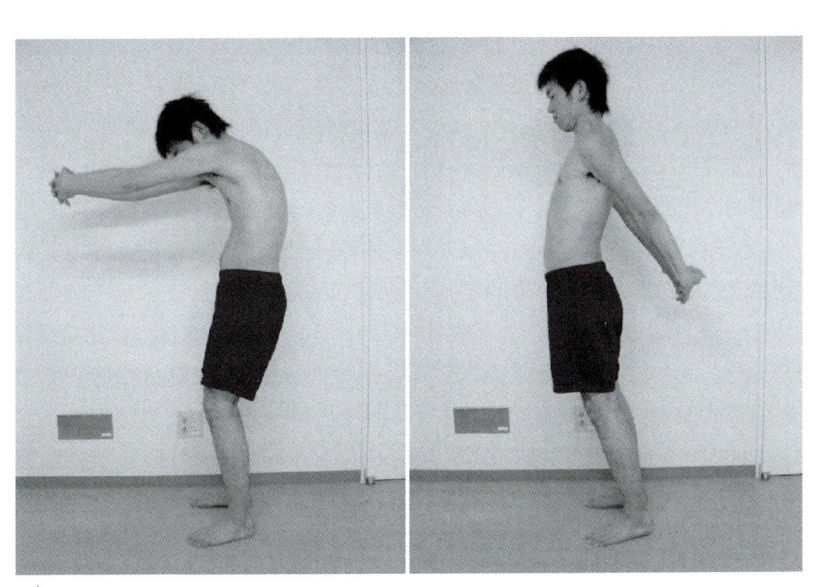

a|b　　図 17　呼吸筋ストレッチ体操
a：吸息筋のストレッチ．息を吸いながら上背部の吸息筋をストレッチする．
b：呼息筋のストレッチ．息を吐きながら腹部前面の呼息筋をストレッチする．

177

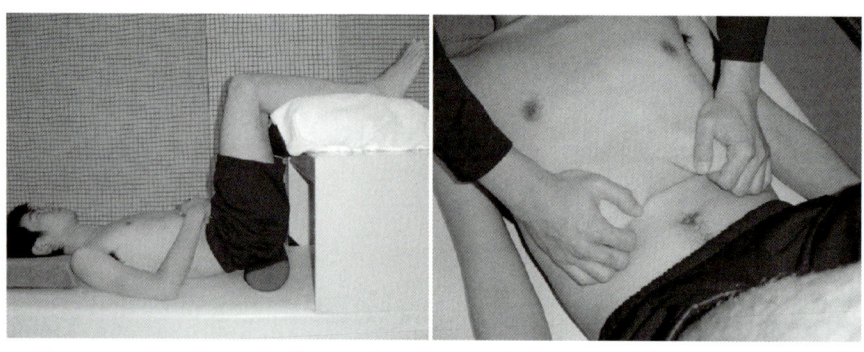

図19　横隔膜へのアプローチ　　　　　　　a|b
aに示すようなポジショニングを行う．そして，bのように呼息に合わせ横隔膜肋骨部を内上方に押し上げる．肋骨弓に沿って前方部分から側方部分に至るまで行う．

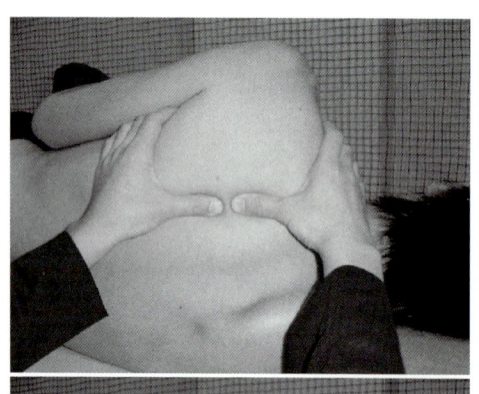

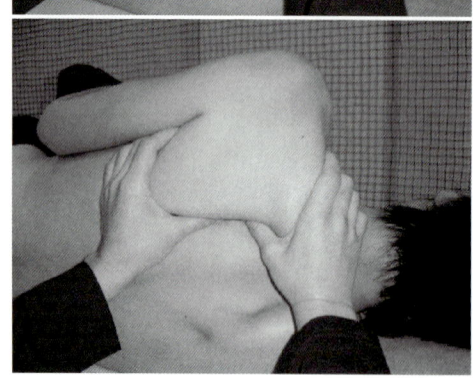

図20　肩甲骨内転下制運動

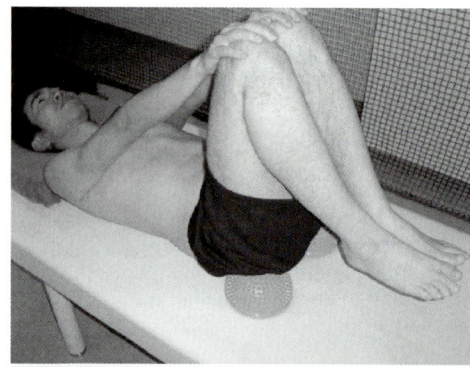

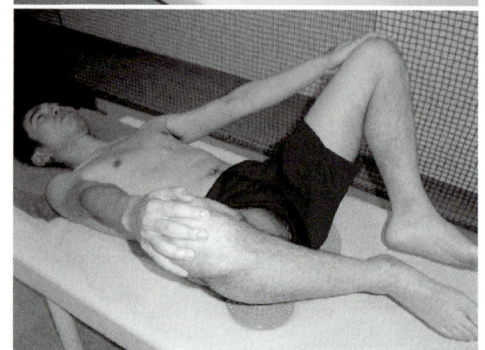

図21　股関節外転外旋運動

6．横隔膜へのアプローチ（図19）

　十分な呼息を促し，大きな吸息を獲得することは横隔膜の働きを高めるうえで重要である．横隔膜の機能向上を図り，インナーユニットの機能を再建する．肋骨弓の前方から側方に沿って，主に横隔膜肋骨部を呼息に合わせ指先で押し上げる．比較的硬さの感じられる部分があれば，頻回に行う．

7．肩甲骨内転下制運動（図20）

　習慣的な胸椎後弯位は，肩甲骨は外転挙上位に固定される．上胸部の背部周囲筋群の短縮に至

り，胸椎の伸展性が低下する一因となるだけでなく，上肢運動の障害にも波及するために，肩甲骨の内転下制方向に自動介助運動にて誘導し，肩甲骨の可動域を高める．

8．股関節外転外旋運動（図 21）

背臥位にて股関節 90°屈曲位から外転外旋運動を行う．外旋筋の作用で骨盤前傾位の獲得が期待でき，脊柱の伸展性を高めることができる．

文　献

1) Diane Lee：ペルビック・アプローチ，丸山仁司監訳，39-65，医道の日本社，2001.
2) Hodges PW, Richardson CA：Inefficient muscular stabilization of the lumbar spine associated with low back pain. A motor control evaluation of transversus abdominis. Spine, 21（22）：2640-2650, 1996.
3) Zacharkow D：Posture：Sitting, Standing, Chair Design and Exercise. Charles C Thomas, 1988.
4) 柿崎藤泰ほか：下部体幹での姿勢制御が胸郭運動および安静時換気量に及ぼす影響，第 36 回日本理学療法士学会，2001.
5) 柿崎藤泰ほか：胸郭運動に伴う肋骨の動きについて―体幹の回旋運動に着目して―，第 42 回日本理学療法士学会，2007.
6) Diane Lee：The Thorax：An Integrated Approach. Orthopedic Physical Therapy. 2003.
7) 福井　勉：力学的平衡理論，力学的平衡訓練，整形外科理学療法の理論と技術，山嵜　勉編，172-200，メジカルビュー，1997.
8) 柿崎藤泰，福井　勉：呼吸運動療法．呼吸運動療法の理論と技術，本間生夫編，113-139，メジカルビュー，2003.

多関節運動連鎖からみた変形性関節症の保存療法―刷新的理学療法―

第10章 多関節運動連鎖からみた高齢者の転倒と予防のための保存的治療戦略

木藤　伸宏

Key words

転倒（fall），高齢者（elder），予防（prevention），理学療法（physical therapy）

I 高齢者の転倒の「謎」の提起

　加齢に伴い筋，神経系，感覚器，中枢神経系などの機能低下が緩徐に起こる．それが複雑に絡み合い，累積されることで身体運動機能の低下を引き起こす．さらに，運動器や感覚器の廃用が加わると，運動機能を加速的に低下させる[1]．高齢者は加齢の影響による運動機能の低下は個人差が著しいのが特徴である[2]．高齢者の運動機能低下は姿勢調節障害に結びつくことが多く，その1つとして転倒が挙げられる．転倒とは意図しない姿勢変化の結果，地面などに身体が接触する状態をいう．スリップした，つまずいた，引っかかったなどによって同一面上で倒れた場合を転倒とし，高低差のある場所から転がり落ちた場合の転落や落下した場合の墜落とは区別されている[3]．高齢者の転倒の特徴は，つまずく，引っかかったなどの原因もさることながら，姿勢や動作の過渡期にバランスを崩すことによって起こることである[4]．ある報告によると，75歳以上の高齢者の半数は1年間に何らかのかたちで転倒を経験するといわれ[5]，つまずきや引っかかりを経験する高齢者はそれ以上であることが推測できる．実際，転倒によって軽微な怪我程度ですんでしまうことも多いが，重度な外傷や自己効力感の低下により廃用症候群につながる場合もある．転倒による外傷として，骨折，打撲，捻挫，脱臼などの運動器の外傷が最も多い．その中で，骨折は最も頻繁に生じ，転倒回数の5％程度が骨折に結びつくことが報告されている[6]．特に大腿骨頚部骨折を受傷した高齢者の90％以上は転倒によって引き起こされており，転倒予防に関する理学療法士への期待は高い．

　高齢者の転倒研究の中で，その大きな中心部分は，どのような高齢者が転倒しやすいのか，転倒予防のためにはどのような介入をすべきなのかを導き出すことであろう．その中で理学療法においては，転倒を起こしにくい姿勢と動作戦略の解明が予防を目的とする運動療法介入を確立するためには不可欠である．先に述べたように高齢者は運動器や感覚器に機能低下が生じている．多くの転倒研究は，転倒群と非転倒群を比較して，転倒群は非転倒群に比し，ある機能が統計的に有意に低下している．よって，その機能を高めることが転倒予防につながると結論づけている．また，ある介入を行うことで身体機能が向上し，転倒発生率は減少した．よってその介入は転倒予防に有効であるといった研究報告も多い．これらは梅原猛氏の言葉[7]を借りるならば，「当時の私には，こういう研究を進めるのに十分な学問的用意がかけていたように思われる．突然，金の鉱脈を見出し，興奮して，あまりにも不用意に金鉱を掘りすすめた人のように，私はその一端を見つけた鉱脈を夢中で掘っていき，あまりにも性急に，そこで見出した鉱石を，これは金だ，これは銅だといったが，私が金であるといった鉱石が銅であり，銅であるといった鉱石が金であったりすることもあった．時には私は何でもない瓦礫を金といって，人々の

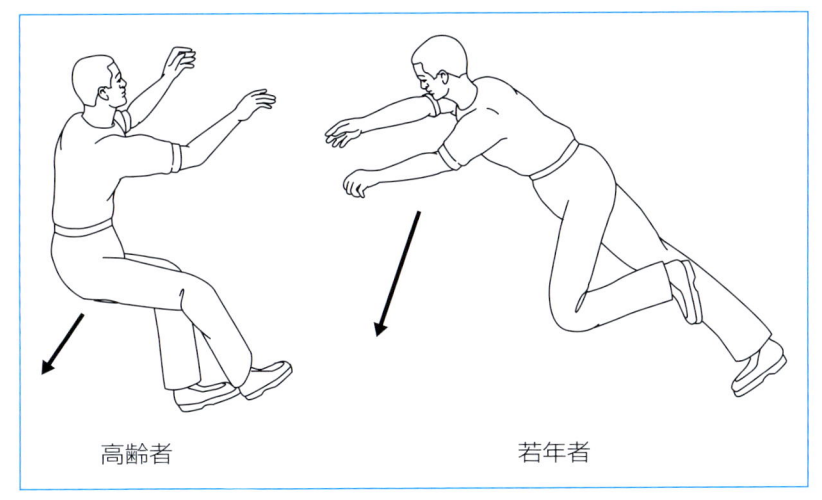

図1 高齢者と若年者の転倒場面

失笑をかったこともあったようだ」という言葉が当てはまる感じを受けるのは筆者だけであろうか.

理学療法士として高齢者の転倒研究の中心部分, すなわち転倒を起こしにくい姿勢と動作戦略を解明することは, 難解な問題をいくつも解くようなものであろう. そのためには加齢によって生じる運動器や感覚器の機能低下が, 姿勢・運動・動作にどのように影響を与えるのかを再検証する必要がある. しかしそれは個々の要因に着目して転倒と結び付けていく分析的・部分的研究を積み重ねることでは成果は乏しい. 筋, 神経姿勢, 感覚器, それぞれ単独に注目すると, 「○○筋が働いた結果, ○○が動く」「○○神経細胞が興奮した結果, ○○が機能する」「○○が感覚を感知した結果, ○○の反応が起こる」といった形式で, 筋, 神経, 感覚器, それぞれの最終出力として観察される姿勢・運動・動作を, そのまま最終目標とした説明になる傾向がある. 単に姿勢・運動・動作を実現すればよいのであれば, それには無数の可能性がある. 観察される姿勢・運動・動作はその中から何らかの基準(拘束条件)に基づいて選択されたものと解釈できる. よって姿勢・運動・動作の実現プロセスを理解するためには, 筋, 神経, 感覚器, それぞれを単独に見るだけではなく, 表出されている姿勢・運動・動作とはいったいどのようなものなのか, 何の基準(拘束条件)に基づいているかを明らかにする必要がある. 姿勢・運動・動作を時系列にとらえ, 1つの現象に含まれている意味を見いだすことによって, 高齢者の転倒問題に対し全体的・総合的に視野を広げるとともに, どのように理学療法士は介入すべきかを明らかにすることができると考えられる.

II 高齢者の転倒に関係する姿勢・運動・動作戦略からみた解決への手がかり

1. 転倒様式からみた解決への手がかり

高齢者の転倒様式は明らかに若年者とは異なる[8]. つまり, 若年者では前方へ転倒するのに対し, 高齢者は後方への転倒発生が多くを占める(図1). まず, 後方転倒の原因を考察していく. Cummingsら[8]はその原因を歩行速度の低下に求めたが, それのみでは不十分である. 人は本能的に顔を守ることを無意識に行う. 円背姿勢の多い高齢者では, 若年者とは異なる運動連鎖を用いて体幹の空間位置を調節しなければ常に前に倒れ顔をぶつける危険性がある. よって高齢者は, この姿勢で支持基底面内に重心を落とすためには, 骨盤を後傾させ体幹を後方移動させるとともに膝関

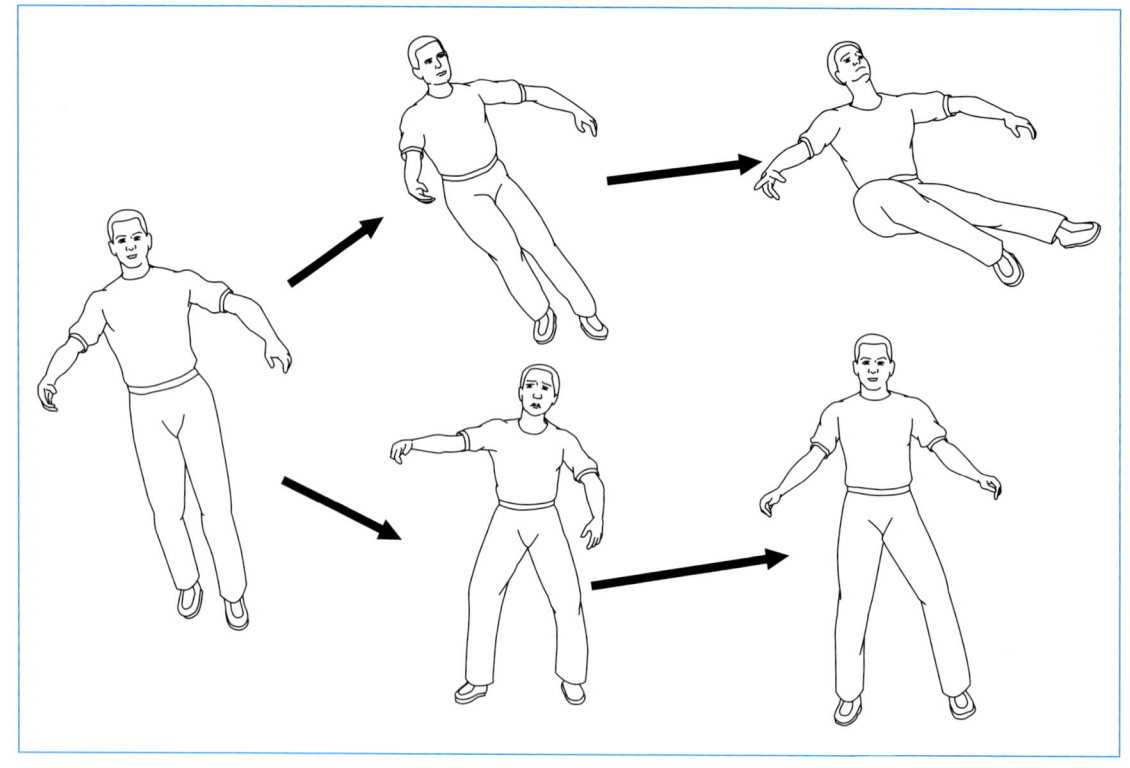

図2 転倒と非転倒の違い
上段：転倒．下段：立ち直り

節をわずかに屈曲させながら体幹の空間位置調節を行う．そのときに足圧は踵領域で大きくなる．藤野ら[9]の立ち上がり動作時の足圧分布の研究をみてみると，高齢者は前足部に高圧帯を作ることができず，後足部，特に踵周辺に高圧帯が集中することを報告している．つまり，高齢者では体幹の空間位置を支持基底面の後方に位置している上に，足圧も後方にあるために後方への重心臨界点が非常に狭くなっていると考えられる．これらが後方への転倒という現象を理解する上での重要な要因であると考察できる．ここで重要なことは，後足部の高圧帯の集中と足圧中心点の後足部変位は体幹の空間位置の調整のために起こっている現象であり，それが原因ではないということである．よって体幹の空間位置の調節が最も後方転倒に関与する要因である．

次に高齢者がバランスを崩す現象から考察していく．臨床の中で高齢者がバランスを崩す場面にたびたび遭遇する．その場面を観察すると，バランスが乱れるとすぐに転倒するのではなく，バランスを立て直そうとする反応が起こる．ここで，高齢者が用いる姿勢反応とはどのようなものかを理解する必要がある．バランスを崩した場合の立ち直る場合と転倒に至る場合を図2に示す．立ち直る場合は，まず頭部の立ち直り反応が出現する．それが体幹の立ち直り反応を誘導し，下肢による新たな支持面の形成に至る．転倒する場合は，頭部と体幹が一体化し，立ち直り反応が出現しない．そのために，頭部に強い加速度が生じ，それを前庭器官が認識する．それによって頸部の筋緊張が増し，頭部と体幹はさらに強固に一体化し，そのまま傾く．下肢のステップ反応は出現せず，ついには重心が支持基底面からはずれ転倒に至る[10]．Mergner Tら[11]の実験によると，突然後

方に足が動かされると下腿の遠位筋に強くて早い反応が出現し，下肢近位筋の収縮につながる．逆に，頭部に急激な外乱を加えると頚周囲筋に強くて早い反応が起こるが，それは下肢筋に波及しないことを報告している．立ち直る場合，頚部と体幹の反応は頭部に生じる加速度を減少させ，下肢反応を導くための戦略と考えられ不可欠の反応である．一方，転倒する場合は頭部に加速度を生じてしまい前庭器官がそれを感知するために頚部と体幹が一塊となり，それは体幹を保持するために下肢の剛性を高めることにつながる．それによって，足部を支点とする逆振り子様の運動となりステップ反応が出現しにくい状態になることが推測できる．転倒するか立ち直るかの重要な局面は，ステップ反応を誘発できるか否かということに違いないが，その前段階として頭部と体幹の立ち直りが起こるか否かが重要である．

最後に上肢の問題を考察していく．バランスを崩したとしても上肢の防御反応が働くと，転倒する前の段階で何かをつかむことや，上肢を先に地面に接触させる戦略ができる．それにより，転倒によって生じる衝撃を緩和させることができ，外傷を予防できる．高齢者はなぜ上肢を用いた防御反応がうまく働かないのだろうか．前述の転倒場面を再度考察していく．体幹に対して頚部を固定するということは，頚部および肩甲骨周囲筋が強く収縮を起こし，緊張することを意味する．よって肩甲骨も体幹に引き寄せられる(挙上，内転，リトラクション)ことになる．この状態では，上肢も肩甲帯とともに体幹に引き寄せられ，頚部と体幹に加え上肢も一塊となる．よって上肢を単独に制御することは不可能となり，上肢による防御反応は期待できない．

2. 高齢者の姿勢からみた解決への手がかり

姿勢という空間における人の形を幾何学的観点と機能的観点より見つめ直すとその意味を見いだすことができる．

高齢者に認められる姿勢として円背姿勢が代表的である．円背姿勢とは脊椎がどのような変化を起こしているのか．円背姿勢では胸椎は後弯し，腰椎の前弯が減少し，骨盤が後傾していることが多い．脊椎アライメントが骨盤の傾きによって影響を受けるために骨盤を制御する股関節周囲筋の問題を取り上げることが多いが，実際は，胸椎後弯の増加によって生じた補償と解釈できる．体幹の重心はTh9，10付近で脊椎の前方に位置する(図3)．よって，普段の状態でも胸椎を後弯させる力が生じている．これに抗するのが脊椎の持つ柔軟性と脊柱伸展筋群であるが，胸椎の柔軟性が失われると脊柱伸展筋群の負担が増すとともに，さらに後弯させる力は増加する．このような胸椎柔軟性の変化は10代前半ですでに生じることが報告されている[12]．胸椎後弯が増加すると，骨盤に対し体幹重心が前方に移動するために骨盤を後傾させて体幹の空間位置を制御する．この姿勢戦略によって腰椎の前弯の減少も起こる．また，膝も屈曲することで体幹の位置調整に関与している．高齢者では膝を軽度屈曲して立位姿勢を維持していることが多いために，理学療法として膝の伸展筋の強化に簡単に結びつけやすい．しかし，胸椎後弯，骨盤後傾で立位姿勢を維持するためには膝を屈曲させて，大腿・体幹・上肢・頭部の塊の重心を前方に移動させなければならないことがわかる．実際，そのような姿勢で立位保持すると大腿前面の筋が緊張を増すのが観察でき，力学的にも膝伸展モーメントは増加している．この場合，胸椎の柔軟性を回復させ，胸椎伸展を行うことで骨盤の傾きが変化し，膝も伸展してくることが観察される．

次に円背姿勢による頭部と体幹の空間における位置関係によって生じる問題について考察する．頭蓋骨と第一頚椎が接する部分は環椎後頭関節である．頭部の重心は脊椎の真上に存在せず，顎関節のやや上方に存在し，頚椎より前方に存在する．脊椎上での頭部のバランスは，頭部の変位を頚部深層に存在する小さい筋が感知し，表層の筋が緊

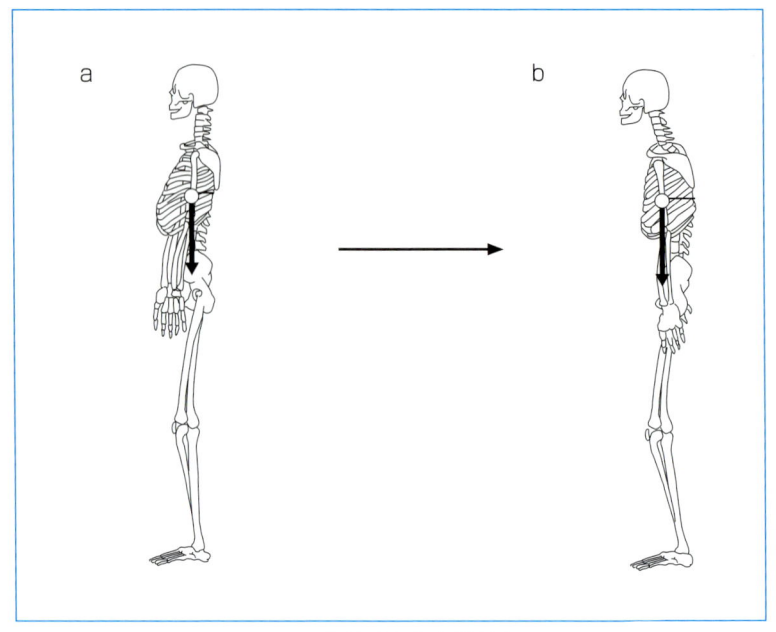

図 3 体幹重心と脊椎後弯
a：体幹重心は脊椎の前方に位置し，脊椎後弯を生じさせる．
b：脊椎後弯が生じるとさらに，後弯を生じさせる力が増加する．

張と弛緩を繰り返し，脊椎上でバランスを維持する．このときに上部体幹は胸椎の動きで体幹と頭部の位置関係を調整することにも関与する．円背姿勢では体幹に対し頭部が常により前方に位置する．よって頭部の前方への転落を防止するために頚椎前弯カーブや胸椎後弯カーブは変化すると同時に，頚部伸展筋群が常に緊張する必要がある．その状態では，胸椎上部や肩甲帯に付着する筋も常に頭部を保持するために働くようになり，胸椎の可動域が制限される．もはや胸椎の運動を用いた頭部のコントロールは不可能となり，頭部は脊椎上でバランスをとるというより，体幹に引き込まれた固まりとなってしまう．

頭部と上部体幹の一体化，胸郭の後方移動，骨盤の後傾が生じると骨盤に対し体幹の重心は後方に移動し，このままでは体幹は後方へ転落してしまう．立位姿勢を保持するためには，どこかを使い体幹重心を前方に移動させる必要がある．股関節の屈曲・伸展モーメントによる骨盤への影響は最小限にする必要があるために，多くの高齢者は腹部（下部胸椎と腰椎の辺り）と膝関節を屈曲することで，体幹重心を前方に位置させる．通常であれば仙腸関節や股関節機能を用いて，骨盤前傾・後傾を調節し，下部脊椎のアライメントを調節することで体幹重心の空間位置を調節するが，もはやそれはできない状況となり，腹部での屈曲，伸展を行うことで体幹重心の空間位置を調節する戦略に変化させてくる．

3. 高齢者の歩行様式からみた解決への手がかり

高齢者では歩行の時間距離因子と空間因子に変化が起こる．その代表的な現象として，歩行速度の低下，歩幅の減少，歩隔の増加，股関節伸展可動域の減少，double knee action の消失や立脚中期の膝関節伸展の不足などが挙げられる[13]．例えば，ここでその1つ1つを意識して改善するように指示し歩行を行うと，その現象は一時的に改善されるが，歩容自体はどこかぎこちない様相を呈する．上記の現象は歩行能力を低下する原因とも

考えられるが,ここではそのような現象を取らざるをえない状況が生じていると考えるほうが妥当である.よって,上記の現象が起こる背景を考えながら謎解きを行っていく必要がある.まずは安定した歩行状態とはどのようなことなのかを考察する.

2脚歩行は,新たな支持面を左右の下肢によって交互に連続的に形成し,身体重心をその支持面に移動し,不安定な状態と安定した状態が交互に生み出されることによって可能となる[14].よって常に不安定になっても,逆に安定を求めすぎても歩行は不可能となる.歩行時の身体は,平衡を失わずに意図される運動を遂行できる状態,つまり動的平衡が求められる[15].歩行時の肢節,体節の制御は,Bernsteinが指摘するように歩行という動的な平衡状態を維持する上で肢節,体節をそれぞれ個別に制御することは困難であろう[16].むしろ,肢節と体節を機能的に連結(1つの固まりにすることではなく,冗長性を有し安定している機能的一体化)させ運動自由度を減少させていると考えることができる.このときの姿勢制御には2つの方法がある[17].1つは前庭系が大きく関与し,頭部から体幹・下肢に向けて姿勢を制御する方法である.もう1つは,新たな支持面を形成する足部から下腿,大腿,骨盤,体幹,頭部の順に姿勢を制御する方法である.前者はトップダウン法,後者はボトムアップ法ともいえる.歩行時にはトップダウン法,ボトムアップ法が単独に働くというより,両者がともに働いている(図4).健常歩行時の上部体幹と骨盤の水平運動を観察すると,位相を有する相反した運動が認められる[18].このことは,歩行時にはトップダウンにより頭部,上部体幹の制御によって機能的連結が起こり,ボトムアップ法により足部,下腿,大腿,骨盤,腹部の制御によって機能的連結が起こり,それが出会う場所が体幹であり,その現象が水平面での上部体幹と骨盤帯の相反運動であると推測できる.運動学や運動力学的解析を行ううえで,体幹は一体化した固まりと見なすことがあるが,それは誤

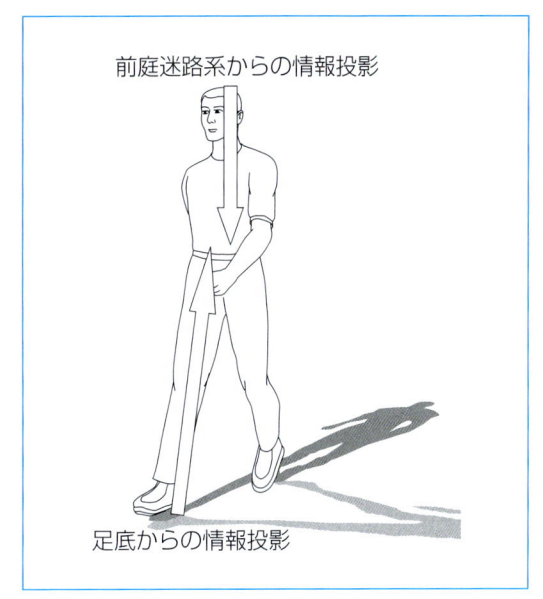

図4 歩行時の前庭器官からのトップダウンでの情報投影と足底からのボトムアップでの情報投影での姿勢制御

りで非常に複雑な有機体としてとらえ直す必要があろう.Perryは歩行時の身体の役割を,下肢をlocomotor unit,頭部・体幹・上肢をpassenger unitに機能的分類を行っている[19].つまり,トップダウン法に制御されているpassenger unitを,ボトムアップ法によって制御されているlocomotor unitが運んでいる状態といえる.そして体幹,特に下部体幹はpassenger unitにもlocomotor unitにも属する有機体ととらえることで高齢者の歩行にみられる現象を謎解いていく(注:Perry[19]は頭部,上肢,体幹をpassenger unit,下肢をlocomotor unitと定義している.筆者は,頭部,上肢,胸郭をpassenger unit,下肢と骨盤をlocomotor unitとここでは定義する.腹部は上部体幹と骨盤を機能的に連結する重要な部位であり,passenger unitにもlocomotor unitにもなることができる.また,腹部に関節様可動性を与えることでpassenger unitとlocomotor unitを機能的に分離した状態にすることもできる).

まず,歩行速度の低下,股関節可動域の減少は,お互いに関連している.DeVitaら[20]は下肢関節

モーメントと筋活動から高齢者の歩行特性を検討した．彼らによると，高齢者の歩行時の下肢関節モーメントは若年者に比較して明らかに低下していた．しかしながら歩行周期全般にわたる筋活動は若年者よりも大きい．高齢者の筋活動は歩行の推進力と平衡状態の維持に寄与する下肢関節モーメントを発生させるよりも，主動筋と拮抗筋の同時収縮が認められることにより下肢関節の剛性を高め安定性を得るために筋活動が用いられていると考えられる．Chalmersら[21]は，神経生理学的側面より高齢者の歩行特性を検討した．彼らによると高齢者では歩行周期全般にわたってH反射の振幅が減少していた．高齢者では筋の伸張反射を抑制し，関節の剛性を高めるための適応現象が起こっていると考えられる．ここで，高齢者の歩行特性として下肢関節の剛性の高まりが注目でき，その結果として股関節可動域の減少や歩行速度の低下に関与していることが推測できる．なぜ，高齢者は下肢関節の剛性を高める必要があるのだろうか．ここでEmmerikら[22]とMcGibbonら[23]の興味深い研究に注目してみる．Emmerikら[22]は歩行時の骨盤と体幹との関係に着目し若年者と高齢者で比較している（図5）．若年者では，歩行速度が増加するにつれ，骨盤の傾きと水平面上の回旋の増加，体幹の水平面上の回旋の減少，骨盤に対する体幹の側屈と水平面上での回旋の増加が認められた．高齢者では増加は認められるものの若年者と比較するとその程度は少ない．決定的に違う点は，歩行速度が増加すると骨盤に対する体幹の矢状面上の運動（屈曲-伸展）は若年者では一定なのに対し，高齢者では増加することである．次に体幹と骨盤運動の協調性をみると，若年者では矢状面の運動（屈曲-伸展）では位相が減少するのに対し，高齢者では位相が増加し，骨盤と体幹の機能的連結が失われている点である．Emmerikら[22]の研究結果から推察できることは，若年者では骨盤と体幹の側屈と回旋を巧みに用いながら体幹重心の位置を制御し，なおかつ矢状面では骨盤と体幹を機能的に連結している．しかし，高齢者では前額面・水平面では体幹を1つの固まりとしてそれを動かさないことで体幹重心の位置を制御しているが，矢状面では骨盤と体幹の機能的連結が失われ非常に不安定な状態であることが推測できる．次にMcGibbonら[23]の研究に注目してみる．McGibbonら[23]は，歩行時の骨盤帯と体幹の協調性とエネルギー移送に着目し，若年者と高齢者で比較検討した（図6）．若年者は骨盤帯の動きが先行し，上部体幹の動きがそれにつながるが，高齢者では上部体幹の動きが先行し，骨盤の動きがそれにつながることを明らかにした．McGibbonら[23]の研究結果から推測できることは，歩行時に若年者では足部から姿勢を位置づけていくボトムアップ型の制御を有意に行っているのに対し，高齢者では頭部体幹から姿勢を位置づけていくトップダウン型の制御を有意に行っている．さらに若年者では歩行時に必要な前進するための加速度を足圧と身体重心の位置のずれによって生じるベクトルで生み出すのに対し，高齢者では体幹の動きによって重心に影響を与え生じさせている可能性を示唆している．ここでおぼん上のコップに溢れんばかりのコーヒーを入れ，それをこぼさずに運ぶ場面を想定していただきたい．それを運ぶときにどのような歩容を呈するか考えてみる．ほとんどの人は歩行速度を下げ，歩幅を狭くし，下肢関節の剛性を高めた歩容を呈するであろう．若年者ではpassengerが安定しており，locomotorと機能的に連結することで，locomotorの位置にpassengerを合わせてくる姿勢制御が優位になると推測できる．高齢者では非常に不安定であるpassengerを落とさないように，passengerの位置を考慮してlocomotorを調整する姿勢制御が優位となることが推測できる．その結果が，歩行速度を低下させ，下肢の剛性を高め，股関節の可動性を可能な限り抑える現象と観察できるのであろう．

次に歩隔の問題について述べる．若年者と比較して高齢者では歩隔が大きくなるといわれているが，それはなぜ生じているのであろうか．Lee

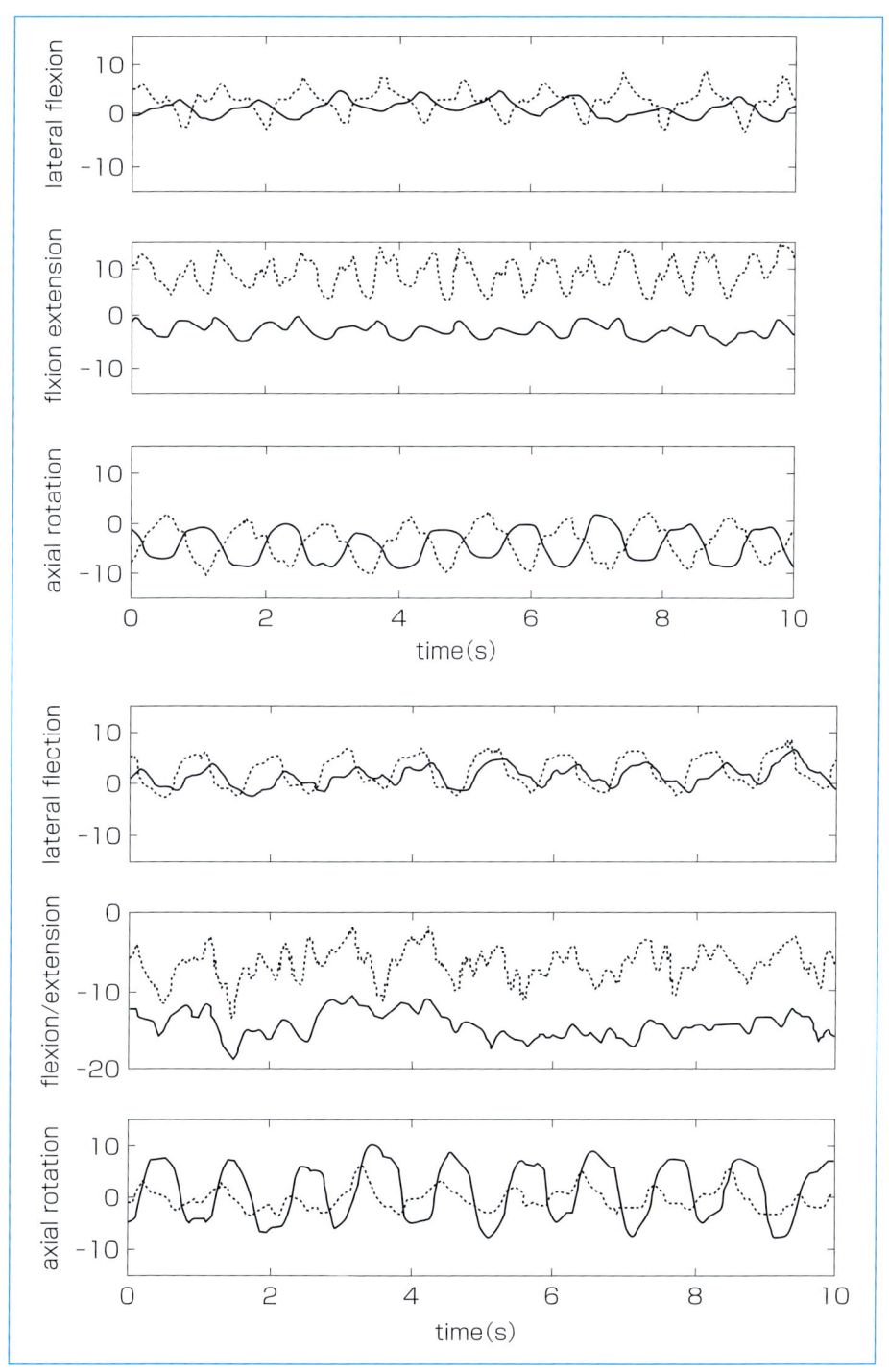

図5 高齢者（下段）と若年者（上段）の歩行時の骨盤，体幹の角度軌跡
（体幹：実線，骨盤：点線）
高齢者は若年者に比べ，屈曲・伸展角度と軸回旋の角度で骨盤と体幹の協調的な運動が認められない．

(文献22より)

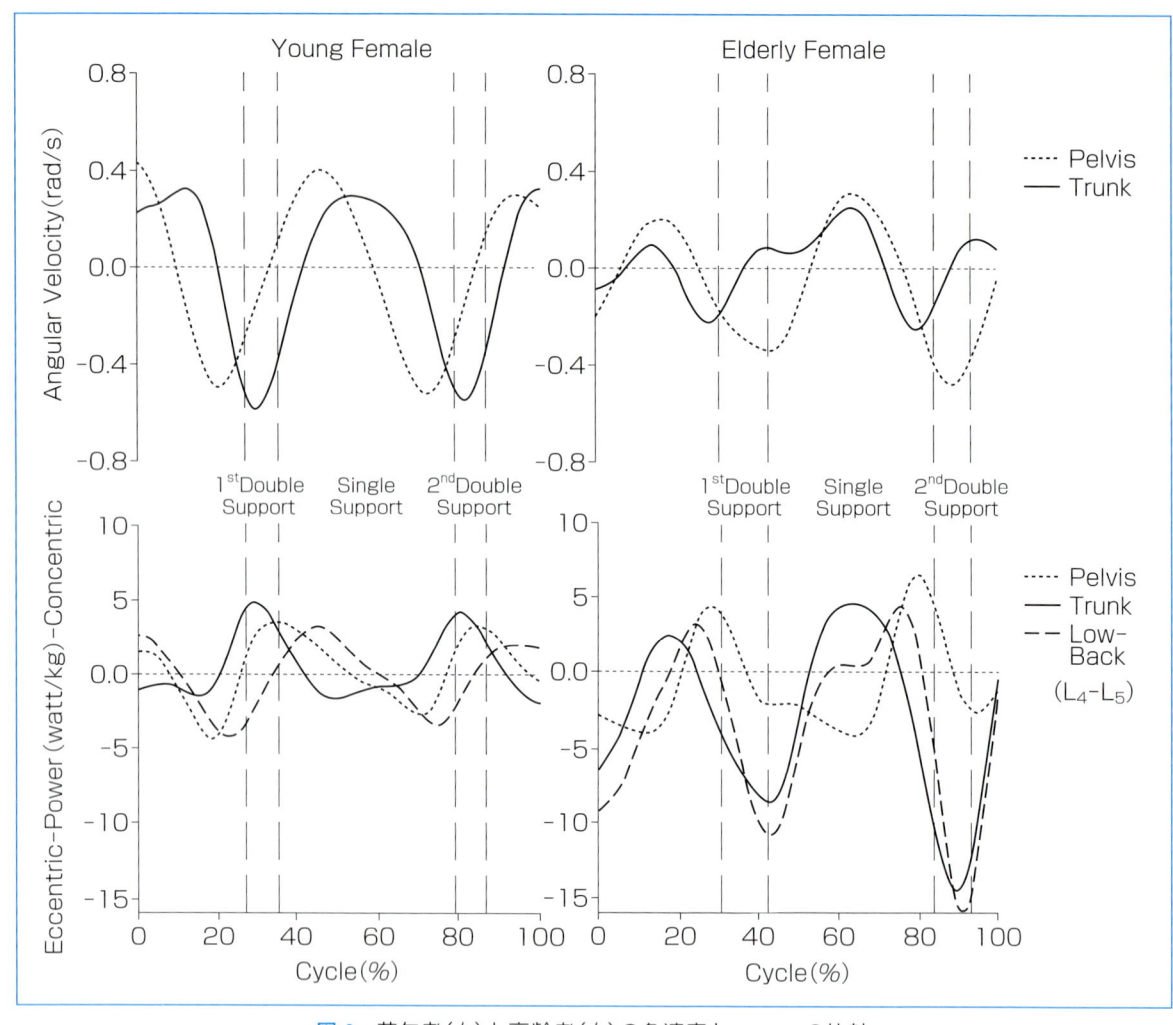

図6 若年者(左)と高齢者(右)の角速度とpowerの比較
若年者は骨盤運動が起こり，体幹の運動が続く．逆に高齢者では体幹運動が起こり，骨盤運動が続く．
(文献23より)

ら[24]の研究結果はこの問題を解く上で大きなヒントを与えてくれる．Lee ら[24]は障害物を越えるときの鉛直線と足圧中心点・身体重心点を結んだ線のなす角度(COM-COP傾斜角)を求め，若年者と高齢者で比較検討した．図7に身長の10%の高さの障害物を越えるときのCOM-COP傾斜角の軌跡を示している．縦軸に矢状面のCOM-COP傾斜角を横軸に前額面のCOM-COP傾斜角を表している．高齢者は若年者と比較して矢状面のCOM-COP傾斜角振幅は小さく，前額面のCOM-COP傾斜角振幅は大きくなる．このことは若年者では矢状面のCOM-COP傾斜角によって前進するための加速度を生成する一方で，骨盤や体幹の側屈と回旋を用い体幹の重心の位置の移動を制御し，前額面のCOM-COP傾斜角は小さくしている．一方，高齢者では矢状面のCOM-COP傾斜角は小さいために前進するための加速度を作り出すことが難しくなる．しかし体幹の側方運動によって重心に影響を与え前進への加速度に転換させている．その結果が，前額面のCOM-COP傾斜角増加として観察できる．その場合，高齢者では前額面の安定性が脅かされるため，歩隔を広げること

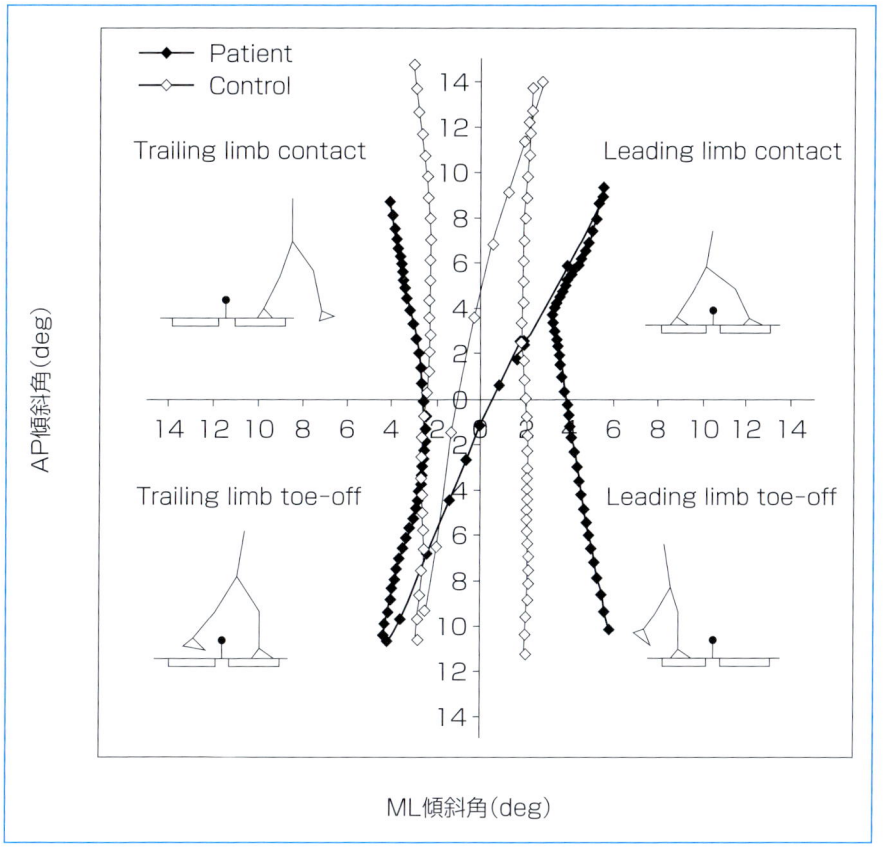

図7 高齢者(◆)と若年者(◇)の矢状面(縦軸)と前額面(横軸)の COM-COP 傾斜角
高齢者は若年者に比し，矢状面(縦軸)の COM-COP 傾斜角の振幅が小さく，前額面の COM-COP 傾斜角の振幅が大きくなる．

(文献 24 より)

で対応してくると推測できる．さらに，歩隔を広げることは前額面の平衡維持における下肢関節モーメントの貢献度の変化にもつながる．歩隔を広げることで下肢は内反が強くなる．その結果，股関節外転モーメントは減少し，膝関節外反モーメントが増加する．前述したように高齢者では骨盤の運動を起こさないようにすることで体幹の安定性を得る戦略を意図的に用いている．歩幅同様に歩隔においても体幹の問題を補償するための運動戦略ととらえることができる．

4. 坐位での踵押しの時の身体運動戦略

ここまで高齢者の転倒場面，姿勢，歩行にみられる現象を取り上げ，その謎解きを行ってきた．現象を解明すればするほど，下肢の問題や筋力といった要因よりも体幹の問題に突き当たってしまう．下肢筋力強化自体を否定するつもりはないが，それを向上させ下肢の支持性や運動性を高めても，体幹の問題を解決しないかぎりそれによって得られた機能を有効に発揮できないのではないか．臨床で著者の仮説を決定づける場面に遭遇した．やはり高齢者の転倒を予防するためには体幹の問題を解決しなければならないと確信した場面

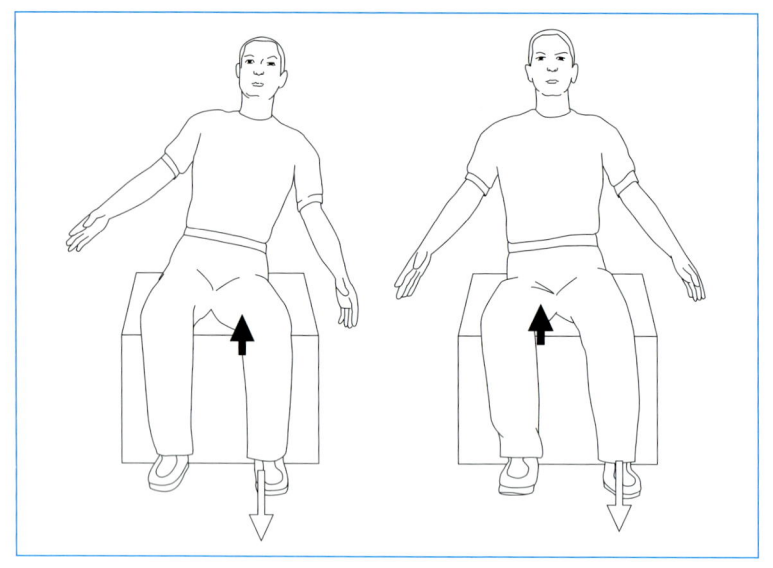

図8 高齢者と若年者の坐位での踵押し
高齢者(左)と若年者(右)の踵押しの様子．床を押す方向(⇩)と座圧中心(⬆)の位置

を紹介する．坐位で踵を押して床反力を鉛直に生じさせる課題を高齢者に与えた．そのとき，高齢者の多くは床を押す下肢側に体幹を傾斜させ踵を床に押し付けた(図8)．さらに踵を押す力が非常に弱い．この課題を自分で行うと，座圧中心を床を押す下肢の反体側に移動させ，安定性を確保した上で，体幹の傾斜をほとんど生じさせずに踵を押す．高齢者とは全く異なる戦略で課題を遂行した．その後，多くの若年者で観察したが，高齢者で観察できる運動戦略は行わなかった．つまり若年者では骨盤傾斜や体幹側屈を効果的に用い座圧や体幹中心の位置を調整している．そして骨盤帯と上部体幹を機能的に連結することで安定性を確保した上で，下肢関節の運動によって踵を強く押すことができる．高齢者では骨盤傾斜や体幹側屈をうまく行えず，座圧や体幹中心を制御することで安定性を確保することができない．よって下肢の体幹の重量によって踵を押す力を生み出そうとしていると推測できる．この現象を歩行に置き換えて考えると，立脚期には鉛直方向の床反力を生成する必要がある．若年者では骨盤が安定し体幹重心を制御し，下肢関節によって床反力を生み出すことができる．しかし，高齢者では体幹の安定性が得られないために下肢関節による床反力の発生は困難になる．その結果，体幹を立脚肢に大きく傾け体重を乗せ，さらに下肢関節の剛性を高めることで鉛直方向の床反力を発生することにつながると考えられる．これによって左右方向への重心移動は増加し，左右方向への安定域の臨界減少につながる．

III 高齢者の転倒モデルの提示

この章を高齢者の転倒をめぐる謎の提起より始めた．高齢者の転倒に関する研究は近年盛んに行われているが，どれも本質的問題を突いておらず，要素還元的アプローチに収まっている印象を受けていた．また，最近では高齢者の転倒予防に関しては，要因があまりにも多いので包括的アプローチが有用であるという報告が多くなった[25)〜27)]．その包括的アプローチの中心をなすのは運動療法であり，効果を発揮するためにはより詳細な研究が必要であることはいうまでもない．もはや，高齢者の転倒に関しては疫学的研究によって傾向を

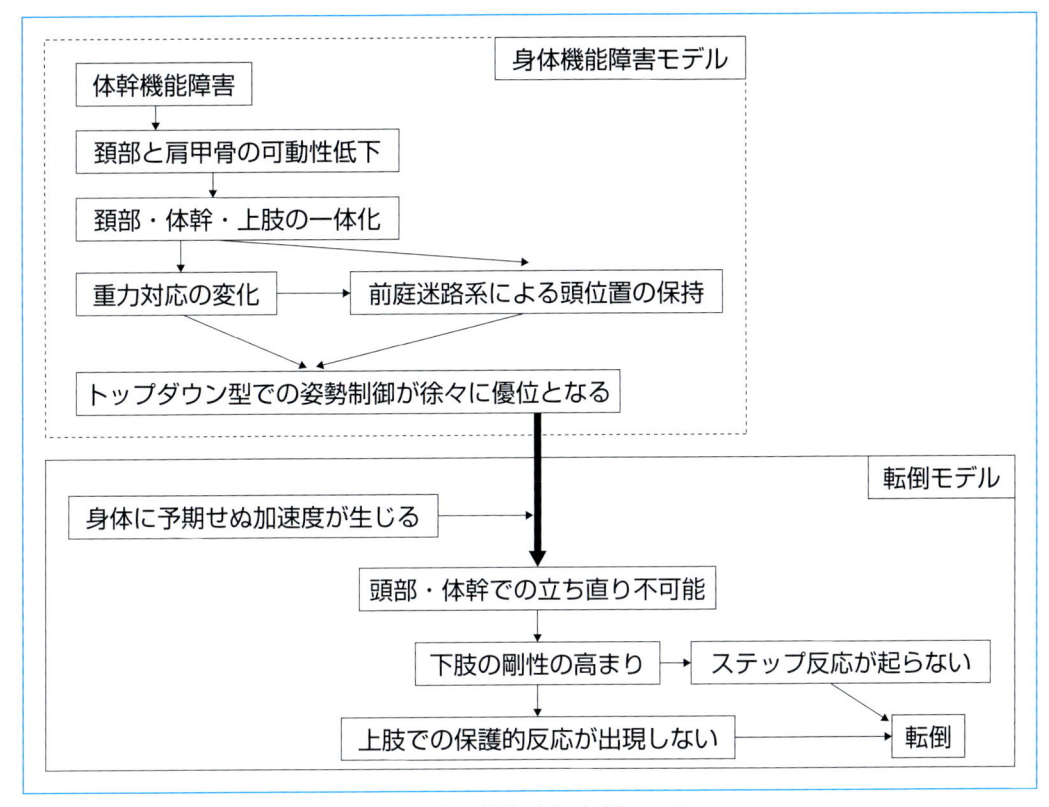

第10章 多関節運動連鎖からみた高齢者の転倒と予防のための保存的治療戦略

図9 身体機能障害-転倒モデル

求めるだけでは不十分であり，さらに奥深い研究が必要な時期になった．波打ち際でジャブジャブ遊んでいても新しい大陸は発見できない，未知なるゴールの見えない海に船を進ませる大航海時代の船乗りの心境で高齢者の転倒に取り組む気持ちが必要となっている．

そこで，謎を解くために，高齢者の転倒にかかわる姿勢の変化，転倒様式，歩行の変化，床反力鉛直成分を生み出す運動戦略に焦点を絞り，その現象の謎解きを行った．その過程において，体幹の問題が常にそびえ立ち，避けることができなくなった．

ここで転倒を起こしやすい高齢者の身体機能障害-転倒モデルを提示する(図9)．表面的に問題とならない体幹の機能障害と頭部・頸部・上肢と体幹の一体化(機能的連結によって相互作用を持つ有機体ではなく1つの固まりと化している状態)が生じる．体幹の安定性を確保するための運動戦略，動作戦略の変更が起こる．この時期はバランスを崩しやすい，よくつまずく，転ぶなどの主観的印象を持つようである．多くは50歳後半から60歳前半にかけてこのような変化が起こるようであるが，一過性に経過するためにそのまま見逃されてしまう．この時期はまさしく，重力対応の変化(姿勢の変化，運動戦略の変化，動作戦略の変化)が劇的に起きている感じがしてならない．これ以降は，姿勢，動作の際には，不安定な体幹をいかに制御するかが重要となり，passenger unit を制御するために locomotor unit を用いる戦略，つまりトップダウン型の平衡状態維持戦略が固定化する．体幹に生じた加速度を骨盤傾斜や体幹側屈などの体幹内運動で制御できず，下肢で制御しようとする．体幹に生じた加速度から身体重心の変位が起き，それを支持基底面内で収めることが

191

できない場合，バランスを崩す．そのときに下肢は体幹を支えることに執着してしまうために下肢の剛性をさらに高めてしまう．上肢は体幹と一体化しており，もはや防衛反応はでない．まるで高い塔がそのまま倒れるようにバランスを崩し，殿部や大転子部を強打する．このモデルは現時点での筆者の仮説であり，絶対に正しいモデルであると確信することはできない．今回は現象から謎を解明し，このモデルを提示したが，今後は研究によって実証することでモデルの妥当性および変更を行っていきたい．このモデルの成否は別問題として，高齢者の転倒に関する本質をついた説が認められるためには，相当の時間が必要であろう．真理は時が来れば，必ず向こうから現れてくるものであろう．

IV 高齢者の転倒予防を目的とした運動療法の提示

これからの転倒予防を目的とした理学療法は，ハイ-リスクアプローチとポピュレーションアプローチに分類することができる[28]．本来ならば個別性を重視し理学療法評価に基づく，個別的アプローチが重要である．しかしながら，多くの介護予防施設や保健施設ではポピュレーションアプローチとしての運動療法が重要視されている．そこで本稿では，ポピュレーションアプローチとして体幹機能，股関節機能，トップダウン型姿勢制御とボトムアップ型姿勢制御の統合（頭部に導かれ，支持面に対し下肢・骨盤・体幹を位置づける動作）の学習を行うことで，静的平衡・動的平衡を獲得する機能的アプローチを紹介する．

1. 筋力トレーニングの位置づけ

筋力は身体運動に欠くことができない要素である．しかしながら転倒予防として筋力至上主義のような考え方で筋力トレーニングを位置づけることに賛同できない．日常生活で必要な筋力とは，重心に働きかけるために床反力を効率的に発揮させ，肢節や体節を適切な位置関係に配置し，安定させるためのものである．よって動作の中で最大筋力は必ずしも求められず，適切なタイミングで，すばやく，求められる力で収縮様式を変化させることが求められる．Buchnerら[29]の研究は，筋力トレーニングを行う上で興味ある知見を与える．彼らは高齢者の歩行速度と下肢筋力との関係を明らかにした．彼らによると高齢者の下肢筋力と歩行速度との間には非直線的関係があることが示された．この研究は高齢者409人（女性60％），平均年齢76歳，平均身長1.64 m，平均体重71 kgを被験者とした．Buchnerら[29]は，普通歩行には最大筋力は要求されないために，ある範囲の下肢筋力の範囲のa（図10）であれば正常歩行スピードは維持できる．b（図10）は，歩行速度が下肢筋力に影響を受ける範囲を示しており，歩行能力を向上するためには下肢筋力の改善が必要である．c（図10）は，もはや歩行不能の状態で，歩行に必要な筋力も欠如している範囲を示している．b，cの範囲に属する高齢者は，積極的に筋力の改善を図る必要がある．目的とする運動を実施する際には，他の部位の過剰な運動や緊張の高まりが生じていないか，目的とする筋収縮が確実に行われているかを確認する必要がある．筋力トレーニングの方法として，マシーン，重錘，自重を用いた方法があるが，その詳細は本稿では省略する．筆者は高齢者の転倒予防を目的とした筋力トレーニングは，自重を用いた方法が最も適していると考えている．

2. 頚部，体幹，股関節の可動域改善を目的とした機能的アプローチ

1) エアースタビライザーを用いた頚部の可動域改善（図11）

エアースタビライザー上に頭部をのせる．エアースタビライザーの動きに合わせ，頚部の左右回旋を行う．頚部の筋緊張を高めないように注意する．頚部周囲の筋緊張が高く，頭部と体幹の運動が分離できない場合は，肩甲骨下角の高さにタオルを置いて行うことで，筋緊張の低下が得られ

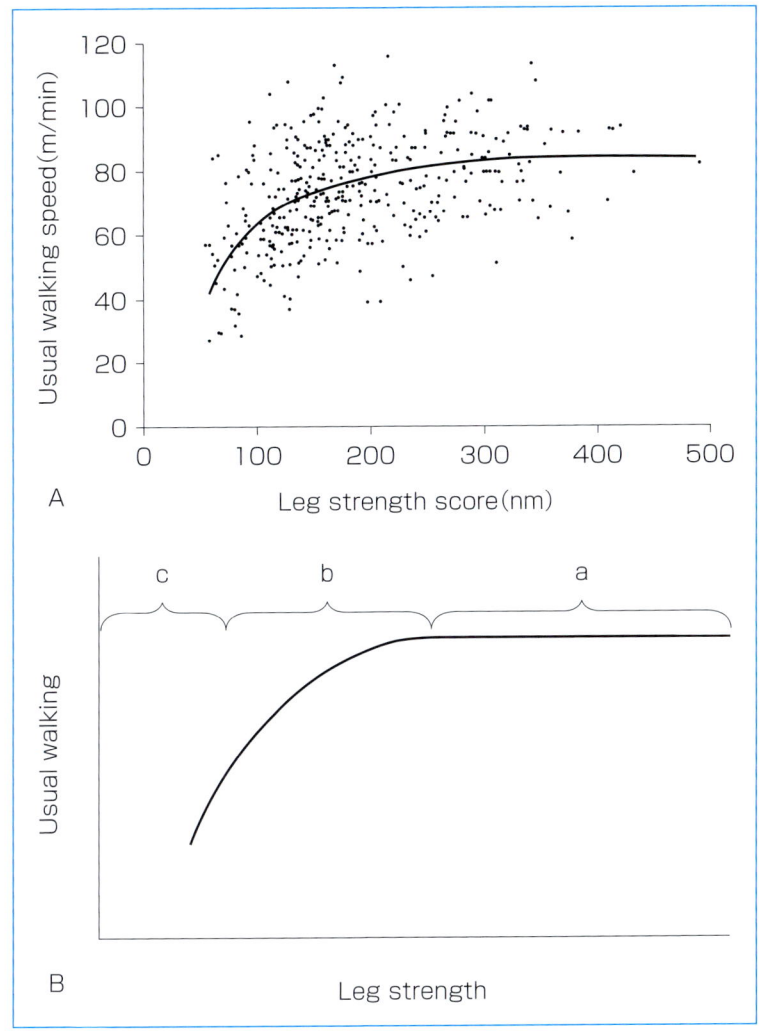

図 10 下肢筋力と歩行速度との回帰曲線
Bのグラフ
筋力レベルがcの領域では歩行不可能．
bの領域では歩行速度が下肢筋力に影響を受ける．
aの領域では歩行速度は下肢筋力に影響を受けない．
(文献29より)

る場合がある．

2) 肩甲骨の可動性の改善（図12）

坐位または立位にて肩甲骨の上下左右の運動を行う．この時に肩甲骨の運動と頚部の運動が分離された状態で行うことが望ましい．

3) 肩関節可動域改善（図13）

頚部，体幹の可動域に影響を与える要因として肩関節の可動域が挙げられる．滑車での可動域改善や猫のように上肢を伸ばすことで肩関節可動域の改善を行う．

4) on elbow, on hands を用いた胸椎伸展可動域の改善（図14）

on elbow, on hands を持続的に行うことで，胸椎を伸展させる力を持続的に加えることができる．on elbow, on hands が不可能である場合は，伏臥位を行う．股関節の伸展方向へのストレッチ

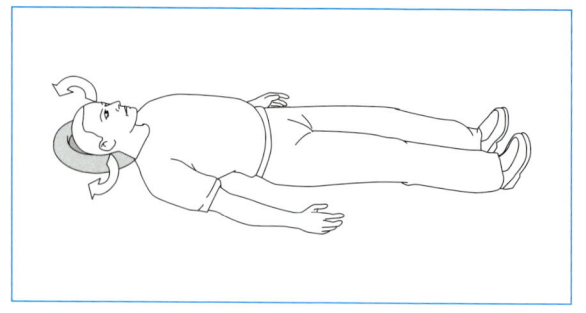

図11 エアースタビライザーを用いた頚部可動域改善

臥位でエアースタビライザー上に頚部をのせ，頚部周囲筋のリラクゼーションを行う．次に頚部をエアースタビライザーの誘導に任せ，左右回旋を行う．

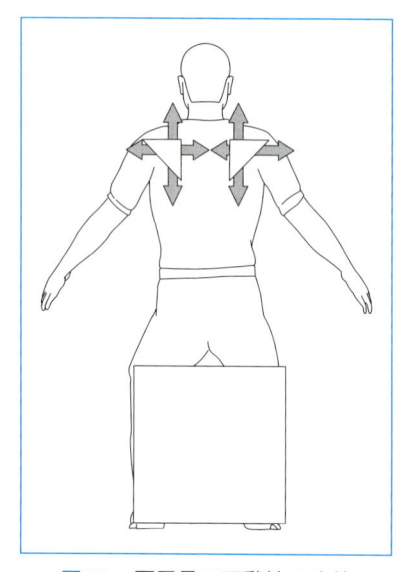

図12 肩甲骨の可動性の改善

坐位または立位にて左右の肩甲骨を上下左右に動かす．このとき，頚部の動きや腹部での動きを伴わないようにする．それが思うようにできるようになれば，左右の肩甲骨を別々に動かす．

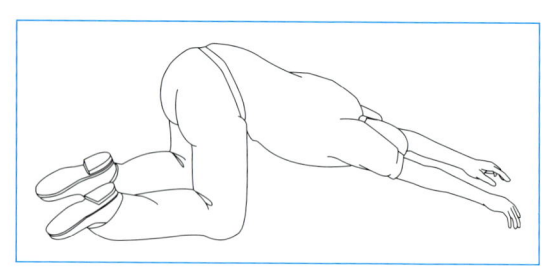

図13 肩関節可動域改善の1例

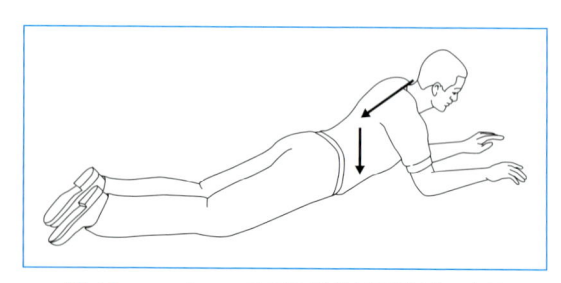

図14 on elbow での胸椎伸展可動域の改善

効果も得られる．

5) ストレッチポールを用いた脊椎の牽引（図15）

ストレッチポール上に仰臥位となる．胸椎と仙骨を下から押すことになり，結果として脊椎に伸展方向の牽引力が生じる．また，ストレッチポール上でバランスを維持するために身体の正中化を得るよう体幹の筋緊張を調節する．

6) 股関節屈曲可動域と脊椎の屈曲方向への可動域の改善（図16）

坐位にて股関節と体幹の深屈曲を行う．自重を利用した股関節屈曲可動域の改善と脊椎の屈曲方向へのストレッチ効果が得られる．

仰臥位で股関節を屈曲し，下肢全体を抱え込むようにする．さらに頚部の屈曲を生じさせ，脊椎全体を屈曲させる方向へストレッチを加える．

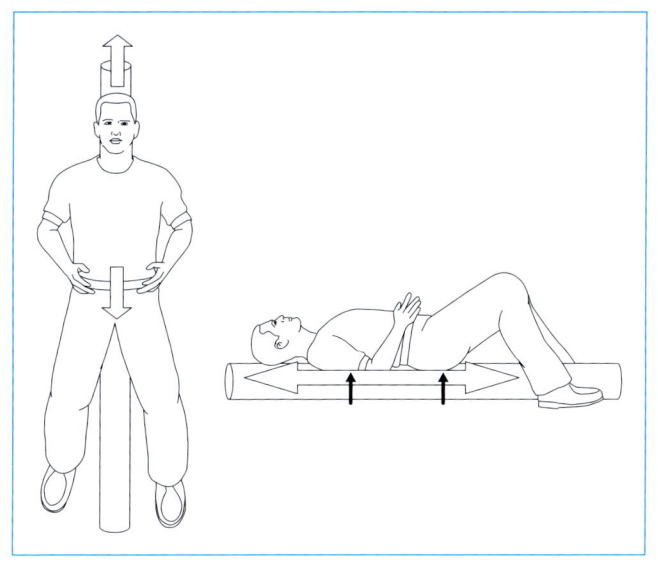

第 10 章　多関節運動連鎖からみた高齢者の転倒と予防のための保存的治療戦略

図 15　ストレッチポールを用いた脊椎の可動域改善
ストレッチポール上で背臥位となる．胸椎と仙骨を下から押すことで脊椎全体の伸展方向への牽引力が生じる．また，身体正中化の改善につながる．

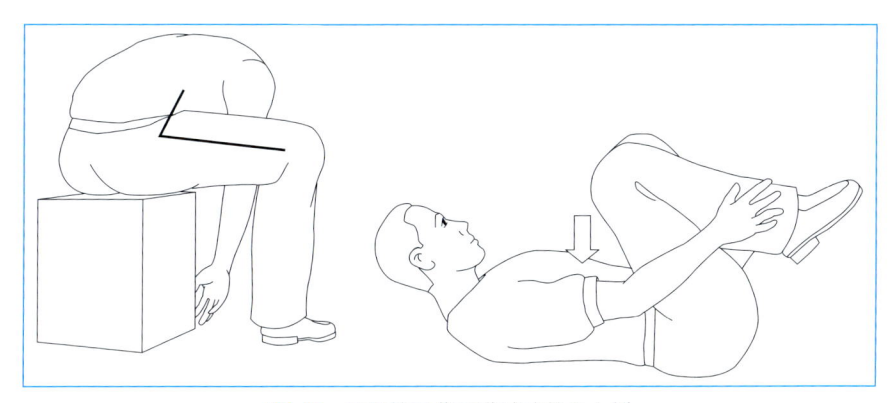

図 16　股関節屈曲可動域改善の 1 例

7）股関節回旋可動域の改善（図 17）

仰臥位で下肢を股関節屈曲，膝関節屈曲し立てる．その状態から両膝内側を離さないように指示し，股関節の内外旋を意識させながら左右に倒す．また，肩甲骨下角の部位にタオルを丸めて引くことで，胸椎伸展へのストレッチを加えることができる．

3. 脊椎伸展機構の改善を目的とした機能的アプローチ

1）選択的脊柱伸展筋の機能改善（図 18）

腹臥位で脊椎の目的とする部位の伸展が起こるように，タオルやクッションを用いて脊椎アライメントを調整する．その状態で脊椎の伸展や股関節伸展運動を行う．タオルやクッションを用いて脊椎のアライメントを変化させることで，脊椎全

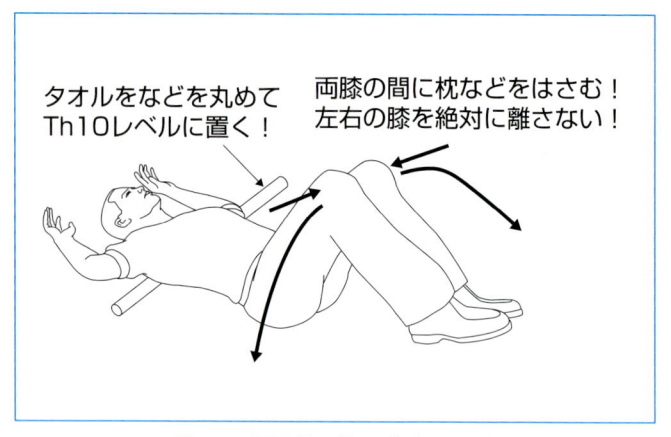

図17 股関節回旋可動域の1例

（タオルをなどを丸めてTh10レベルに置く！　両膝の間に枕などをはさむ！左右の膝を絶対に離さない！）

体にわたって伸展を促す．

2）胸椎伸展機構の改善（図19）

ストレッチポール上で仰臥位に寝た状態から，上肢の突き出し運動を行う．そのときに肩甲骨の外転と胸椎の伸展というカップリングモーションが生じていることを確認する．腹部の屈曲によって上肢の突き出し運動をしようとしている場合は中止する．

坐位，立位で上肢を壁に固定し，肩甲骨の内外転を意識しながら胸椎伸展を行う．壁につく上肢の高さを変化させることで，ターゲットとする胸椎の部位を選択することができる．

3）正座や床に座った状態での脊椎伸展運動（図20）

正座の状態で脊椎伸展運動を行うことで，脊椎全体の伸展を促す．次に床に座った状態で下肢を抱え込み，脊椎全体の伸展運動を行う．膝の疼痛や正座ができない場合もこの方法だと脊椎伸展を促通できる．

4）坐位，立位での上肢運動と脊椎伸展運動の促通（図21）

坐位，立位で両手を組んだ状態で，上肢を上方に伸ばすと同時に脊椎伸展運動を行う．片側の脊椎伸展を促したい場合は，耳の後ろから上肢を上方に伸ばすと同時に脊椎伸展を行う．

5）棒を利用した脊椎伸展機構の改善（図22）

図のように坐位や立位で棒の上げ下げを行う．

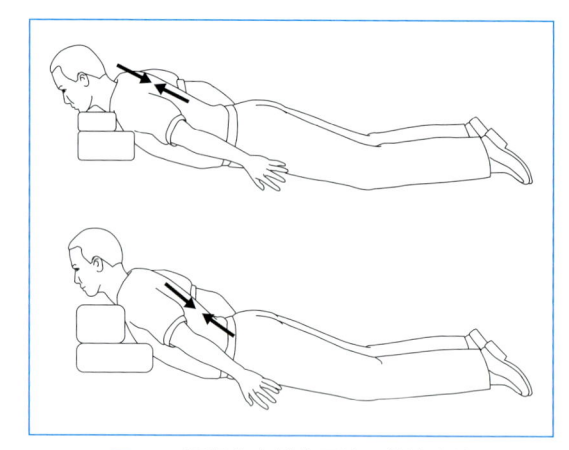

図18 選択的脊椎伸展筋の機能改善
タオルやクッションを用いて，脊椎アライメントを調整し，伸展運動を行うことで，脊椎伸展筋を選択的に収縮できる．

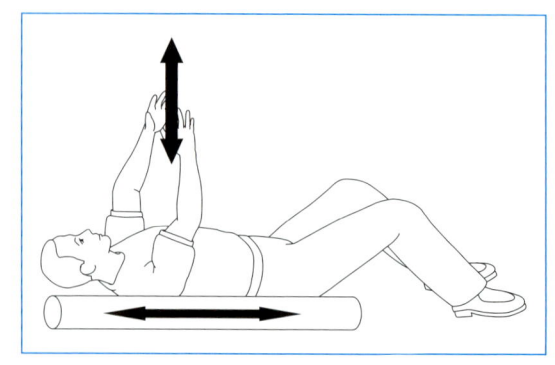

図19 ストレッチポールを用いた胸椎伸展と肩甲骨外転の促通
ストレッチポール上で上肢の突き出し運動を行う．それによって，肩甲骨の外転と胸椎の伸展が起こる．

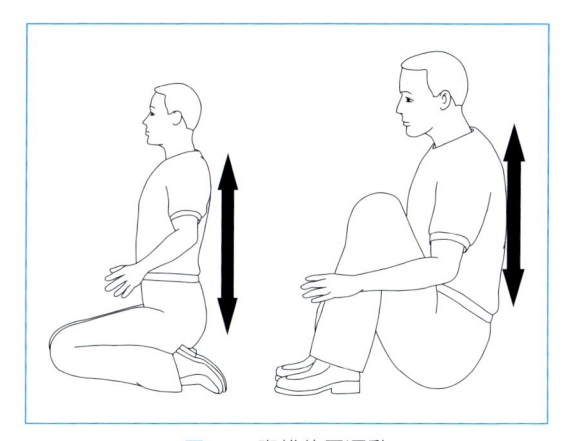

図20 脊椎伸展運動
胸椎伸展を意識して，脊椎全体を上下に引き伸ばすようにする．

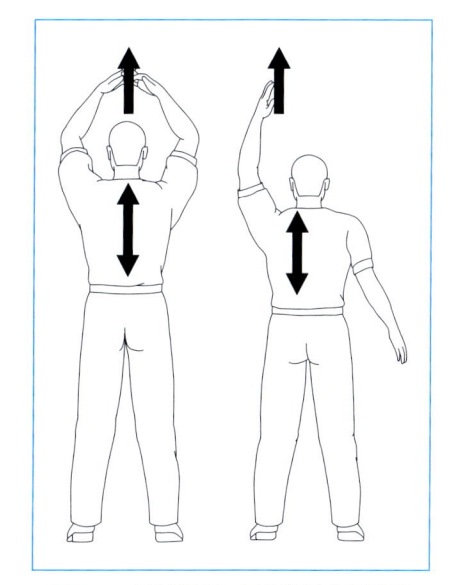

図21 上肢運動による脊椎伸展運動
上肢を耳の後ろから真っすぐに上方へ伸ばすことで，脊椎伸展運動を行う．片側で行うことで，左右個別に脊椎伸展を促通できる．

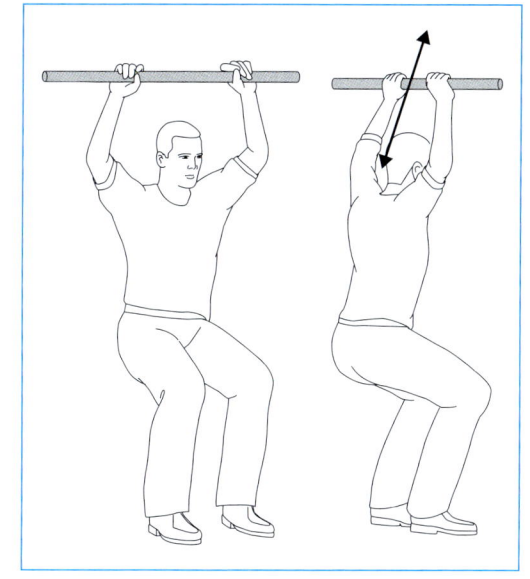

図22 棒を利用した脊椎伸展運動
坐位または立位にて行う．棒を下ろすときに胸椎伸展，肩甲骨内転を意識して行う．腹部での屈曲が起きないように注意する．

このときに棒を降ろすことで，胸椎の伸展および肩甲骨内転と前胸部のストレッチ効果が得られる．棒を上げるときは，肩甲骨の挙上と外転を促通できる．

6) アウターユニットを用いた脊椎伸展機構の強化（図23）[30]

本来ならばインナーユニットを用いた脊椎伸展機構の改善を主な目的としたいが，圧迫骨折の既往などで脊椎アライメントの変化が生じている場合，アウターユニットを利用する必要がある．腹臥位になり一側の上肢を伸展させることで広背筋の収縮を，反体側の下肢を伸展することで大殿筋の収縮を促通することでアウターユニットでの伸展機構を強化する．

4. 骨盤運動の制御を目的とした機能的アプローチ

1) 坐位での骨盤前傾・後傾（腰椎前弯・後弯）の促通（図24）

坐位にて骨盤の前傾と後傾を交互に行う．このとき骨盤運動がうまく行えない場合は，エアースタビライザーを用いると前傾・後傾が行いやすくなる．

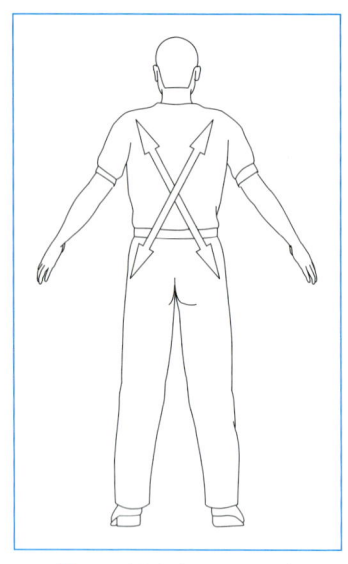

図 23　アウターユニット

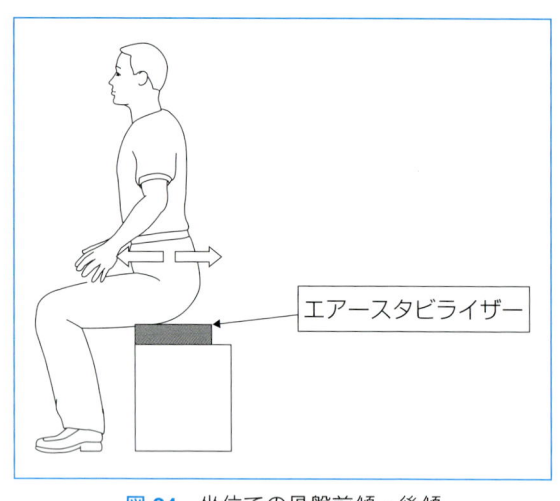

図 24　坐位での骨盤前傾・後傾
坐位で上部体幹や頸部を動かさないように，骨盤の前傾と後傾を行う．

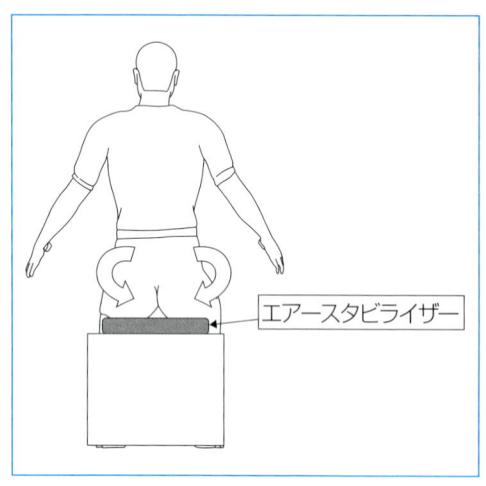

図 25　坐位での骨盤傾斜（前額面）
座位で上部体幹や頸部を動かさないように，骨盤を左右に傾ける．

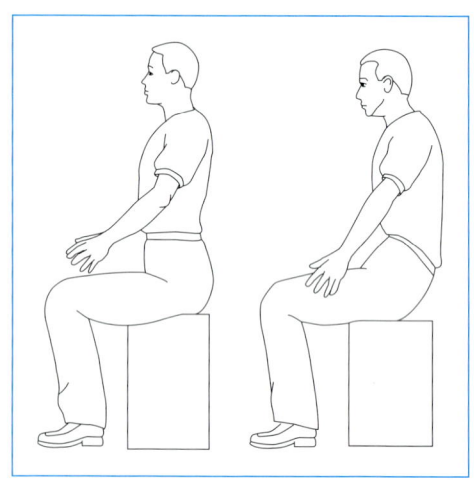

図 26　股関節屈曲を意識した坐位姿勢の獲得
左は骨盤前傾もしくは立てることを意識した坐位姿勢．この時，坐骨で支持している．
右は骨盤後傾し，仙骨支持の坐位姿勢．

2）前額面での骨盤傾斜（腰椎側屈）の促通（図 25）

坐位にて左右方向への骨盤の傾斜を交互に行う．このとき骨盤運動がうまく行えない場合は，エアースタビライザーを用いると左右傾斜が行いやすくなる．

3）股関節屈曲を意識した坐位姿勢の獲得（図 26）

多くの高齢者は腹部での屈曲を多く用いた坐位姿勢を行っている．股関節屈曲を意識した坐位姿勢はそれだけでも骨盤制御を行う上で意味を持つ．坐位の中で腸腰筋の筋機能の促通につながる．

5. 体幹機能改善を目的とした機能的アプローチ

1) 腹圧増加（図27）
仰臥位にて両下肢を抱きこんだ状態で，頭部を挙上し下腹部を膨らませるように力を入れる．その状態を何秒か保持し，元の状態にゆっくり戻る．

2) 体幹運動の促通（図28）
図のように背臥位の状態で上部体幹（胸郭）の回旋・水平移動を繰り返し行う．このときに下肢を用いて床反力を利用しないように下肢は伸展位で上部体幹の動きのみを意識して行う．また，匍匐前進，逆匍匐前進，四つ這いでの移動は，体幹の側屈・回旋を促通するのに非常に有用な方法である．

3) 坐位での体幹運動の促通（図29）
図のように下肢を組み，両上肢を前胸部で組む．その状態から座圧を下に位置する下肢の殿部に移すと同時に体幹の側屈を促す．

6. 上部体幹（胸郭）と下部体幹（骨盤）の機能的連結を目的とした機能的アプローチ

1) ブリッジによる空間における骨盤位置の制御の学習（図30）
ブリッジは臨床で股関節伸展を促通する目的で用いることが多い．ここでは股関節伸展というより，空間における骨盤の位置を腹部周囲筋と殿筋によって制御することを目的とする．まず腹部周囲筋の筋収縮による骨盤後傾を促す．その状態を維持したまま殿筋の収縮を意識した状態で殿部を挙上する．そのときに体幹伸展筋群や頚部伸展筋群に過剰な筋収縮を起こさないように注意する．骨盤が水平に位置している状態を維持する．

2) サイドブリッジによる空間における骨盤位置の制御の学習（図31）
膝を曲げた状態で肘立て側臥位となる．腹部周囲筋と殿筋の収縮を用いて骨盤を挙上し，両肩峰を結んだ線と両上前腸骨棘を結んだ線が平行に位置するように維持する．頚部の側屈を過剰に起こらないように注意する．

3) 骨盤誘導での寝返り（仰臥位→側臥位）を用いた上部体幹（胸郭）と下部体幹（骨盤）の機能的連結の促通（図32）
仰臥位となり下肢を交差させる．上にある下肢の膝を立てる．上にある下肢を股関節の内転と内旋を運動のきっかけとし，寝返りを誘導する．下肢→骨盤→体幹の順に寝返り運動を誘導し，側臥位となる．このとき下肢で床反力を作り出し，そ

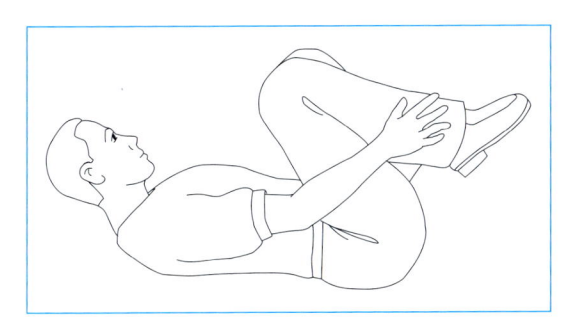

図27　腹圧増加を目的とした運動の例
両下肢を抱え込み頭部を丸め込み，腹部を膨らませるように力を入れる．

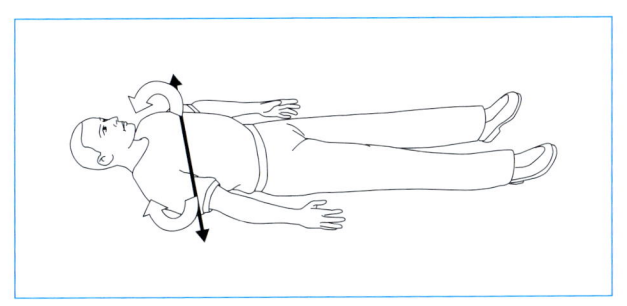

図28　体幹運動の促通
背臥位の状態で体幹を左右水平移動および回旋を行う．

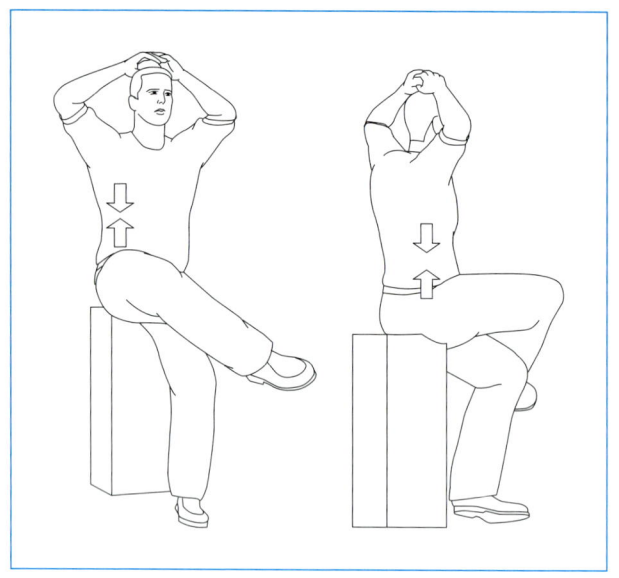

図29 坐位での体幹側屈運動の促通
座圧を支持側殿部に移動するとともに，体幹の側屈を行う．

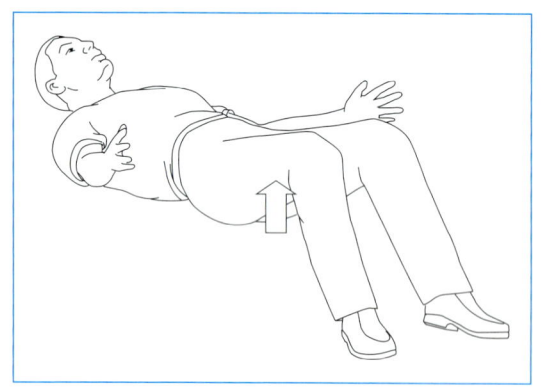

図30 ブリッジを利用した骨盤位置制御の学習
骨盤を水平位の状態を維持したまま挙上する．
殿筋と腹部周囲筋の同時収縮を意識させる．

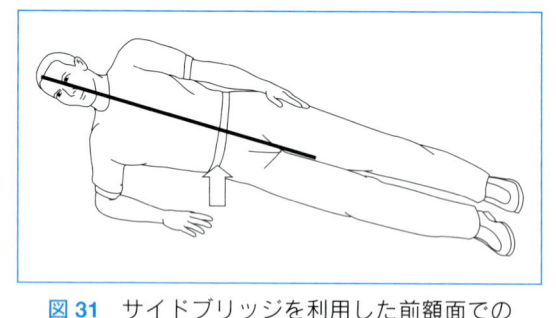

図31 サイドブリッジを利用した前額面での骨盤位置制御の学習
肘立て側臥位の状態から骨盤を挙上する．体幹と骨盤を一本化する．

の力によって寝返りを行わないように注意する．側臥位の状態から上に位置する下肢の股関節外旋と外転によって運動を起こし，下肢→骨盤→体幹の順に運動を誘導し元の状態に戻る．

4) **頭部誘導での寝返り（仰臥位→側臥位）を用いた上部体幹（胸郭）と下部体幹（骨盤）の機能的連結の促通（図33）**

仰臥位となり両上肢を組んだ状態で肩甲帯から突き出し運動を行う．その状態から頭部の挙上回旋を行い運動のきっかけとし，寝返りを誘導する．頭部→肩甲帯→骨盤→下肢の順に寝返り運動を誘導し，側臥位となる．このとき下肢で床反力を作り出し,その力によって寝返りを行わないことと,体節の連結がスムースに行うように注意する（頭部と体幹が決して1つの固まりにならないようにする）．側臥位の状態から頭部の伸展と回旋に

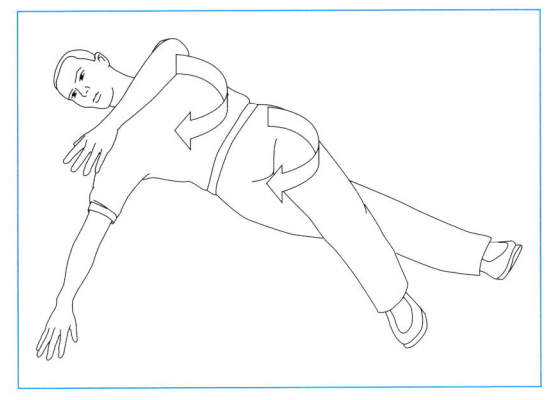

図32 骨盤誘導での寝返り

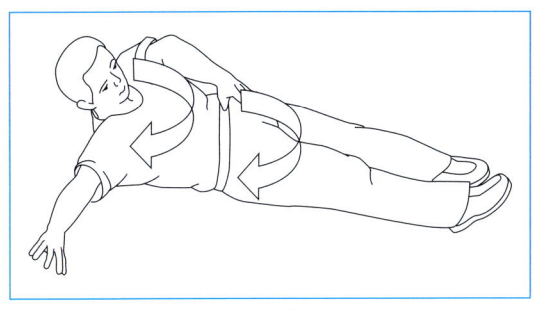

図33 頭部誘導での寝返り

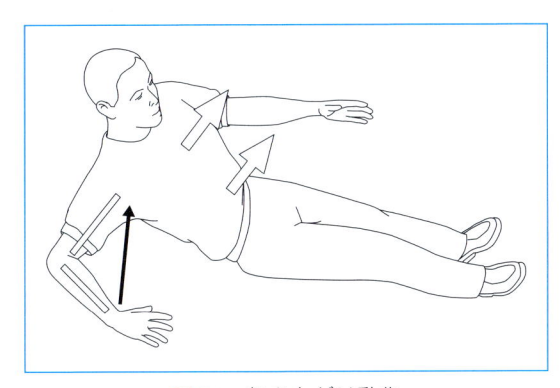

図34 起き上がり動作

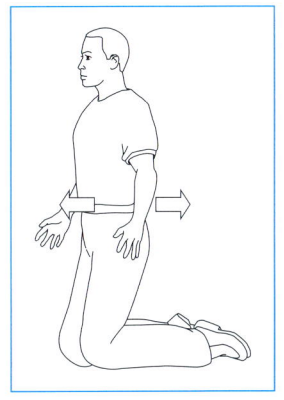

図35 膝立ち位での矢状面での姿勢制御の学習
頭部，上部体幹，下部体幹，大腿を一体化させ，膝関節を回転軸とし，前後に身体重心を移動させる．

よって運動を起こし，頭部→肩甲帯→骨盤→下肢の順に寝返り運動を誘導し元の状態に戻る．

5）起き上がり動作を用いた上部体幹(胸郭)と下部体幹(骨盤)の機能的連結の促通(図34)

仰臥位の状態より，頭部を屈曲し体幹の回旋と屈曲方向の運動を誘導し片肘立ちとなり，それから頭部伸展運動に続いて肘の伸展を用いて起き上がる．この時に頸部と体幹運動がなめらかで，分離されていることを確認して行う．

6）連続した寝返り

下肢での床反力を用いた寝返りを行わずに，頭部に誘導される寝返りを連続して行うことで，体幹の機能的運動および上部体幹と下部体幹の機能的連結が促通される．

7）膝立ち位での上部体幹(胸郭)と下部体幹(骨盤)の機能的連結の促通(図35)

膝立ち位の状態で膝を軸として，大腿・上部体幹(胸郭)・下部体幹(骨盤)・頭部を1つの有機的結合体として，前方・後方に移動する．

7. 股関節機能改善を目的とした機能的アプローチ

股関節を機能させることで下肢と骨盤が機能的に連結し，体幹を運ぶ状態が獲得できる．股関節の内外旋と内外転はともに動作のきっかけとして欠くことができない機能である．また，内外旋筋は骨頭を臼蓋に安定させる重要な機能を有し，この安定メカニズムによって骨盤と下肢の運動が可

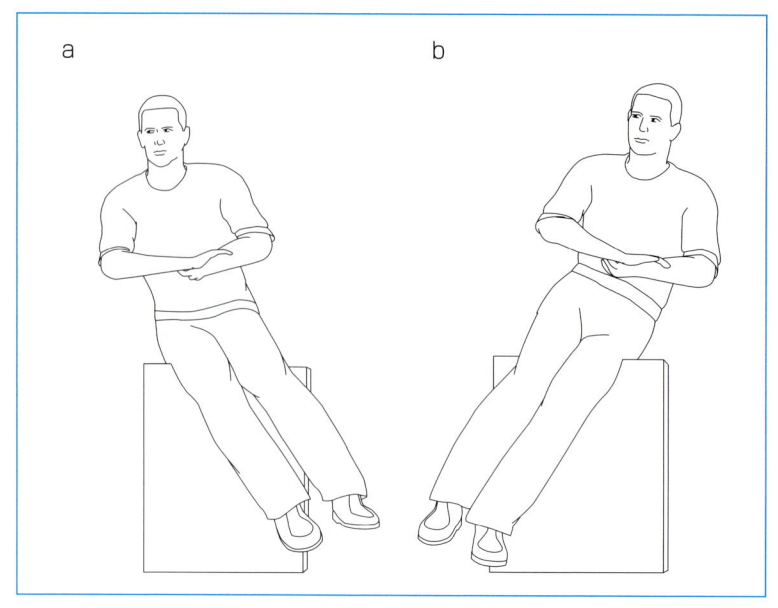

図36 坐位での股関節内外旋運動
坐位姿勢で骨盤を左右に傾ける.
a：右股関節外旋，左股関節内旋が生じる.
b：左股関節外旋，右股関節内旋が生じる.

能となる．高齢者で骨盤の運動が極端に少ない場合，骨頭と臼蓋の内外旋筋と内転筋による機能的安定性が欠如している状態ともいえる．

1) 股関節内外旋筋の筋機能改善（図36）

坐位姿勢の状態．両膝で枕などをはさみ，骨盤を左右に傾斜する．そのときに体幹の運動と下肢の運動が生じ，股関節には内外旋の運動が起こる．両膝で枕などをしっかりとはさむことで，股関節内転筋の筋収縮と内外旋運動が促通できる．

2) 股関節荷重を利用しての筋機能改善（図37）

立位の状態で一側の下肢に体重をのせていく．このときに体幹は可能な限りまっすぐの状態で，膝関節を屈曲しない．一側の下肢に体重を乗せた状態にて，体幹の屈曲，伸展，側屈，回旋を行う．

3) 骨盤運動による股関節回旋運動の促通（図38）

仰臥位となり殿部の下にエアースタビライザーを敷き，下肢を伸展した状態で骨盤を左右に動かすことで，股関節内旋・外旋を誘導する．

4) 股関節内転と内外旋運動の促通（図39）

これは乗馬をイメージした方法である．バラン

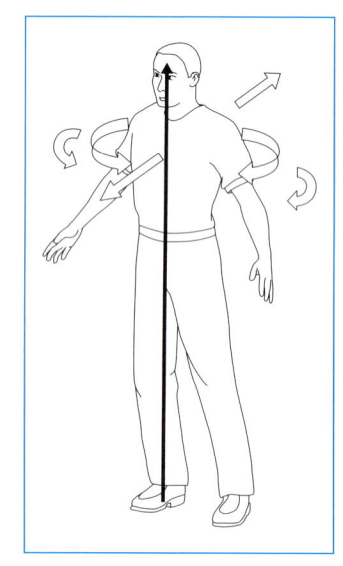

図37 立位にて股関節を軸として体幹運動の誘導
一側の下肢に機能軸を作り，股関節を軸として体幹の屈曲伸展，側屈，左右回旋を行う．

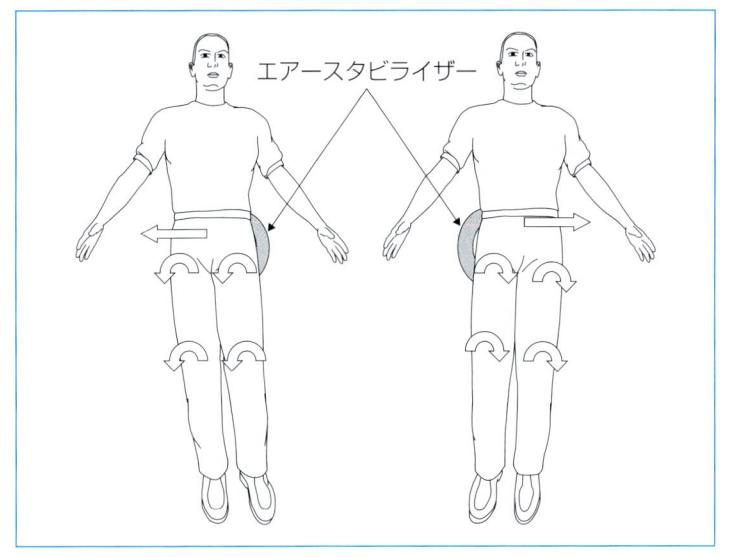

図 38 臥位でのエアースタビライザーを用いた股関節回旋運動
背臥位で殿部の下にエアースタビライザーを敷く．その状態で，下肢を伸展位に保持し，骨盤を左右に動かす．骨盤の運動に伴い，左右股関節に回旋運動が生じる．

スパッドなどの柔らかいものを敷き，その上に膝立ちを行う．両膝内側でストレッチポールをはさむ．その状態で体幹の屈曲伸展・側屈・回旋を行う．このときに膝立ちの肢位を崩さず，ストレッチポールを両膝でしっかりとはさむことを意識して行うことで，股関節内転筋群と回旋筋群の収縮を促通する．股関節屈曲伸展角度はいろいろと変化させていくことで，より機能的な促通ができる．

5）膝立ち，片膝立ちでの股関節の安定性の促通

膝立ち，片膝立ちの状態で，体幹の伸展屈曲，側屈，回旋を生じさせバランスを維持する．バランスを調整する中で，股関節内外転筋，内外旋筋の機能が促通される．特に片膝立ちでは，支持側股関節の荷重感覚と安定性が要求され，より難易度の高い課題となる．

8．動作の再教育

動作はその人の日常の無意識的な反復によって身につけられている戦略を実践することが多く，明確に自覚されていない．よって姿勢・動作は身体運動能力を向上したとしても容易に動作の変更

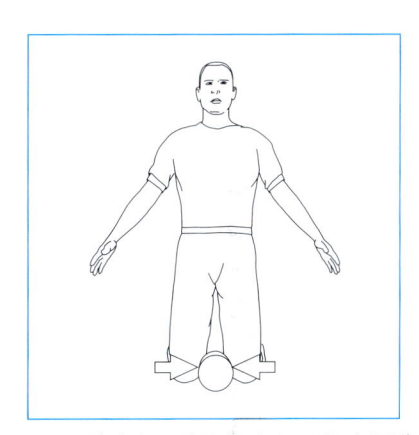

図 39 膝立ちで乗馬をイメージした運動
膝立ちの状態でストレッチポールを両大腿ではさむ．その状態で，体幹の屈曲伸展，側屈，回旋を行う．

に結びつくことが難しい．身体に負担のない動作とは，綺麗で流れるように体節と肢節の機能的連結と分離が生じ，非常に無駄のない，滑らかな運動連鎖が生じる．関節可動域や筋機能の改善を身体技法として機能させる必要があり，動作の再教育は転倒予防において重要な位置を占めると考えている．

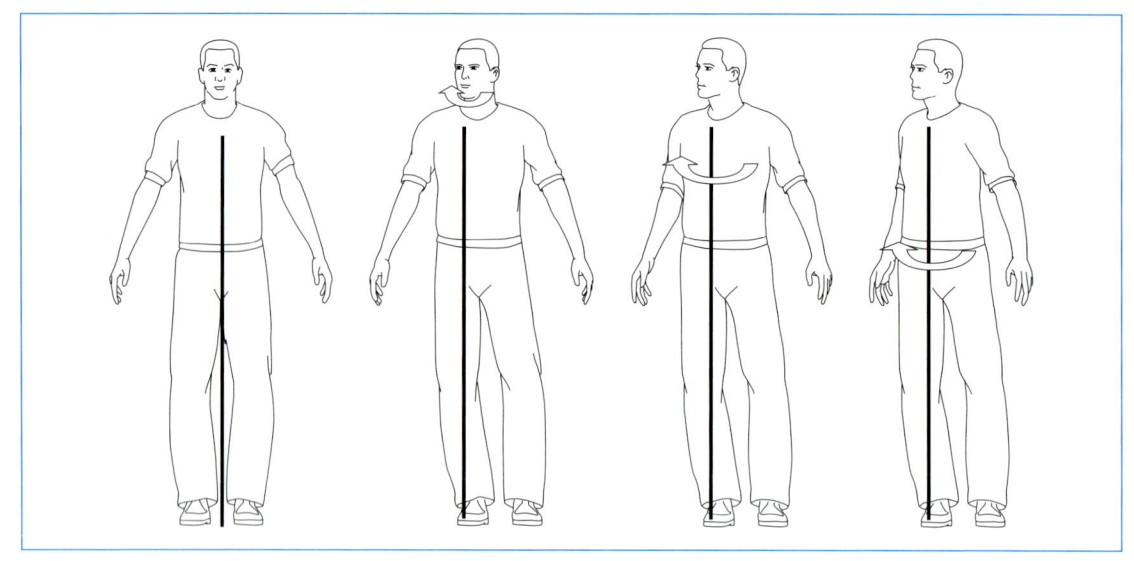

図40　振り向き動作

1) 振り向き動作（図40）

頭部を回旋して，上部体幹，下部体幹の順に回旋を行う．このときに股関節での回旋可動域を意識して行う．振り向き側の股関節は内転を生じるように，膝関節は伸展位で行う．

2) リーチ動作（図41）

リーチを行う対象物に頚部を回旋し視線を向ける．次に体幹と股関節の回旋を用いて体幹を対象物に向ける．上肢を肩甲骨からプロトラクションし，それと同時に下腿・大腿・下部体幹・上部体幹・頚部・頭部を機能的に連結して足関節を軸として前方へ回転させる．

3) 椅子からの立ち上がり動作（図42）

頭部・上部体幹・下部体幹を機能的に連結し，股関節を回転軸として前方に回転させる．このときに腹部で屈曲し，骨盤後傾が起きないように注意する．その加速を利用して椅子から離殿すると同時に回転軸を足関節に移し，下腿・大腿・下部体幹・上部体幹・頚部・頭部を機能的に連結して足関節を軸として前方へ回転させ，前足部で荷重する．それから股関節伸展を意識させることで膝関節伸展を誘導する．

V　結　語

高齢者の転倒予防を目的とした保健領域に理学療法士の積極的介入が必ず必要である．その際に，何を，どのように，いかなる方法で改善するのか，明確な目的を持った上で介入することが必要である．ただ単に「筋力をつけましょう」「バランスを良くしましょう」では，もはや他の職種にこの分野を奪われてしまう．

本章では転倒を起こしやすい高齢者の姿勢・運動・動作を分析することで，その意味づけを行った．すると体幹と股関節の機能的問題が常に関与していることが推測された．理学療法の技術として，いかにこれらの問題にアプローチし，効果を得るかが，この分野での理学療法士の業務独占に影響を及ぼすであろう．要素還元論的な運動療法では，臨床現場において満足できる結果は得られないであろう．もう一度，姿勢・運動・動作を運動連鎖およびその要となる部位，体幹，股関節の機能改善に着目し，理論的根拠のある転倒予防を目的とした運動療法を早急に確立する必要がある．

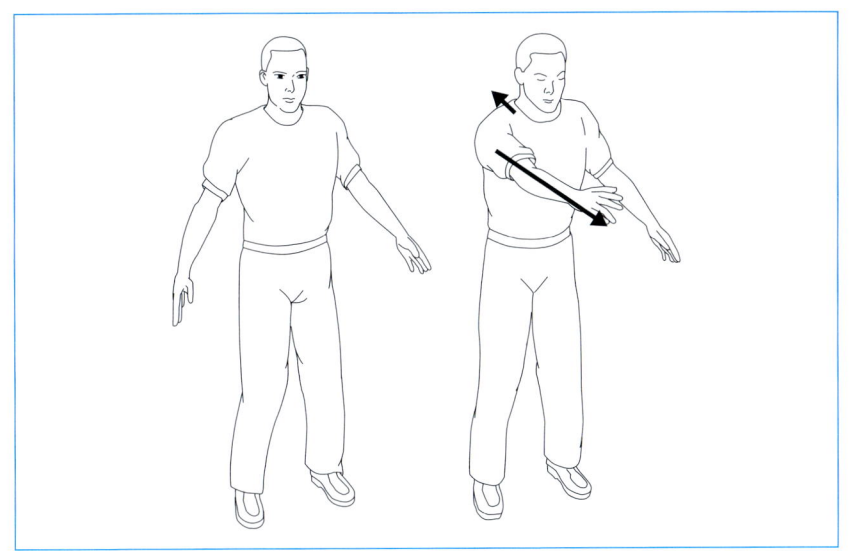

第 10 章　多関節運動連鎖からみた高齢者の転倒と予防のための保存的治療戦略

図 41　リーチ動作
上肢のリーチと肩甲骨のプロトラクションを行うと同時に，
脊柱伸展筋群でカウンターを生じさせ，土台をつくる．

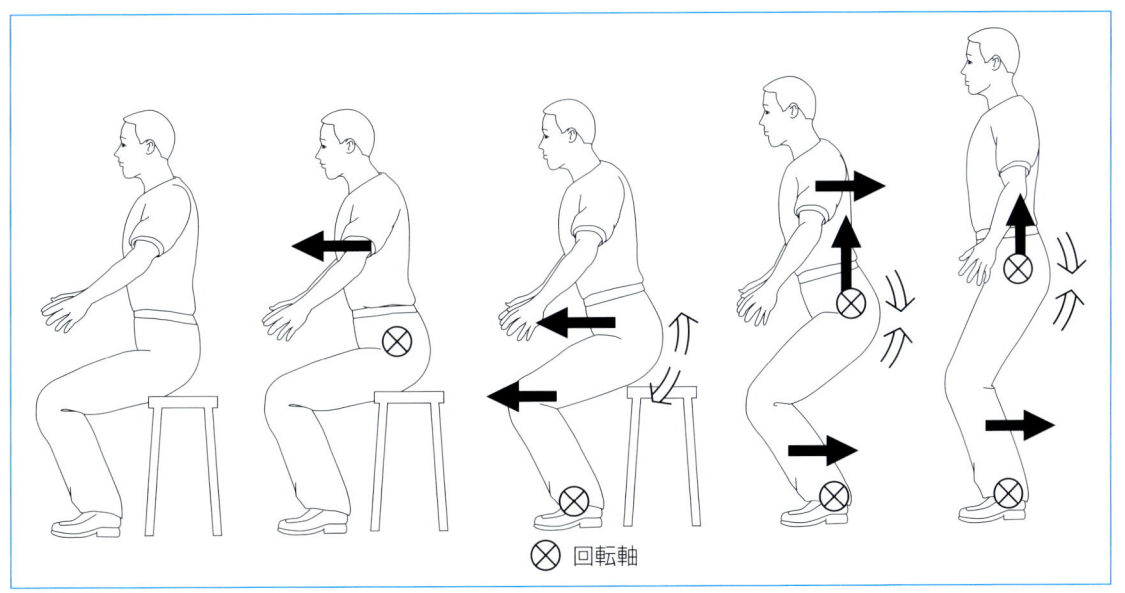

図 42　椅子からの立ち上がり動作
⊗ 回転軸
⇅ 遠心性収縮　⇈ 求心性収縮

文　献

1) 勝田　茂：高齢者の筋のトレーナビリティー．体力科学，**48**：9-13, 1999.
2) Duncan PW, et al：How do physiological components of balance affect mobility in elderly men? Arch Phys Med Rehabil, **74**(12)：1343-1349, 1993.
3) Tang PF, et al：Balance control in older adults. Clinical disorders of balance, posture and gait (second edition), Bronstein AM, et al eds, 385-403, ARNOLD, New York, 2004.

4) Overstall P：Falls and gait disorders in the elderly-principles of rehabilitation. Clinical disorders of balance, posture and gait (second edition), Bronstein AM, et al eds, 404-421, ARNOLD, New York, 2004.
5) Campbell AJ, et al：Elderly people who fall：identifying and managing the causes. Br J Hosp Med, **54**(10)：520-523, 1995.
6) Palvanen M：Update in the epidemiology of proximal humeral fractures. Clin Orthop Relat Res, **92**：442-487, 2006.
7) 梅原 猛：隠された十字架―法隆寺論. 新潮社, 1986.
8) Cummings SR, et al：A hypothesis：the causes of hip fractures. J Gerontol, **44**(4)：M107-111, 1989.
9) 藤野英巳ほか：高齢者における動的相での下肢フィードバック機構に関する研究. 第15回「健康医科学」研究助成論文集. 113-119. 2000.
10) Rogers MW, et al：Lateral stability and falls in older people. Exerc Sport Sci Rev, **31**(4)：182-187, 2003.
11) Mergner T, et al：Interaction of vestibular and proprioceptive inputs. J Vestib Res, **3**(1)：41-57, 1993.
12) Gilleard W, et al：Effect of pregnancy on trunk range of motion when sitting and standing. Acta Obstet Gynecol Scand, **81**(11)：1011-1020, 2002.
13) Faber MJ, et al：Clinimetric properties of the performance-oriented mobility assessment. Phys Ther, **86**(7)：944-954, 2006.
14) Perry J：Ankle Foot complex. Gait Analysis normal and pathological function, Perry J eds, 51-87. SKACK, Thorofare, 1992.
15) MacKinnon CD, Winter DA：Control of whole body balance in the frontal plane during human walking. J Biomech, **26**(6)：633-644, 1993.
16) ニコライ A. ベルンシュタイン：動作の起源について. デクステリティ 巧みさとその発達, 工藤和俊訳, 佐々木正人監訳, 49-109. 金子書房, 2004.
17) Mergner T, et al：A multisensory posture control model of human upright stance. Prog Brain Res, **142**：189-201, 2003.
18) Wu W, et al：Gait coordination in pregnancy：transverse pelvic and thoracic rotations and their relative phase. Clin Biomech, **19**(5)：480-488, 2004.
19) Perry J：Basic Function. Gait Analysis normal and pathological function, Perry J eds, 19-47, SKACK, Thorofare, 1992.
20) DeVita P, Hortobagyi T：Age causes a redistribution of joint torques and powers during gait. J Appl Physiol, **88**(5)：1804-1811, 2000.
21) Chalmers GR, Knutzen KM：Soleus H-reflex gain in healthy elderly and young adults when lying, standing, and balancing. J Gerontol A Biol Sci Med Sci, **57**(8)：B321-329, 2002.
22) Van Emmerik RE, et al：Age-related changes in upper body adaptation to walking speed in human locomotion. Gait Posture, **22**(3)：233-239, 2005.
23) McGibbon CA, Krebs DE：Age-related changes in lower trunk coordination and energy transfer during gait. J Neurophysiol, **85**(5)：1923-1931, 2001.
24) Lee HJ, Chou LS：Detection of gait instability using the center of mass and center of pressure inclination angles. Arch Phys Med Rehabil, **87**(4)：569-575, 2006.
25) Faber MJ, Bosscher RJ, et al：Effects of exercise programs on falls and mobility in frail and pre-frail older adults：A multicenter randomized controlled trial. Arch Phys Med Rehabil, **87**(7)：885-896, 2006.
26) Weerdesteyn V, et al：A five-week exercise program can reduce falls and improve obstacle avoidance in the elderly. Gerontology, **52**(3)：131-141, 2006.
27) Stackpool G：'Make a move' falls prevention project：an area health service collaboration. ealth Promot J Austr, **7**(1)：12-20, 2006.
28) 大渕修一：介護予防と運動療法. 総合リハビリテーション, **34**(1)：33-40, 2006.
29) Buchner DM, et al：Evidence for a non-linear relationship between leg strength and gait speed. Age Ageing, **25**(5)：386-391, 1996.
30) Lee D：The pelvic girdle (third edition). Churchill livingstone, 2004.

INDEX

和　文

あ
アライメント ……………20
アライメント改善…………9

い
医師と理学療法士との連携
　………………………………6
医療面接 ……………………50
インナーユニット ……168
インピンジメント ……103

う
運動制御 …………………12
運動単位 …………………37
運動療法 …………………163
運動連鎖 …………26,65,75

か
階段昇降 …………………53
開放運動連鎖 ……………26
外来比率 …………………160
学習理論 …………………12
片脚立位 …………………52
肩関節周囲炎 ……………107
可動性 ……………………96
下半身重心 ………………171
寛骨臼移動術 ……………144
関節機能 …………………58
関節の遊び…………………1
関節モーメント …………19

き
機能障害 …………………91
機能的連結 ………………199
胸郭 ………………………169
胸椎 ………………………176

筋出力機能 ………………116
筋線維組成 ………………36
筋の質的機能 ……………35
筋の収縮連鎖 ……………32

け
頚部・肩甲帯変性疾患 …91
腱板断裂 …………………102
腱板断裂後関節症 ………113

こ
高齢者の姿勢 ……………183
高齢者の歩行様式 ………184
股関節 ……………………49
股関節機能改善 …………201
股関節深層回旋筋群の機能
　向上トレーニング …133
股関節の柔軟性の改善 ……
　………………………………129
五十肩 ……………………107
骨格構造機能 ……………116
骨関節障害モデル ………14
骨盤運動の制御 …………197
骨盤骨切り術 ……………144

さ
座圧中心 …………………172
坐位姿勢 …………………92

し
姿勢 …………………60,69
姿勢制御 ……………………3
姿勢制御方略の改善 …154
実践的運動連鎖トレーニン
　グ …………………………135
質量中心 …………………18
しゃがみこみ動作 ………52
重力 ………………………16

障害モデル ………………94
上半身重心 ………………171
床反力 ……………………18
上腕二頭筋長頭腱皮下断裂
　………………………………104
神経機能 …………………116
人工股関節全置換術 …144
身体機能障害－転倒モデル
　………………………………191
身体重心 …………………18
身体重心観察点 …………171

す
スリングを用いた筋機能
　向上トレーニング … 135

せ
静安定 ……………………19
生活指導 …………………63
静止立位姿勢 ……………20
脊椎伸展機構 ……………195
脊椎分離 …………………85
石灰化腱炎 ………………108

そ
早期診断 …………………160
足底挿板 …………153,163
足部の機能改善 …………153

た
体幹－骨盤－股関節の機能
　向上トレーニング … 131
体幹機能……………………11,66
体幹機能改善 ……………199
体幹の柔軟性の改善 …128
台形的対応 ………172,175
大腿骨外反骨切り術 …144
大腿骨内反骨切り術 …144

多関節運動を用いた機能向
　　上トレーニング …… 134
多関節筋 ………………… 10
他疾患との関連性 …… 160
立ち上がり ……………… 52
多（二）関節筋の特徴 … 33
単関節筋 ………………… 10

つ
椎間板の変性 …………… 78

て
転倒 …………………… 180
転倒モデル …………… 190
転倒様式 ……………… 181
転倒予防 ……………… 192

と
動安定 …………………… 19
動作 ………48,52,60,69,92
動作戦略 ………………… 22
動作の再教育 ………… 203
動的安定化 ……………… 68

に
二（多）関節筋の特徴 … 33
日常生活活動 …………… 48
ニュートラルポジション
　………………………68,73

ひ
膝OAにおける拘縮 …… 153
膝関節 …………………… 49
膝関節内反変形 ……… 149
表面筋電図を用いた筋機能
　評価 …………………… 38

ふ
分離すべり症 …………… 85

へ
平行四辺形的対応
　……………………172,175
閉鎖運動連鎖 …………… 26
変形性肩関節症 ……… 109
変形性関節症……………… 1
変形性肩鎖関節症 …… 109
変形性股関節症 ……49,116
変形性膝関節症 ……49,149

ほ
ホームエクササイズ … 101
歩行 ……………………… 53
保存療法……………… 2,149
保存療法の問題点………… 2

や
薬物療法 ……………… 163

ゆ
有痛弧徴候 …………… 103

よ
腰椎骨盤リズム ………… 65
腰椎椎間板ヘルニア …… 78
腰椎変性疾患 …………… 78
腰椎弯曲 ………………… 73
腰部脊柱管狭窄症 ……… 80
腰部変性 ………………… 68

り
リーチ動作 ……………… 52
力学的情報の活用………… 4
立位 ……………………… 52

れ
連動 ……………………… 65

欧文

A
ADL ……………………… 48
ADL障害 ………………… 49

C
closed kinetic chain：CKC
　………………………… 26
COG ……………………… 18
COM ……………………… 18

H
hip-spine syndrome …… 87

K
kinetic chain …………… 26

L
lateral thrustの制動 …… 150

M
muscular system ……… 116

N
nervous system ……… 116

O
open kinetic chain：OKC
　………………………… 26

S
skeletal system ……… 116

多関節運動連鎖からみた
変形性関節症の保存療法―刷新的理学療法―

2008 年 5 月 15 日	第 1 版第 1 刷発行（検印省略）
2008 年 9 月 1 日	第 2 刷発行
2009 年 5 月 1 日	第 3 刷発行
2010 年 6 月 15 日	第 4 刷発行

編集　井　原　秀　俊
　　　加　藤　　　浩
　　　木　藤　伸　宏

発行者　末　定　広　光

発行所　株式会社　全日本病院出版会
　　　東京都文京区本郷 3 丁目 16 番 4 号 7 階
　　　郵便番号 113-0033　電話（03）5689-5989
　　　　　　　　　　　　FAX（03）5689-8030
　　　郵便振替口座　00160-9-58753
　　　印刷・製本　三報社印刷株式会社

©ZEN-NIHONBYOIN SHUPPAN KAI, 2008.
本書の内容の一部あるいは全部を無断で複写複製（コピー）することは，
法律で認められた場合を除き，著作者および出版者の権利の侵害となりま
すので，その場合には予め小社あて許諾を求めてください．
定価はカバーに表示してあります．
ISBN　978-4-88117-040-3　C3047